U0382502

山东省高等学校青创人才引育计划团队"中外关系史创新团队"资助

IMMUNIZATION

AND

ISOLATION

免疫接种与隔离

19 世纪英国天花防治

Smallpox Prevention and Control
in 19th Century Britain

毛利霞　著

中国社会科学出版社

图书在版编目（CIP）数据

免疫接种与隔离：19世纪英国天花防治／毛利霞著.—北京：中国社会科学出版社，2024.9
ISBN 978 - 7 - 5227 - 3658 - 7

Ⅰ.①免…　Ⅱ.①毛…　Ⅲ.①天花—卫生防疫—医学史—英国—19世纪　Ⅳ.①R511.3

中国国家版本馆 CIP 数据核字（2024）第 110723 号

出 版 人	赵剑英
责任编辑	耿晓明
责任校对	王佳玉
责任印制	李寡寡

出　　版	中国社会科学出版社
社　　址	北京鼓楼西大街甲 158 号
邮　　编	100720
网　　址	http://www.csspw.cn
发 行 部	010 - 84083685
门 市 部	010 - 84029450
经　　销	新华书店及其他书店

印　　刷	北京君升印刷有限公司
装　　订	廊坊市广阳区广增装订厂
版　　次	2024 年 9 月第 1 版
印　　次	2024 年 9 月第 1 次印刷

开　　本	880×1230　1/32
印　　张	13.375
字　　数	312 千字
定　　价	78.00 元

凡购买中国社会科学出版社图书,如有质量问题请与本社营销中心联系调换
电话:010 - 84083683

目　　录

导　　论

　　疾病尤其是传染病对人类社会的影响不容忽视。美国史学家威廉·H.麦克尼尔认为，"传染性疾病是人类历史的一个基本参数和一个决定性因素"①，而人类对疾病的防治也未曾停歇，并不断取得进步。天花曾是世界上传染性最强、分布最广、最具杀伤力的疾病之一，被视为"空前绝后的人类疾病"②，也是迄今为止人类根除的第一种传染病。人类与天花的缠斗史也是医学技术革新与防治观念的发展史。

　　受各种不同因素的影响，天花在各时期各国留下深浅不一的印记，新航路开辟以来天花与人类的交战日趋频繁激烈。作为饱受天花之苦的受害者、天花的全球传播者和天花牛痘接种（Vaccination）的发源地，英国在与天花的鏖战中别具特色。论述天花演变的通史乃至一隅一地的天花断代史，都或多或少出现英国在天花防治中的身影。自1721年天花接种（Inocula-

① ［美］威廉·H.麦克尼尔：《瘟疫与人》，余新忠、毕会成译，中国环境科学出版社2010年版，第245页。
② ［美］唐纳德·霍普金斯：《天国之花——瘟疫的文化史》，沈跃明、蒋广宁译，上海人民出版社2006年版，第3页。

tion）引入英国以来，人痘接种、萨顿法（Suttonian Method）、牛痘接种和莱斯特方法（Leicester Method）先后成为 19 世纪英国主流的天花防治方法，并为人类根除天花提供了最佳例证。

故此，本书在论述近代早期英国天花防治经验的基础上，以 19 世纪英国天花防治演变为研究对象，着力探析英国天花防治从以天花人痘接种、牛痘接种为代表的免疫接种为主发展为免疫接种和以莱斯特方法为代表的隔离并行的演变脉络，以此展现传统疗法与医学进步、国家干预与民众回应、强制与自由之间的碰撞与协调，为当今各国的传染病防治提供参考和借鉴。

一　研究对象及研究意义

（一）研究对象及界定

本书聚焦 19 世纪英国天花防治举措的演变并评价其得失。因涉及天花的法律的适用范围不同，本书中的英国仅包括英格兰和威尔士，不包括苏格兰和当时隶属于英国的爱尔兰；研究时段上迄 18 世纪，下至 20 世纪初，聚焦 19 世纪。

为明确研究对象，本书对部分专有名词、核心词汇的内涵及其翻译稍作说明。

天花（Smallpox，Variola，Small pox）[①] 是由天花病毒（VARV）引起的急性传染病，分为典型天花（又译为正型天花，大天花，Variola major）、类天花（又译为亚天花，小天

---

① 近代的相关论著中多写作 "small pox" 或 "small – pox"，意为 "小痘"，与性病的 "大痘（great pox）" 相对应。

花，Variola minor）和中天花（Variola vaccinae）三种。

典型天花是 19 世纪末之前人们所知的唯一一种天花类型，通过呼吸道及密切的接触传播，发病急，死亡率高，没有明显的年龄差别，因儿童死亡率高一度被视为儿童病，治愈后终身免疫。它的症状包括：畏寒，发烧，全身肌肉关节酸痛，皮肤出"疹"后蔓延至全身，逐渐发展成"痘"及各种并发症，康复后脸部或其他部位留下疤痕。19 世纪末出现的类天花在传播方式和病症等方面与典型天花完全一样，但毒性较弱，死亡率较低。① 20 世纪中叶发现的中天花因毒性居中而得名。典型天花由来已久，传播范围广，曾广泛深入介入人类历史进程。本书所指天花均为典型天花，简称"天花"。

"Vaccination" 一词出现于 1803 年，有广义和狭义之分。广义一般译为"预防接种""接种疫苗""接种"，泛指各类疾病的免疫性预防接种；狭义指爱德华·詹纳（Edward Jenner，1749–1823）于 18 世纪末所发现的天花预防方法。相关论著或译为"种牛痘""牛痘接种""天花接种"，因其始于牛痘病毒，为明确其特定时空下的所指，本书将其译为"牛痘接种"。用于牛痘接种的疫苗在当时存在 cowpox、cowpox lymph、cowpox virus、vaccine lymph、matter 等称谓，② 本书统一译为"牛痘疫苗"。

"Inoculation" 一般也译为"预防接种"，具体到特定的时

---

① ［美］唐纳德·霍普金斯：《天国之花——瘟疫的文化史》，沈跃明、蒋广宁译，上海人民出版社 2006 年版，第 4—7 页。

② Andrea Rusnock，"Catching Cowpox：The Early Spread of Smallpox Vaccination，1798–1810，" *Bulletin of the History of Medicine*，Vol. 83，No. 1，2009，p. 20.

空语境，源于从土耳其传入英国的天花预防中"Inoculate"
（注入）的名词，当时一般译为"接种"，并特指"天花接
种"，接种的天花病毒是自然天花病毒。1722 年，英国医生开
始采用人痘天花病毒取代自然天花病毒，即主要从罹患天花的
患者身上提取脓液用于他人的天花预防，即人—人的天花疫苗
接种方式。为与后来爱德华·詹纳发现的牛痘接种相区别，
"Inoculation"通常被译为"接种""天花接种"或"人痘接
种"。本书将 1722 年之前的"Inoculation"译为"天花接种"，
1722 年之后的"Inoculation"译为"人痘接种"。

"Edward Jenner"在部分中文译著中被译为"爱德华·琴
纳"，本书依据《英语姓名译名手册》统一译为"爱德华·詹
纳"[①]，在引用"爱德华·琴纳"的译名时保留原文。其他不
常用英文地名、人名、机构和组织遵循"优先沿用固定翻译、
无固定翻译按字面意思或发音翻译"的原则译为中文，并列出
英文原文。

（二）研究意义

综合 19 世纪天花防治研究的学术价值和现实意义，可归
纳为三方面。

其一，19 世纪英国的天花防治举措具有典型性和代表性，
是人类与疾病缠斗的缩影，丰富医疗社会史的个案研究。天花
的死亡率高，破坏性大，影响面广，是 19 世纪英国的主要传
染病之一。牛痘接种的发现和莱斯特方法的实施成为英国防治
天花最重要的举措，并引发国家干预、立法规范、民众回应、

---

① 新华通讯社译名资料组：《英语姓名译名手册》，商务印书馆 2004 年版，
第 390 页。

预防医学等一系列连锁反应，凸显英国天花防治举措的渐进性、灵活性与独特性。19 世纪末天花死亡率和发病率的下降表明英国天花防治的成效显著，作为天花防治史上不容忽视的一环为人类最终灭绝天花提供了典型个案。

其二，多角度探究 19 世纪英国天花防治举措的演变脉络，拓展 19 世纪英国史研究的横切面。在概括 18 世纪英国天花防治的基础上，着力探究 19 世纪英国天花防治举措的演变并总结其特色，注重分析天花防治中"防"与"治"，医学进步与传统观念的碰撞，继承传统与时代创新的调适，中央政策与地方自治的权力调整，国家强制与公民自由的协调。相关举措的内在冲突使英国传染病防治表现出鲜明的时代性和阶段性。

其三，英国天花防治经验为当今世界的疾病应对提供借鉴。如何防治天花不仅是 19 世纪的医学问题，也是关乎国计民生的政治问题和广受关注的全球性课题。在 19 世纪有关天花的医学进步、医疗信息传播和政府应对方面，英国作为牛痘接种的发源地和莱斯特方法的倡导者，既形成了独特的天花防治举措，又为世界各地的天花知识传播和有效防治提供了保障。至今，除天花外的其他传染病仍是人类挥之不去的"顽疾"，新涌现的疾病不断冲击人类的医学认知领域，而历史上英国成功的天花防治经验为当今世界的疾病应对提供有益参考。

二　国内外研究现状述评

天花作为近代以来英国的主要传染病之一，备受官方和民间关注。官方留下大量的相关记载，时人的研究著述众多，也不断引起史学界的关注，形成资料丰富，研究成果丰硕，注重推陈出新，掀起学术争鸣的研究现状。

（一）原始资料

大致而言，18—19 世纪英国天花及其防治的原始资料包括三个方面，一是官方资料，主要包括议会立法、议会档案和官方调查报告等。《1840 年牛痘接种法》（*The Act of Vaccination of 1840*，3&4 Vict. c. 29）以来的牛痘接种法案和法规多以单行本或综合编撰的形式出版，[①] 围绕相关法规的部分议会记录和辩论可在汉萨德（Hansard）网站查询，[②] 伦敦传染病协会（Epidemiological Society of London）、皇家牛痘接种委员会（Royal Commission on Vaccination）[③] 等机构的调查报告均已电子化。二是个人和私人组织的论述，这类资料为数众多，既包括以爱德华·詹纳为代表的相关论著、书信资料汇编[④]和传记，还包

[①] Danby P. Fry, *The Vaccination Acts and Instructional Circulars, Orders, and Regulations: with Introduction, Notes, and Index*, London: Knight, 1869, 4th edn; John Lithiby, *Shaws' Manual of the Vaccination Law*, London: Butterworth & Co., Shaw & Sons, 1908.

[②] https://hansard.parliament.uk/.

[③] 例如 Epidemiological Society of London, Small - pox and Vaccination Committee, *Report on the State of Small - Pox and Vaccination in England and Wales and Other Countries, and on Compulsory Vaccination, with Tables and Appendices*, London: H. M. S. O., 1853; Royal Commission on Vaccination, *A Report on Vaccination and Its Results Based on the Evidence Taken by the Royal Commission 1889 – 1897*, London: New Sydenham Society, 1898。

[④] 有关詹纳的资料汇编，参见 William Le Fanu, *A Bio - bibliography of Edward Jenner, 1749 – 1823*, London: Harvey and Blythe, 1951; Genevieve Miller, ed., *Letters of Edward Jenner and Other Documents Concerning the Early History of Vaccination*, Baltimore: Johns Hopkins University Press, 1983。

括反牛痘接种组织出版的小册子和资料汇编①。三是报刊等媒体的相关评论和报道，《泰晤士报》（*The Times*）、《柳叶刀》（*Lancet*）、《英国医学杂志》（*British Medical Journal*）等重要媒体登载的评论、文章及漫画。

（二）国外研究现状述评

记述医学进步和知名医生的功业向来是医学领域内医学史的研究重点。第二次世界大战以来，随着史学研究范式的拓展和深入，医学史与社会史融合为医疗社会史的研究范式，研究重点也从关注医学进步和知名医生拓展为医学与社会、政治的交叉与重构。就 19 世纪的天花研究而言，史学界的相关研究追随史学发展趋势不断调整，并形成四种研究范式。

1. 医学史视角下关注天花、医学进步和知名医学人士

医学史以书写"医学进步和知名医生"为专长，以此勾勒疾病的认知史，医学的进步史以及医学界知名人物的奋斗史。天花作为近代英国最主要的传染病之一，是疾病、医学和医学界结合的典型，向来是英国史学界研究的重点，既有对天花的长时段全景式描述，也存在对某一时期某一区域的个案研究，呈现出多层次、多角度、多侧重的研究成果。

医学界向来注重总结天花的演变和防治举措。外科医生和医学史家查尔斯·克赖顿（Charles Creighton）是通过汇编原始统计材料评估天花兴衰的首创者之一。② 因他个人持反牛痘接

----

① 例如 London Society for the Abolition of Compulsory Vaccination, *Testimonies Concerning Vaccination and Its Enforcement by Scientists, Statisticians, Philosophers, Publicists, and Vaccine Physicians*, London: London Society for the Abolition of Compulsory Vaccination, 1883; London Society for the Abolition of Compulsory Vaccination, *Some Leading Arguments against Compulsory Vaccination*, London: E. W. Allen, 1887。

② Charles Creighton, *A History of Epidemics in Britain*, 2 Vols., Cambridge: Cambridge University Press, 1894.

种立场，他对人痘接种、牛痘接种和天花死亡率之间关系的论述饱受争议。1902 年，内科医生爱德华·J. 埃德华兹（Edward J. Edwardes）聚焦欧洲的天花疫情和防治举措，强调牛痘接种和二次牛痘接种在天花防治中的重要性。[1] 《疾病改变历史》一书中论及天花对历史进程的影响。[2] 美国学者唐纳德·霍普金斯在其专著中讲述天花这一"最恐怖的死亡使者"对人类历史的影响。[3] 医生加雷思·威廉斯（Gareth Williams）认为，天花是"死亡天使"，赞誉牛痘接种是"医学史上最伟大的史诗之一"[4]。还有学者根据教区登记数据和伦敦死亡报表分析近代早期天花流行的区域差异。[5] 《天花的生与死》一书从全球史视角研究自古希腊以来天花与人类的缠斗，是近年来的天花通史力作。[6]

人痘接种和牛痘接种作为 18—19 世纪医学进步的代表是天花防治中绕不开的内容，[7] 前者在时间上为先，而后者在医学影响力、社会关注度和史学论述中更受关注。人痘接种是

---

① Edward J. Edwardes, *A Concise History of Smallpox and Vaccination in Europe*, London：H. K. Lewis, 1902, p. vi.

② ［英］弗雷德里克·F. 卡特莱特、迈克尔·比迪斯：《疾病改变历史》，陈仲丹、周晓政译，山东画报出版社 2004 年版。

③ ［美］唐纳德·霍普金斯：《天国之花——瘟疫的文化史》，沈跃明、蒋广宁译，上海人民出版社 2006 年版。

④ Gareth Williams, *Angel of Death*：*The Story of Smallpox*, Basingstoke：Palgrave Macmillan, 2010, p. 372.

⑤ S. R. Duncan, Susan Scott, C. J. Duncan, "The Dynamics of Smallpox Epidemics in Britain, 1550–1800", *Demography*, Vol. 30, No. 3, 1993, pp. 405–423.

⑥ Ian Glynn and Jenifer Glynn, *The Life and Death of Smallpox*, London：Profile Books, 2005.

⑦ Stanley A. Plotkin, eds., *History of Vaccine Development*, New York：Springer, 2011.

18—19 世纪上半叶盛行于英国的天花预防举措。因牛痘接种的取而代之，人痘接种在很长时间内被认为是一种非理性的举措，几乎和自然疾病一样危险，[①] 相关研究备受冷落。第二次世界大战后，随着天花防治演变研究的深入，人痘接种作为启蒙医学的一个聚集点，预防医学的第一种形式，18 世纪英国医学最伟大的成就之一，[②] 天花防治上的重要一环，其历史地位逐渐被史学界所认可。吉纳维芙·米勒（Genevieve Miller）的博士学位论文及随后出版的专著是人痘接种研究的代表作之一：聚焦 18—19 世纪初英法两国的天花接种引入及实践并进行比较研究，厘清许多误区，充分肯定人痘接种在天花防治史上的历史意义，为此后英国的人痘接种研究奠定基础。[③] 雅尼娜·阿诺特（Janine Arnott）的博士学位论文以 18 世纪以来英国的天花疫苗、百日咳疫苗等引发的争论为例探讨疫苗接种引发的社会争端。[④] 德博拉·布伦顿（Deborah Brunton）的博士学位论文呈现三大创新点：一是通过论述 18 世纪天花接种引入英国至 19 世纪 30 年代的衰落史肯定人痘接种是一种"医学革命"，在医学史上占据重要的地位；二是探讨 18 世纪的医学实践如何契合疾病和治疗理念；三是评估人痘接种对人口增长

---

①　Deborah Brunton, "Pox Britannica: Smallpox Inoculation in Britain, 1721 – 1830," thesis of Ph. D., University of Pennsylvania, Philadelphia, 1990, p. 1.

②　Derrick Baxby, "A Death from Inoculated Smallpox in the English Royal Family," *Medical History*, Vol. 28, No. 3, 1984, pp. 303 – 307.

③　Genevieve Miller, "The Adoption of Inoculation for Smallpox in England and France," thesis of Ph. D., Cornell University, 1955; Genevieve Miller, *The Adoption of Inoculation for Smallpox in England and France*, Philadelphia: University of Pennsylvania Press, 1957.

④　Janine Arnott, "The Social Construction of Vaccine Controversies," thesis of Ph. D., The University of Manchester, 2007.

的影响，注重医学进步的社会影响。①

　　将天花接种引入英国的玛丽·沃特利·蒙塔古夫人（Lady Mary Wortley Montagu，1689 – 1762）、推行萨顿法的罗伯特·萨顿（Robert Sutton，生卒年不详）及其次子丹尼尔·萨顿（Daniel Sutton，1735 – 1819）的贡献也受到关注。近年来，学术界结合性别史、文学史等对蒙塔古夫人进行综合研究，或强调她的精英女性身份和社会地位在推广人痘接种中的作用，以此剖析 18 世纪早期精英女性所扮演的一种新的公共角色；② 或通过研究她的书信推断她是出于偶然的原因才在天花防治史上占据一席之地的结论。③ 医学界对萨顿家族的贡献颇为认可，1978 年，外科医生戴维·范·兹万恩博格（David Van Zwanenberg）撰文称赞萨顿法对 20 世纪根除天花运动的影响；④ 加文·韦特曼（Gavin Weightman）赞誉萨顿法掀起一场"医学革命"，为后来的牛痘接种铺平了道路，强调应给予这一疗法及其开创者应有的地位。⑤

　　爱德华·詹纳医生的名字与天花密切联系在一起。他于

---

　　① Deborah Brunton，"Pox Britannica：Smallpox Inoculation in Britain，1721 – 1830，" thesis of Ph. D.，University of Pennsylvania，Philadelphia，1990，pp. iv，v，2.

　　② Diana Barnes，"The Public Life of a Woman of Wit and Quality：Lady Mary Wortley Montagu and the Vogue for Smallpox Inoculation，" *Feminist Studies*，Vol. 38，No. 2，2012，pp. 330 –362.

　　③ Alexis McQuigge，" 'They Give No Cordials to Heighten the Fever'：Lady Mary，Corruption，and the Problem of Royal Influence，" *Eighteenth – Century Fiction*，Vol. 27，No. 2，2014，pp. 181 –200.

　　④ David Van Zwanenberg，"The Suttons and the Business of Inoculation，" *Medical History*，Vol. 22，No. 1，1978，pp. 71 –82.

　　⑤ Gavin Weightman，*The Great Inoculator：The Untold Story of Daniel Sutton and His Medical Revolution*，New Haven：Yale University Press. 2020，p. xii.

1798 年公布于众的牛痘接种成为预防天花最有效的医学发现，为人类最终灭绝天花奠定了基础。詹纳和他的发现是最典型的"医学进步和伟大医生"叙事，在天花研究中最受瞩目，相关研究最为丰富多样。对詹纳和牛痘接种价值的研究自 19 世纪初拉开帷幕，一直延续至今。1803 年，詹纳发现牛痘接种 5 年之后，亚历山大·斯蒂芬斯（Alexander Stephens）医生在《论詹纳医生》的小册子中以专业的眼光和历史的视角赞美詹纳的贡献，认为牛痘接种"是前所未有的最重要的发现"，詹纳医生"最有效地促进了公益"①。最早的詹纳全传《爱德华·詹纳传》② 出自詹纳的学生和忘年交约翰·巴伦（John Baron）之手，在詹纳去世 4 年后出版，以詹纳的书信往来为基础讲述詹纳的生平，并依据他个人的所知所闻对某些事件或人物进行补充说明或正本清源，成为此后詹纳传记最重要的参考。乔治·多克（George Dock）医生认为，"没有医学课题像牛痘接种史那样有趣"，探究詹纳如何发现牛痘接种的秘密，如何致力于它的传播和牛痘接种员的培养，提出医生如何协调好身为公民、医生、卫生医官（Medical Officer of Health，MOH）等多重身份的问题。③ C. J. S. 汤普森（C. J. S. Thompson）所著《爱德华·詹纳：牛痘接种的发现者》④ 一书强调詹纳发现牛痘接

① Alexander Stephens, *Dr. Jenner*, London：Printed for Richard Phillips, by C. Mercier, 1803, pp. 18, 19.
② John Baron, *The Life of Edward Jenner*, London：Henry Colburn, 1827.
③ George Dock, *The Works of Edward Jenner and Their Value in the Modern Study of Small pox*, New York：Unknown Publisher, 1902, pp. 1, 44.
④ C. J. S. Thompson, *Edward Jenner, the Discoverer of Vaccination*, Leyden：E. J. Brill, 1921.

种的过程及影响。1931 年，杰出的医学史家亨利·E. 西格里斯特在《伟大的医生：一部传记式西方医学史》的序言中这样写道："众多医生群策群力，筑就了恢宏的医学殿堂"，在他只能"专注于荦荦大端，每个时代只介绍少数医生——对医学发展做出至关重要的贡献的医生，能够开辟一条先河、创立一个学派、代表一个时代的医生"的标准之下，爱德华·詹纳成为其中之一，称赞詹纳的发现"具有极为重要的价值，这是有目共睹，昭若日星的"①。1933 年，F. 道特里·德鲁伊特（F. Dawtrey Drewitt）在《爱德华·詹纳传：博物学家和牛痘接种的发现者》② 一书中将詹纳事业的两大重点博物学爱好者和"牛痘接种"的"发现者"并列，展现詹纳的另一侧面。在众多的詹纳传记中，理查德·B. 费希尔（Richard B. Fisher）的《爱德华·詹纳，1749—1823》③ 被认为是最好的詹纳传记。④ 罗布·博迪斯（Rob Boddice）于 2015 年出版的《爱德华·詹纳》⑤ 则是最新的詹纳传记。

学者们往往不吝惜对詹纳及其成就的赞美之词，美国学者安娜·玛丽亚·罗德里格斯（Ana Maria Rodriguez）称赞詹纳是"天花的征服者"⑥，迈克尔·贝内特（Michael Bennett）认

---

① ［瑞士］亨利·E. 西格里斯特：《伟大的医生：一部传记式西方医学史》，柏成鹏译，商务印书馆 2014 年版，第 2、251—257 页。

② F. Dawtrey Drewitt, *The Life of Edward Jenner：Naturalist, and Discoverer of Vaccination*, London：Longmans, Green and co., 1933, 2nd edn.

③ Richard B. Fisher, *Edward Jenner 1749 - 1823*, London：Andre Deutsch, 1991.

④ Michael Bennett, *War against Smallpox：Edward Jenner and the Global Spread of Vaccination*, Cambridge：Cambridge University Press, 2020, p. 91.

⑤ Rob Boddice, *Edward Jenner*, Stroud：History Press, 2015.

⑥ Ana Maria Rodriguez, *Edward Jenner：Conqueror of Smallpox*, New Jersey：Enslow Publishers, 2006.

为，詹纳是天才。[①] 还有学者着力探讨詹纳发现牛痘的谜团及牛痘接种的起源，[②] 称赞詹纳对挤牛奶女工的调查和对真假牛痘的分析是"天才之见"，詹纳作为博物学家、科学家和免疫学之父是人类最大的捐助者之一。[③] 天花研究专家彼得·拉泽尔（Peter Razzell）重在揭示詹纳发现牛痘接种的谜团，[④] 保罗·桑德斯（Paul Saunders）以编年的方式呈现1795—1823年间詹纳发现并推广牛痘接种的贡献。[⑤] 詹纳发现牛痘接种为人类有效预防进而灭绝天花奠定了基础，法国学者埃尔韦·巴赞（Hervé Bazin）重在讲述詹纳发现牛痘接种及为此而斗争的故事。[⑥]

在充分肯定爱德华·詹纳的同时，学术界也多角度肯定牛痘接种的医学价值和社会影响。有学者认为，天花牛痘接种是改变世界的"医学突破"之一。[⑦] C. J. S. 汤普森认为，"18世纪末见证了预防医学新时代的曙光，其中一个是牛痘接

[①] Michael Bennett, *War against Smallpox*: *Edward Jenner and the Global Spread of Vaccination*, Cambridge: Cambridge University Press, 2020, p. 379.

[②] Derrick Baxby, *Jenner's Smallpox Vaccine*: *The Riddle of Vaccinia Virus and Its Origin*, London: Heinemann Educational Books, 1981.

[③] Derrick Baxby, "Edward Jenner's Role in the Introduction of Smallpox Vaccine," in Stanley A. Plotkin, eds., *History of Vaccine Development*, New York: Springer, 2011, pp. 18, 25.

[④] Peter Razzell, *Edward Jenner's Cowpox Vaccine*: *The History of a Medical Myth*, Sussex: Caliban Books, 1977.

[⑤] Paul Saunders, *Edward Jenner*: *The Cheltenham Years 1795 – 1823*, *Being a Chronicle of the Vaccination Campaign*, London: University Press of New England, 1982.

[⑥] Hervé Bazin, *The Eradication of Smallpox*: *Edward Jenner and the First and Only Eradication of a Human Infection*, translated by Andrew Morgan and Glenise Morgan, San Diego: Academic Press, 2000, pp. 1 – 82.

[⑦] Sheryl Ann Persson, *Smallpox, Syphilis and Salvation*: *Medical Breakthroughs That Changed the World*, Wollombi: Exisle Pub., 2009.

种的发现"①。爱德华·F. 多兰（Edward F. Dolan）认为，牛痘疫苗的发现是"奇迹"②。斯坦利·威廉森（Stanley Williamson）考察 19 世纪英国天花强制牛痘接种的不断强化及衰落。③彼得·拉泽尔强调人痘接种降低天花死亡率的作用，盛赞牛痘接种是"一个医学神话"④。J. R. 史密斯（J. R. Smith）借助报刊资料，结合地方史的研究方法，叙述了近代以来埃塞克斯郡（Essex）最严重、最恐怖的传染病天花所引发的社会反应，与英国全国的天花应对相比具有鲜明的地方特色，譬如他研究发现埃塞克斯郡并不盛行反牛痘接种运动。⑤ 埃尔韦·巴赞在专著中把始于天花的接种与基因工程联系起来。⑥ 还有学者借助统计学方法对欧美各国医院的天花牛痘接种实验进行定量描述以及概率分析，认为这是医院对医疗程序进行正式评估的首批实例之一，以此展现医院医学实验在牛痘接种的接受和推广中的作用。⑦

　　近年来，有学者解构牛痘接种所勾勒的伟大医生和伟大医

---

① C. J. S. Thompson, *Edward Jenner, the Discoverer of Vaccination*, Leyden: E. J. Brill, 1921, p. 190.

② Edward F. Dolan, *Jenner and the Miracle of Vaccine*, New York: Dodd, Mead, 1960.

③ Stanley Williamson, *The Vaccination Controversy: The Rise and Fall of Compulsory Vaccination for Smallpox*, Liverpool: Liverpool University Press, 2007.

④ Peter Razzell, *Edward Jenner's Cowpox Vaccine: The History of a Medical Myth*, Sussex: Caliban Books, 1977.

⑤ J. R. Smith, *The Speckled Monster: Smallpox in England, 1670 – 1970, with Particular Reference to Essex*, Chelmsford: Essex Record Office, 1987.

⑥ Hervé Bazin, *Vaccination: A History, From Lady Montagu to Genetic Engineering*, London: John Libbey Eurotext Limited, 2008.

⑦ Andrea Rusnock, "Medical Statistics and Hospital Medicine: The Case of the Smallpox Vaccination," *Centaurus*, Vol. 49, No. 4, 2007, pp. 337 – 359.

学叙事。德博拉·布伦顿认为，牛痘接种几乎没有体现什么英雄式的进步感，因为在 19 世纪的大部分时间里，对大多数人来说，公众接种牛痘都不是重要的问题，政府对此事不感兴趣，议员们成群结队地远离辩论，勾勒出牛痘接种业务的另一番面貌。在破除重大医学发现和政治影响的光环后，她认为，"如果这个故事有英雄，他们就是尽其所能促进牛痘接种的医疗人员、统计人员和管理人员"①，着力描绘籍籍无名的"小人物"的光辉形象，以此强调普通医务人员在天花防治中的重要作用。

2. "由上至下"：关注天花防治中的国家与权力

法国学者米歇尔·福柯的史学著作是重塑医学史的主要推动力，所著《疯癫与文明》《临床医学的诞生》和三卷本的《性经验史》② 等经典著作质疑历史阐释的"真实性"，并阐释权力网络如何产生医学知识和医学经验。福柯的观点彻底激发了审视医学作用的另一种思路，尤其是试图辨明影响人们关于人体的所思所为方式的话语以及作为医学经验不可分割组成部分的权力关系。近年来史学界深受福柯理论的影响，从身体及其法规等方面探究国家权力的运作，譬如德博拉·勒普顿（Deborah Lupton）使用"健康的必要性"这一概念来讨论历史和当代的公共卫生，"阐述健康、疾病和身体的共同意义"③。

① Deborah Brunton, *The Politics of Vaccination*: *Practice and Policy in England*, *Wales*, *Ireland*, *and Scotland*, *1800 - 1874*, Rochester: University of Rochester Press, 2008, p. 169.

② ［法］米歇尔·福柯：《疯癫与文明》，刘北成、杨远婴译，生活·读书·新知三联书店 2019 年版；［法］米歇尔·福柯：《临床医学的诞生》，刘北成译，译林出版社 2011 年版；［法］米歇尔·福柯：《性经验史》，佘碧平译，上海人民出版社 2000 年版。

③ Deborah Lupton, *Medicine as Culture*: *Illness*, *Disease and the Body*, London: SAGE Publications Ltd., 1994, 1st edn., 2012, 3rd edn., pp. ix, 17 - 18.

史学家们通常把公共卫生视为国家权力的扩展，认为医疗界和国家都通过监管身体而增权。"预防胜于治疗"的医学观念是从牛痘疫苗开始的，免费牛痘接种及强制牛痘接种、传染病强制上报和相关立法展现现代英国国家权力、预防医学与公民自由权之间的协调，是政治博弈和国家权力扩张的重要表现。

天花防治过程中，相关立法机构和职能部门、重要人物、不同政治团体和派别在此过程中展现他们的倾向和利益纠葛。医学界在推动国家医学、牛痘接种强制干预方面起到积极作用。医疗官员约翰·西蒙（John Simon，1816 - 1904）在制定和实施牛痘接种政策、提升医学的政治影响力方面发挥重要作用。[1] 国家免费牛痘接种及强制牛痘接种制度作为 19 世纪英国天花防治中最典型的国家干预举措和立法，在英国的政治史、法制史、医学史中成为独特而又备受关注的研究领域。罗伊斯顿·J. 兰伯特（Royston J. Lambert）以 19 世纪中叶强制天花牛痘接种制度的确立和完善为例展现国家卫生服务的发展。[2] 娜奥米·威廉斯（Naomi Williams）通过研究 19 世纪中后期牛痘接种法的实施评价其优缺点。[3] 格雷厄姆·穆尼（Graham Mooney）关注 19 世纪英国预防医学和公共卫生的演进，以伦敦为例展现强制牛痘接种的必要性及卫生管理的拓展，[4] 并探讨公

---

[1] Royston J. Lambert, *Sir John Simon 1816 - 1904 and Social Administration*, London: MacGibbon & Kee, 1963.

[2] Royston J. Lambert, "A Victorian National Health Service: State Vaccination 1855 - 71," *Historical Journal*, Vol. 5, No. 1, 1962, pp. 1 - 18.

[3] Naomi Williams, "The Implementation of Compulsory Health Legislation: Infant Smallpox Vaccination in England and Wales, 1840 - 1890," *Journal of Historical Geography*, Vol. 20, No. 4, 1994, pp. 396 - 412.

[4] Graham Mooney, "'A Tissue of the Most Flagrant Anomalies': Smallpox Vaccination and the Centralization of Sanitary Administration in Nineteenth - Century London," *Medical History*, Vol. 41, No. 3, 1997, pp. 261 - 290.

共卫生管理的专业化以及传染病上报制度的确立。[①] 有学者还采用比较的方法，如 E. P. 亨诺克（E. P. Hennock）对英格兰、俄国、德国的牛痘接种政策进行对比研究，突出英国在国家医学干预方面的迟缓。[②] 凯特琳·阿克尔（Kaitlyn Akel）重点解释 19 世纪上半叶英国议会对牛痘接种的态度游移不定的多重原因。[③] 针对 1820—1870 年间联合王国引入天花牛痘接种立法和推行免费牛痘接种服务的相关研究不足的现状，德博拉·布伦顿所著《牛痘接种的政治：英格兰、威尔士、爱尔兰和苏格兰的实践与政策（1800—1874）》[④] 弥补了这一缺憾。该书涵盖当时联合王国的四大组成部分，并以英格兰和威尔士为主，着力探究各区域牛痘接种法的出台及强制牛痘接种的强化，意在展现公共牛痘接种政策的形成及国家医学的确立，高度赞扬了医学人员致力于国家公共卫生政策的新作用，并强调社会文化、专业文化和制度文化在公共卫生措施演进中的重要性。[⑤]

─────────────

① Graham Mooney, "Professionalization in Public Health and the Measurement of Sanitary Progress in Nineteenth – Century England and Wales," *Social History of Medicine*, Vol. 10, No. 1, 1997, pp. 53 – 78; Graham Mooney, "Public Health versus Private Practice: The Contested Development of Compulsory Infectious Disease Notification in Late – Nineteenth – Century Britain," *Bulletin of the History of Medicine*, Vol. 73, No. 2, 1999, pp. 238 – 267.

② E. P. Hennock, "Vaccination Policy against Smallpox, 1835 – 1914: A Comparison of England with Prussia and Imperial Germany," *Social History of Medicine*, Vol. 11, No. 1, 1998, pp. 49 – 71.

③ Kaitlyn Akel, " ' A Splendid Delusion ': Reassessing Vaccination in England, 1796 – 1853," *International Social Science Review*, Vol. 95, No. 3, 2019, pp. 1 – 40.

④ Deborah Brunton, *The Politics of Vaccination: Practice and Policy in England, Wales, Ireland and Scotland, 1800 – 1874*, Rochester: University of Rochester Press, 2008.

⑤ Andrea Rusnock, "Review on the Politics of Vaccination: Practice and Policy in England, Wales, Ireland and Scotland, 1800 – 1874," *Medical History*, Vol. 54, No. 1, 2010, pp. 115 – 117.

3. "自下而上"：关注天花防治中的社会和民众

1976年，查尔斯·韦伯斯特（Charles Webster）在英国医学史协会（British Society for the History of Medicine）主席就职演说中认为，"现代社会史中几乎所有问题都离不开医学维度，英国史家最近追随他们的法国同行，已经意识到医学与理解社会结构、社会转变、集体精神之间的关系"①。更重要的是，英国强大的社会史"自下而上看历史"的研究视角也应用到医疗社会史研究中，② 关注人痘接种、牛痘接种、莱斯特方法等天花防治举措对人口的影响以及社会和民众的回应。例如对18世纪人痘接种的医疗社会史研究主要关注贫穷工人及其子女的免费人痘接种，这种做法不但有利于人口增长，也是当时慈善医疗救助的一部分。③

有学者认为，"詹纳所做的工作以及他造成的影响改变了传染病的类型。虽然他本人浑然不知，但他实际上激发了一场社会革命"④，从医疗社会史视角来看，确实如此，并聚焦于三大侧面。这三大侧面或融为一体，或两者兼备，或逐一论

---

① Jacalyn Duffin, *History of Medicine：A Scandalously Short Introduction*, Toronto：University of Toronto Press, 1999, pp. 51 – 352.

② Roy Porter, "The Patient's View：Doing Medical History from Below," *Theory and Society*, Vol. 14, No. 2, 1985, pp. 175 – 198.

③ Peter Razell, "Role of Smallpox Inoculation in the Growth of Population in Eighteenth Century Britain," thesis of Ph. D., University of Oxford, 1968；Maisie May, "Inoculating the Urban Poor in the Late Eighteenth Century," *British Journal for the History of Science*, Vol. 30, No. 3, 1997, pp. 291 – 305；Mary Bennett, "Inoculation of the Poor against Smallpox in Eighteenth – century England," in A. Scott, ed., *Experiences of Poverty in Late Medieval and Early Modern England and France*, Farnham：Ashgate, 2012, pp. 199 – 226.

④ ［英］弗雷德里克·F. 卡特莱特、迈克尔·比迪斯：《疾病改变历史》，陈仲丹、周晓政译，山东画报出版社2004年版，第91页。

述，多层次多角度展现牛痘接种的民众回应和社会影响。

一是论述天花牛痘接种的社会影响。安妮·哈迪（Anne Hardy）以伦敦为例探讨 19 世纪天花死亡率下降的原因，[①] 继而探究卫生医官和其他卫生官员在抑制主要传染病方面的积极作用，突出预防医学兴起的重要性。[②] 针对牛痘接种主要集中在城市的研究现状，安·克拉克（Ann Clark）探讨 19 世纪末以霍林伯恩（Hollingbourne）为代表的英格兰农村婴儿的牛痘接种情况。[③] 玛丽·威尔逊·卡彭特（Mary Wilson Carpenter）从医学文化史出发，在关注医学从业者与病人的关系的同时，以霍乱、结核病、梅毒和天花四种传染病为例进行叙述，简明扼要地讲述维多利亚时期英国的天花防治和民众回应。[④]

二是爬梳牛痘接种在英国乃至世界的传播脉络，并与全球史、妇女史、跨国史等史学分支相结合进行多视角研究。天花是 18—19 世纪的全球性疾病，其预防举措——牛痘接种术的实施、牛痘疫苗的提取技术和运输标准从英国传播到全球，相关研究也从国别史拓展为全球史和跨国史。早在 1981 年，约翰·Z. 鲍尔斯（John Z. Bowers）就撰文论述发源于英国的牛痘接种方法如何传播到欧洲、亚洲和美洲的历程，[⑤] 推动了牛痘

①　Anne Hardy, "Smallpox in London: Factors in the Decline of the Disease in the Nineteenth Century," *Medical History*, Vol. 27, No. 1, 1983, pp. 111 – 138.

②　Anne Hardy, *The Epidemic Streets: Infectious Disease and the Rise of Preventive Medicine, 1856 – 1900*, Oxford: Clarendon Press, 1993.

③　Ann Clark, "Compliance with Infant Smallpox Vaccination Legislation in Nineteenth – Century Rural England: Hollingbourne, 1876 – 88," *Social History of Medicine*, Vol. 17, No. 2, 2004, pp. 175 – 198.

④　Mary Wilson Carpenter, *Health, Medicine and Society in Victorian England*, Santa Barbara: ABC – CLIO, LLC, 2010, pp. 91 – 107.

⑤　John Z. Bowers, "The Odyssey of Smallpox Vaccination," *Bulletin of the History of Medicine*, Vol. 55, No. 1, 1981, pp. 17 – 33.

疫苗的全球传播史和世界各地儿童牛痘接种的研究。[1] 迈克尔·贝内特解读新史料后发现，19 世纪初女性在牛痘接种的快速传播中至关重要：关心孩子的母亲成为牛痘接种的消费者、传播者和赞助者，以此探讨女性在医学知识传播的私人领域和公共领域的动员作用。[2] 他进一步研究发现，18 世纪末 19世纪初的欧洲在同时进行两场战争，一场是包括英国在内的欧洲国家与拿破仑帝国的激战，是传统的跌宕起伏的政治战争和军事战争的延续，另一场是以欧洲国家为主的世界各地齐心协力与天花作战，是人与天花之战，牛痘接种作为人类战胜天花的法宝，引发一场医学领域的"静悄悄的革命"。他从全球史视角勾勒牛痘疫苗在世界各地的传播及影响，强调牛痘接种是一项惠泽世界的伟大成就。[3] 林赛·帕图拉尔斯基（Lindsay Paturalski）的博士学位论文采用跨国史视角，描绘医学界在英格兰及其殖民地印度和牙买加之间的牛痘疫苗运输和牛痘接种实施方面的作用。[4]

---

① Alison Bashford, "Foreign Bodies: Vaccination, Contagion, and Colonialism in the Nineteenth Century," in Alison Bashford and Claire Hooker, eds., *Contagion: Historical and Cultural Studies*, London: Routledge, 2001, pp. 39 – 60; Andrea Rusnock, "Catching Cowpox: The Early Spread of Smallpox Vaccination, 1798 – 1810," *Bulletin of the History of Medicine*, Vol. 83, No. 1, 2009, pp. 17 – 36; Sanjoy Bhattacharya and Niels Brimnes, "Introduction: Simultaneously Global and Local: Reassessing Smallpox Vaccination and Its Spread, 1789 – 1900," *Bulletin of the History of Medicine*, Vol. 83, No. 1, 2009, pp. 1 – 16; Lydia Murdoch, "Carrying the Pox: The Use of Children and Ideals of Childhood in Early British and Imperial Campaigns against Smallpox," *Journal of Social History*, Vol. 48, No. 3, 2015, pp. 511 – 535.

② Michael Bennett, "Jenner's Ladies: Women and Vaccination against Smallpox in Early Nineteenth Century Britain," *Journal of the Historical Association*, Vol. 93, No. 312, 2008, pp. 497 – 513.

③ Michael Bennett, *War against Smallpox: Edward Jenner and the Global Spread of Vaccination*, Cambridge: Cambridge University Press, 2020.

④ Lindsay Paturalski, "'To Bring Them under Control': Vaccination and Medical Authority in England, India, and Jamaica, c. 1800 – 1910," thesis of Ph. D., Boston College, 2021.

　　三是聚焦 19 世纪后期英国的反牛痘接种运动和莱斯特方法。研究主题包括：首先，纵向梳理并评价反牛痘接种运动的兴起。[①] 洛吉·巴罗（Logie Barrow）在强调患儿父母对牛痘接种的不满之外，还关注医学界尤其是牛痘接种员对牛痘接种的种种不满，强调因知识差异而造成的群体之间和群体内部对牛痘接种的不同态度。[②] 其次，聚焦反牛痘接种的原因，强调维护公民的自由和权利在反牛痘接种运动中的重要性，[③] 最具代

[①]　Ann Beck，"Issues in the Anti – Vaccination Movement in England," *Medical History*，Vol. 4，No. 3，1960，pp. 310 – 321；R. M. MacLeod，"The Frustration of State Medicine，1880 – 99," *Medical History*，Vol. 11，No. 1，1967，pp. 15 – 40；R. M. MacLeod，"In the Interests of Health：State Medicine，Social Policy and the Power of Public Opinion in the Late – Victorian Vaccination Services，1871 – 1907," thesis of Ph. D.，Harvard University，1963；Dorothy Porter and Roy Porter，"The Politics of Prevention：Anti – Vaccination and Public Health in 19th – century England," *Medical History*，Vol. 32，No. 1，1988，pp. 231 – 252.

[②]　Logie Barrow，"In the Beginning Was the Lymph：The Hollowing of Stational Vaccination in England and Wales，1840 – 1898," in Steve Sturdy，ed.，*Medicine，Health and the Public Sphere in Britain，1600 – 2000*，London：Routledge，2002，pp. 205 – 223；Logie Barrow，"Clashing Knowledge Claims in Nineteenth – century English Vaccination," in Willem de Blécourt and Cornelie Usborne，eds.，*Cultural Approaches to the History of Medicine：Mediating Medicine in Early Modern and Modern Europe*，New York：Palgrave MacMillan，2003，pp. 179 – 191.

[③]　R. M. MacLeod，"Law，Medicine and Public Opinion：The Resistance to Compulsory Health Legislation，1870 – 1907," *Public Opinion*，Part Ⅰ，Summer，1967，pp. 107 – 128；R. M. MacLeod，"Law，Medicine and Public Opinion：The Resistance to Compulsory Health Legislation，1870 – 1907," *Public Opinion*，Part Ⅱ，Autumn，1967，pp. 188 – 211；Thomas C. Kennedy，"Public Opinion and the Conscientious Objector，1915 – 1919," *Journal of British Studies*，Vol. 12，No. 2，1973，pp. 105 – 119；Peter Baldwin，*Contagion and the State in Europe，1830 – 1930*，Cambridge：Cambridge University Press，1999，pp. 244 – 354；Rob Boddice，"Vaccination，Fear and Historical Relevance," *History Compass*，Vol. 14，No. 2，2016，pp. 71 – 78；Rob Boddice，"Sympathy，Liberty，and Compulsion：Vaccination," in Rob Boddice，ed.，*The Science of Sympathy：Morality，Evolution and Victorian Civilization*，Urbana – Champaign：University of Illinois Press，2016，pp. 101 – 115；PruHobson – West，"Understanding Resistance to Childhood Vaccination in the UK：Radicals，Reformists and the Discourses of Risk，Trust and Science," thesis of Ph. D.，University of Nottingham，2005.

表性的研究当属娜嘉·杜尔巴赫（Nadja Durbach）。在阐述天
花防治所引发的国家和医疗专业人员之间以及医疗团体内部的
紧张关系之后，她把反牛痘接种运动置于研究的中心，视之为
当时诸多运动之一种，从牛痘接种的医学方式、阶层差异、反
牛痘接种的话语等角度分析反牛痘接种的原因，在展现他们诉
求的合理性的同时，强调工人阶级在此过程中的身份建设。①
但她只关注反牛痘接种派，对 1853 年《牛痘接种法》（*the Act
of Vaccination*，1853，16&17 Vict. c. 100）出台的背景论述不
足，也未论及莱斯特方法，致使反牛痘接种运动呈现出一边倒
的扁平画面。② 随着研究的深入，史学界不断将史学新分支应
用于相关研究，譬如莉迪娅·默多克（Lydia Murdoch）以反对
婴儿强制接种牛痘疫苗的抗议运动为例，探讨 19 世纪英国患
病儿童的公共哀悼形式和政治哀悼意蕴，将儿童史、情感史与
医疗社会史有机结合。③ 再次，分析反牛痘接种的代表人物和

---

① Nadja Durbach，"'They Might As Well Brand Us'：Working – Class Resistance
to Compulsory Vaccination in Victorian England," *Social History of Medicine*，Vol. 13，
No. 1，2000，pp. 45 – 63；Nadja Durbach，"Class，Gender，and the Conscientious
Objector to Vaccination，1898 – 1907," *Journal of British Studies*，Vol. 41，No. 1，
2002，pp. 58 – 83；Nadja Durbach，"'Disease by Law'：Anti – Vaccination in Victori-
an England，1853 – 1907," thesis of Ph. D.，The Johns Hopkins University，2001；
Nadja Durbach，*Bodily Matters*：*The Anti – Vaccination Movement in England*，*1853 –
1907*，Durham and London：Duke University Press，2005.

② Solveig C. Robinson，"Review on Bodily Matter：The Anti – Vaccination Move-
ment in England，1853 – 1907," *Perspectives in Biology and Medicine*，Vol. 49，No. 3，
2006，pp. 471 – 473.

③ Lydia Murdoch，"Anti – Vaccination and the Politics of Grief in Late – Victorian
England," in S. Olsen，ed.，*Childhood*，*Youth and Emotions in Modern History*：*Na-
tional*，*Colonial and Global Perspectives*，Houndmills：Palgrave，2015，pp. 242 – 260.

斗争策略。① 最后，关注莱斯特方法及其影响。② 譬如，斯科特·爱德华·罗尼（Scott Edward Roney）在其博士学位论文的第七章论述莱斯特对天花牛痘接种态度的变化及"莱斯特方法"的形成，认为这种方法为世界卫生组织最终根除天花提供了相关知识。③

4. 见仁见智的学术争鸣

19 世纪，英国天花防治举措涉及面广，研究成果众多，研究视角各异，也是学术争鸣的热点。20 世纪 70 年代以来，人口史、统计史、医疗社会史的相关研究普遍认为，18 世纪末和 19 世纪末的英国先后出现天花发病率和死亡率下降、人口增长的现象，④ 而对其原因的分析见仁见智，并延续至今，形

---

① Christopher Charlton, "The Fight against Vaccination: The Leicester Demonstration of 1885," *Local Population Studies*, Vol. 30, No. 1, 1983, pp. 60 – 66; M. Fichmanand J. E. Keelan, "Resister's Logic: The Anti – Vaccination Arguments of Alfred Russel Wallace and Their Role in the Debates over Compulsory Vaccination in England, 1870 – 1907," *Studies in History and Philosophy of Biological and Biomedical Sciences*, Vol. 38, No. 3, 2007, pp. 585 – 607; Thomas P. Weber, "Alfred Russel Wallace and the Antivaccination Movement in Victorian England," *Historical Review*, Vol. 16, No. 4, 2010, pp. 664 – 668.

② Dale – L. Ross, "Leicester and the Anti – Vaccination Movement, 1853 – 1889," *The Leicester Archaological and Historical Society Transactions*, Vol. 43, 1967 – 1968, pp. 35 – 44; Stuart M. Fraser, "Leicester and Smallpox: The Leicester Method," *Medical History*, Vol. 24, No. 3, 1980, pp. 315 – 332; Stuart M. Fraser, "Dr William Johnston (1846 – 1900) of Leicester—an Unknown Victorian General Practitioner," *The Journal of the Royal College of General Practitioners*, Vol. 33, No. 251, 1983, pp. 369 – 371; J. D. Swales, "The Leicester Anti – Vaccination Movement," *Lancet*, Vol. 340, No. 8826, 1992, pp. 1019 – 1121; Scott Edward Roney, "Trial and Error in the Pursuit of Public Health: Leicester, 1849 – 1891," thesis of Ph. D., The University of Tennessee, 2002.

③ Scott Edward Roney, "Trial and Error in the Pursuit of Public Health: Leicester, 1849 – 1891," thesis of Ph. D., The University of Tennessee, 2002, abstract.

④ Andrew Hinde, Bernard Harris, "Mortality Decline by Cause in Urban and Rural England and Wales, 1851 – 1910," *History of the Family*, Vol. 24, No. 2, 2019, pp. 377 – 403.

成四种观点：生活改善说；公共卫生说；医学进步说；多因
素说。

　　生活改善说的代表是托马斯·麦基翁（Thomas McKeown）。
1976 年，伯明翰大学人口史家托马斯·麦基翁在《现代人口
的兴起》一书中提出，近代以来人口死亡率下降主要源于生活
水平的改善而非医学进步的观点。[①] 三年后，他在《医学的作
用：梦想，幻影或报应》中分析过去三个世纪卫生改善和寿命
延长的因素时，强调营养、环境和行为的变化比具体的医疗措
施更重要。[②] 麦基翁也否认人痘接种对人口死亡率的影响，强
调生活水平提高的作用。[③] 这些观点被称为"麦基翁命题"
（the McKeown Thesis），掀起史学界长达几十年的学术争鸣。[④]

　　公共卫生说强调国家干预下社会治理的作用，代表人物
是西蒙·什雷特（Simon Szreter）和研究莱斯特方法的学者。
剑桥大学的医疗社会史学者西蒙·什雷特强调政府干预下的
公共卫生在控制疾病、降低人口死亡率、提高人口寿命方面

----

①　Thomas McKeown, *The Modern Rise of Population*, London: Edward Arnold,
1976, p. 3.

②　Thomas McKeown, *The Role of Medicine*: *Dream*, *Mirage*, *or Nemesis?* Prince-
ton: Princeton University Press, 1979.

③　Thomas McKeown, *The Modern Rise of Population*, London: Edward Arnold,
1976, pp. 6 – 10.

④　Simon Szreter, "Rethinking McKeown: The Relationship between Public Health
and Social Change," *American Journal of Public Health*, Vol. 92, No. 5, 2002, pp.
722 – 725; J. Colgrove, "The McKeown Thesis: A Historical Controversy and Its Endur-
ing Influence," *American Journal of Public Health*, Vol. 92, No. 5, 2002, pp. 725 –
729; Bernard Harris, "Public Health, Nutrition, and the Decline of Mortality: The
McKeown Thesis Revisited," *Social History of Medicine*, Vol. 17, No. 3, 2004, pp. 379
– 407.

的作用，[1] 并通过分析 1780—1914 年英国死亡变化的过程和原因给予充分的论证。[2] 此后，他不断深入探讨人口、疾病与社会的关系，关注国家政策在疾病防治、人口增长中的作用。[3] 研究莱斯特方法的学者普遍强调以强制上报和隔离体系为特色的公共卫生举措的天花防治功效。[4] 譬如，斯图尔特·M.弗雷泽（Stuart M. Fraser）认为天花从地球上根除，莱斯特方法贡献良多。[5] 安妮·哈迪淡化强制牛痘接种的作用，认为牛痘接种"从来不是天花消失的唯一方法"，突出隔离防疫和港口管制措施在防治天花方面的作用，[6] 强调卫生和医学之间，改善卫生和提高医学技术之间是一种更复杂的关系。[7] 斯科特·爱德华·罗尼认为，莱斯特方法是牛痘接种的核心辅助手段，如

---

[1]　SimonSzreter, "The Importance of Social Intervention in Britain's Mortality Decline c. 1850 – 1914: A Re – interpretation of the Role of Public Health," *Social History of Medicine*, Vol. 1, No. 1, 1988, pp. 1 – 38; Simon Szreter, "Economic Growth, Disruption, Deprivation, Disease, and Death: On the Importance of the Politics of Public Health for Development," *Population and Development Review*, Vol. 23, No. 4, 1997, pp. 693 – 728.

[2]　Simon Szreter, *Health and Wealth: Studies in History and Policy*, Rochester: University of Rochester Press, 2005.

[3]　Simon Szreter, "History, Policy and the Social History of Medicine," *Social History of Medicine*, Vol. 22, No. 2, 2009, pp. 235 – 244.

[4]　Ann Beck, "Issues in the Anti – Vaccination Movement in England," *Medical History*, Vol. 4, No. 3, 1960, p. 319; Stuart M. Fraser, "Leicester and Smallpox: The Leicester Method," *Medical History*, Vol. 24, No. 3, 1980, pp. 315 – 332.

[5]　Stuart M. Fraser, "Leicester and Smallpox: The Leicester Method," *Medical History*, Vol. 24, No. 3, 1980, p. 332.

[6]　Anne Hardy, "Smallpox in London: Factors in the Decline of the Disease in the Nineteenth Century," *Medical History*, Vol. 27, No. 1, 1983, p. 138.

[7]　Anne Hardy, *Health and Medicine in Britain since 1860*, Houndmills: Palgrave, 2001, p. 11.

果没有它，世界就无法摆脱天花。①

　　医学进步说的支持者人多势众，强调以人痘接种和牛痘接种为代表的医学进步的作用。彼得·拉泽尔通过探讨 18 世纪的人痘接种与天花死亡率下降的关联，得出"人痘接种对人口增长至关重要"的结论，② 并认为，伦敦及周边地区的人痘接种盛行是伦敦成人天花死亡率下降的原因。③ 比尔·勒金（Bill Luckin）充分肯定拉泽尔的研究成就和观点，强调天花死亡率下降推动人口的生育意愿增长。④ 约翰·兰德斯（John Landers）认为，18 世纪伦敦人口死亡率的总体下降与天花死亡人数的大幅减少"密切相关"⑤。还有学者认为，牛痘接种是天花发病率和死亡率急剧下降的原因，推动了其他类型的疫苗接种用于其他传染病的防治。⑥ R. 达文波特（R. Davenport）等学

　　① Scott Edward Roney，"Trial and Error in the Pursuit of Public Health：Leicester，1849－1891，" thesis of Ph. D.，The University of Tennessee，2002，p. 252.

　　② Peter Razzell，"Population Change in Eighteenth－Century England. A Reinterpretation," *Economic History Review*，Vol. 18，No. 2，1965，pp. 312－332；PeterRazzell，"Role of Smallpox Inoculation in the Growth of Population in Eighteenth Century Britain," thesis of Ph. D.，University of Oxford，1968；Peter Razzell，*The Conquest of Smallpox：The Impact of Inoculation on Smallpox Mortality in Eighteenth Century Britain*，Firle：Caliban Books，1977，p. 136.

　　③ Peter Razzell，"The Decline of Adult Smallpox in Eighteenth－century London：a Commentary," *The Economic History Review*，Vol. 64，No. 4，2011，pp. 1320－1328.

　　④ Bill Luckin，"The Decline of Smallpox and the Demographic Revolution of the Eighteenth Century," *Social History*，Vol. 2，No. 6，1977，p. 797.

　　⑤ John Landers，*Death and the Metropolis：Studies in the Demographic History of London，1670－1830*，Cambridge：Cambridge University Press，1993，p. 101.

　　⑥ Pru Hobson－West，"Understanding Resistance to Childhood Vaccination in the UK：Radicals，Reformists and the Discourses of Risk，Trust and Science," thesis of Ph. D.，University of Nottingham，2005，p. 1.

者研究发现，从 18 世纪 70 年代起城市成人感染天花的死亡人数锐减，从农村去往城市的农民和外来移民因没有接种人痘疫苗而死于天花。[①] A. J. 默瑟（A. J. Mercer）认为，在 19 世纪的所有主要传染病中，只有天花是通过医学发现而被有效控制的传染病，免疫接种（包括人痘接种和牛痘接种）对总死亡率的贡献"往往被低估"[②]。德博拉·布伦顿认为，英国通过高质量的牛痘接种最终征服天花。[③] 罗斯玛丽·安妮·利德比特（Rosemary Anne Leadbeater）的博士学位论文采用多学科的方法，论述以牛津郡（Oxfordshire）为代表的人痘接种实施及天花患者的护理，以此解释 18 世纪后期婴儿死亡率下降的原因。[④] 迈克尔·贝内特认为，从 19 世纪初开始，牛痘接种使欧洲的人口死亡率下降。[⑤]

多因素说是支持一种以上因素或其他因素的集合。部分学者在研究中不断修正、丰富自己的观点，譬如，彼得·拉泽尔将婴儿和儿童死亡率的降低归因于人痘接种、总体的医疗革新

---

① R. Davenport, L. Schwarz, J. Boulton, "The Decline of Adult Smallpox in Eighteenth – century London," *The Economic History Review*, Vol. 64, No. 4, 2011, pp. 1289 – 1314.

② A. J. Mercer, "Smallpox and Epidemiological – Demographic Change in Europe: The Role of Vaccination," *Population Studies*, Vol. 39, No. 2, 1985, pp. 287 – 307; A. J. Mercer, *Infections, Chronic Disease and the Epidemiological Transition: A New Perspective*, Rochester: Boydell and Brewer for University of Rochester Press, 2014, p. 60.

③ Deborah Brunton, *The Politics of Vaccination: Practice and Policy in England, Wales, Ireland, and Scotland, 1800 – 1874*, Rochester: University of Rochester Press, 2008, p. 169.

④ Rosemary Anne Leadbeater, "Experiencing Smallpox in Eighteenth – century England," thesis of Ph. D. , Oxford Brookes University, 2015, abstract.

⑤ Michael Bennett, *War against Smallpox: Edward Jenner and the Global Spread of Vaccination*, Cambridge: Cambridge University Press, 2020, p. 373.

和环境改善等因素。① 格温德琳·艾尔斯（Gwendoline Ayers）
认为，天花最终消失的原因"是多种多样的"②。安妮·哈迪
认为，在解释天花衰落上需要识别三大因素，即病毒链的毒性
的演变、牛痘接种以及采取的控制天花传播的其他措施，除牛
痘接种外的其他因素在天花预防中的作用也至关重要。③ 伯纳
德·哈里斯（Bernard Harris）也是多因素说的支持者。④

　　综上观之，国外学者的天花防治研究随着史学自身的发展
演变而不断调整研究视角和内容，并形成较为明晰的演变路
线。在研究视角上，历经从关注"名医和医学进步"的医学史
拓展为政治史、社会史、文化史、全球史、妇女史、儿童史、
情感史等多角度的论述；在研究时段上，既关注天花演变的通
史，更聚焦 18—19 世纪以来的天花防治断代史；在研究区域
上，从以伦敦为核心的区域史或地方史拓展至英国本土各地乃
至欧洲、英帝国、世界各地的全球史；在研究资料上，从关注
名医的书信、著作、传记到搜集、整理、分析各类官方档案和
调查报告、教区资料、报刊登载和私人著述等；在研究内容
上，以天花防治为核心，从关注天花疫情和医学进步延伸至上
通下达，外传内调，即上至国家干预、议会立法，下至民众应
对和舆情，对外医疗技术和信息的传播，内部思想和关系的调

---

　　① Peter Razzell, *Population and Disease: Transforming English Society, 1550 –
1850*, Pittsburgh: Caliban Books, 2007, p. 121.

　　② Gwendoline Ayers, *England's First State Hospitals*, London: Wellcome Institu-
te, 1971, p. 115.

　　③ Anne Hardy, "Smallpox in London: Factors in the Decline of the Disease in the
Nineteenth Century," *Medical History*, Vol. 27, No. 1, 1983, pp. 111, 138.

　　④ Bernard Harris, "Public Health, Nutrition, and the Decline of Mortality: The
McKeown Thesis Revisited," *Social History of Medicine*, Vol. 17, No. 3, 2004, pp.
379 – 407.

整；在研究方法上，在运用比较、分析、对比、归纳等多种史学研究方法外，还充分借鉴预防医学、免疫学、统计学、人口学、法学等学科的研究方法，呈现出学科交叉的研究范式。

粗略看来，国外学界的 19 世纪英国天花防治研究不断推陈出新，后来者似乎难觅令人耳目一新的研究空间。细究之下可知，19 世纪英国的天花防治呈现三条脉络：在医学举措上历经人痘接种与牛痘接种并存、牛痘接种独大、莱斯特方法兴起、多举措并存的演变；从"自上而下"的国家层面而言，历经自由放任、国家有限干预、国家强制干预、国家有限干预、自由放任的渐进式变革；在"自下而上"的视角之下，是民众自由选择、被迫忍受强制、反对强制干预、倡导莱斯特方法、民众自由选择的回归，即在纵向的天花医学演进之下，伴随着横向的多立场多角度的联系和呼应。由此观之，国外的相关研究在研究视角、研究内容等方面或关注医学演进，或侧重政府举措，或聚焦民众回应，呈现的仍是 19 世纪英国天花防治的某一侧面，相互之间缺少必然的观照和呼应，甚至出现相互抵牾、立论偏颇之处，留下许多有待于推敲的空间。

（三）国内研究现状述评

近年来，随着医疗社会史成为引人注目的史学分支，国内史学界对以天花为代表的传染病防治研究颇为关注，主要表现在：一是积极译介国外的研究成果，相关专著译为中文。① 二

---

① 相关中文译著众多，仅举几例。［英］弗雷德里克·F.卡特莱特、迈克尔·比迪斯：《疾病改变历史》，陈仲丹、周晓政译，山东画报出版社 2004 年版；［美］唐纳德·霍普金斯：《天国之花——瘟疫的文化史》，沈跃明、蒋广宁译，上海人民出版社 2006 年版；［美］亨利·欧内斯特·西格里斯特：《疾病的文化史》，秦传安译，中央编译出版社 2009 年版；［美］威廉·H.麦克尼尔：《瘟疫与人》，余新忠、毕会成译，中国环境科学出版社 2010 年版；［瑞士］亨利·E.西格里斯特：《伟大的医生：一部传记式西方医学史》，柏成鹏译，商务印书馆 2014 年版。

是部分学者对 19 世纪英国、英属北美及英属印度的天花防治措施及影响进行较为深入的研究。王广坤撰文从医疗社会史视角对 19 世纪英国强制接种天花疫苗的原因及后果进行了细致的梳理；① 毛利霞认为，英国反牛痘接种运动是国家强制与个人自由的交锋，并论述莱斯特方法的形成与影响；② 叶乐乐专文论述医生在强制性天花免疫制度中的作用；③ 丁见民探讨 18—19 世纪英美医疗信息的传播以及美国天花防疫机制的形成；④ 王磊、申向洋聚焦 19 世纪英属印度的天花疫苗接种。⑤三是部分硕士学位论文也以 19 世纪英国、英属北美、英属印度的天花防治为研究对象，⑥ 表明这一主题对青年学子的吸引力。然而，与国外研究研究视角多样、观点各异、成果丰硕的研究成果相比，国内的英国天花防治研究相对薄弱，最鲜明的

---

① 王广坤：《十九世纪英国强制接种天花疫苗引发的争端》，《历史研究》2013 年第 5 期；王广坤：《全科医生：英国维多利亚时代医生的职业变迁》，社会科学文献出版社 2018 年版。

② 毛利霞：《国家强制与个人自由的交锋——19 世纪后期英格兰反牛痘接种运动》，《历史教学》（下半月刊）2014 年第 1 期；毛利霞：《19 世纪后期莱斯特天花预防对策的演变》，《历史教学》（下半月刊）2014 年第 12 期。

③ 叶乐乐：《英国国家医学时代的医生与强制性天花免疫制度》，《经济社会史评论》2018 年第 3 期。

④ 丁见民：《天花接种、牛痘接种与美国早期天花防疫机制的形成》，《安徽史学》2020 年第 4 期；丁见民：《18 世纪到 19 世纪初期英美医疗信息的跨大西洋交流》，《历史教学》（下半月刊）2021 年第 10 期。

⑤ 申向洋：《19 世纪英属印度天花疫苗接种技术的调适》，《自然辩证法通讯》2021 年第 9 期；王磊、申向洋：《冲突与妥协：传统文化与英属印度牛痘疫苗的推广》，《世界历史》2022 年第 3 期。

⑥ 崔一冰：《近代英国天花病预防的演进》，硕士学位论文，河南大学，2014年；简天天：《英属北美殖民地天花传播及其防治研究》，硕士学位论文，重庆师范大学，2019 年；尤婉玲：《19 世纪英属印度的天花防疫与殖民地国家治理》，硕士学位论文，华中师范大学，2022 年。

表现是相关研究以学术论文和学位论文为主，尚无专著面世。

有鉴于此，在国内外学术界研究的基础上，本书以 19 世纪英国天花防治举措演变为研究对象，聚焦医学演进、政府举措和民众回应的三方互动，在爬梳英国天花防治举措调整的原因及其背后的纠葛的同时，重点展现英国天花防治举措的灵活性、渐变性和独特性，以此丰富天花防治史研究，并为当今世界的传染病防治提供参考。

三　研究内容

本书以 19 世纪英国天花防治演变为主要研究内容，揭示医学进步、政府干预、民众回应等方面的调适，展现天花防治的特色及影响。主要研究内容包括以下六部分。

导论主要梳理 19 世纪英国天花防治演变的学术史。

第一章简述 18 世纪英国天花预防从人痘接种到牛痘接种的演变。18 世纪以来，天花成为英国的主要传染病之一，玛丽·沃特利·蒙塔古夫人、萨顿家族等倡导和实践的人痘接种法有助于天花预防，也存在不足之处，并客观公正地评价蒙塔古夫人、丹尼尔·萨顿等人。乡村医生爱德华·詹纳发现，牛痘接种是一种更安全更有效的天花预防方法，并迅速为欧洲大陆各国所采用，为人类有效预防进而根除天花提供了理论上的可能。詹纳也因此在生前身后赢得尊敬和怀念。

第二章论述英国政府天花防治策略的演变，即从人痘接种和牛痘接种并存到牛痘接种一家独大，从自愿免费接种到实施强制牛痘接种。19 世纪以来，在医学界的推动下，英国议会通过一系列牛痘接种法规，明确牛痘接种的相关规范，不断强化"强制"牛痘接种及其惩罚，拓展国家干预医疗事务的范围，并推动国家医学和预防医学的发展。医学界在牛痘接种的管理和实施中发挥重要作用，其专业形象和政治影响力也随之提升。

　　第三章聚焦反牛痘接种运动的反对原因及莱斯特方法的兴起。强制牛痘接种的实施推动了反牛痘接种运动的兴起。牛痘接种派和反对派之争并非简单的是否赞成天花防治之争，而是如何更有效防治天花的思想碰撞，如何拓展国家干预与维护民众的身体自主权和自由权的权力之争。始于莱斯特的莱斯特方法以隔离和上报为特色，既能有效防治天花，又避免了强制牛痘接种的弊端，成为新兴的天花防治之法。反牛痘接种派通过积极宣传、立足地方、向议会施压等方式扩大政治影响力，成为废除强制牛痘接种的主力军。

　　第四章论述强制牛痘接种的废除及莱斯特方法的被认可。反牛痘接种派的力量壮大促使议会调查牛痘接种状况，并在1898年《牛痘接种法》中明确"良心拒绝"条款，以灵活的牛痘接种方式逐渐放松牛痘接种的强制色彩。上报和隔离制度的逐渐完善证实了莱斯特方法的优越性，并于1901年被官方认可，使之成为与牛痘接种并行的天花防治措施。天花防治从一家独大发展为多样化并行，为人类最终根除天花提供了参考。

　　结语部分概览全书，总结19世纪英国天花防治的主要特色，评析19世纪英国天花防治的成效及影响，突出这一研究的现实意义。

第一章　医学进步：从人痘 接种到牛痘接种

　　天花历史悠久，10 世纪已出现在欧洲、亚洲和非洲，但在欧洲的传播有所变化。[①] 近代以来，天花在欧洲乃至世界各地频繁闪现身影，成为"最恐怖的死亡使者"[②]，英国的相关记载也不断增多，如何防治天花成为 18 世纪英国人关注的医学问题之一。天花预防举措随时而变。18 世纪初，英国引入东方的天花接种，随后升级为人痘接种，并在此基础上改良为更安全有效的萨顿法，风靡一时。1798 年，牛痘接种的发现是英国医学史上浓墨重彩的篇章，为世界各国有效防治乃至人类最终消灭天花奠定了坚实的基础，也引出如何有效推广牛痘接种的政治课题。

---

　　① ［英］弗雷德里克·F.卡特莱特、迈克尔·比迪斯：《疾病改变历史》，陈仲丹、周晓政译，山东画报出版社 2004 年版，第 75 页。
　　② ［美］唐纳德·霍普金斯：《天国之花——瘟疫的文化史》，沈跃明、蒋广宁译，上海人民出版社 2006 年版，第 43 页。

第一节　天花接种的传入与革新

近代以来，天花不时出现在英国，上至王公贵族，下至贩夫走卒，尤其是成长中的儿童和婴幼儿，无不因它或丧命、或毁容、或惊恐。频繁出现的天花疫情推动英国人积极引入天花接种并升级为人痘接种，并在此基础上改良为萨顿法，成为 18 世纪后期最为盛行的天花预防举措。

一　频繁肆虐英国的天花

因资料所限，天花在英国的早期史存在诸多谜团，相关研究也存在抵牾之处。有学者记载 16 世纪中叶英国女王伊丽莎白一世感染天花、留下痘疤而康复的故事。[①] 也有学者认为在 17—18 世纪，天花似乎传播范围不那么广，对人也不那么致命。[②]

从 17 世纪斯图亚特王朝开始，天花在书信尤其是来自伦敦的书信中经常被提及，[③] 成为一种危害较大的疾病。出现这种变化的原因可能是从西属美洲重新传回来的病毒被

----

① ［美］唐纳德・霍普金斯：《天国之花——瘟疫的文化史》，沈跃明、蒋广宁译，上海人民出版社 2006 年版，第 1—3 页。

② ［英］弗雷德里克・F. 卡特莱特、迈克尔・比迪斯：《疾病改变历史》，陈仲丹、周晓政译，山东画报出版社 2004 年版，第 75 页。

③ Charles Creighton, *A History of Epidemics in Britain*: *From the Extinction of Plague to the Present Time*, Vol. Ⅱ, Cambridge: Cambridge University Press, 1894, p. 435.

激活了。① 1610 年 8 月，阿伯丁（Aberdeen）出现天花病例，一个孩子被感染，1638 年切斯特（Chester）也出现不少儿童死于天花的情况。② 随后的资料表明，天花也攻击成年人，一视同仁地攻击各阶层的男男女女，让人闻风丧胆。19 世纪，史学家托马斯·巴宾顿·麦考利（Thomas Babington Macaulay，1800 – 1859）写道："天花始终阴魂不散，它使教堂墓地里埋满死尸，它用恐惧持续不断地折磨那些还未受它侵害的人，侥幸生还的人身上会留下丑陋的疤痕以证明其威力，它将母亲生下的婴儿改头换面，使母亲为之战栗，它毁尽豆蔻少女的容颜、弄瞎她们的眼睛，使其情人不敢相认。"③ 它是让天花患者留下终身天花痘印（pockmarked）的"斑点怪物"④，是让男性不育的元凶之一，即便痊愈也终身活在天花的伤痛中。

17 世纪上半叶，天花成为令伦敦成人和社会上层恐慌的一种疾病。1629—1636 年间，伦敦的天花死亡人数在几十人至数百人之间，1634 年达到 1000 人以上，超过当年总死亡人数的 10%。⑤ 1637—1646 年伦敦的数据丢失，1647—1660 年每

---

① Herman J. Loether, *The Social Impacts of Infections Disease in England*, *1600 – 1900*, New York: the Edwin Mellen Press, 2000, p. 112.

② Charles Creighton, *A History of Epidemics in Britain*: *From the Extinction of Plague to the Present Time*, Vol. Ⅱ, Cambridge: Cambridge University Press, 1894, p. 436.

③ ［美］唐纳德·霍普金斯：《天国之花——瘟疫的文化史》，沈跃明、蒋广宁译，上海人民出版社 2006 年版，第 48 页。

④ Janine Arnott, "The Social Construction of Vaccine Controversies," thesis of Ph. D. , The University of Manchester, 2007, p. 76.

⑤ 详情参见 Charles Creighton, *A History of Epidemics in Britain*: *From the Extinction of Plague to the Present Time*, Vol. Ⅱ, Cambridge: Cambridge University Press, 1894, p. 436。因此时英国的死亡人数统计存在差异，故取约数。

年的天花死亡人数均在 100 人以上，其中 1649 年、1652 年、1655 年、1659 年 4 个年份的天花死亡人数达 1000 多人。[①] 1660 年斯图亚特王朝复辟后，伦敦的天花死亡人数逐渐增多，在总死亡人数中的比例也随之上涨。因近代早期英国各地的天花死亡人数统计数据不完整，此处仅以伦敦为例进行分析。始于 1661 年的英格兰天花报告明确体现了它在英格兰疾病中所占的份额。从表 1－1 可以看出，17 世纪后期的 40 年里，伦敦每年的天花死亡人数仅有 15 年低于 1000 人，其他 25 年均在 1000 人以上，最高死亡人数是 1681 年的近 3000 人。到 17 世纪末，天花已经成为英格兰和全欧洲的主要杀手。[②]

表 1－1 　　　　1661—1700 年间伦敦天花死亡人数[③] 　　（单位：人）

年份	总死亡人数	天花死亡人数	年份	总死亡人数	天花死亡人数
1661	16665	1246	1667	15842	1196
1662	13664	768	1668	17278	1987
1663	12741	411	1669	19432	951
1664	15453	1233	1670	20198	1465
1665	97306	655	1671	15729	696
1666	12738	38	1672	18230	1116

① Charles Creighton, *A History of Epidemics in Britain*：*From the Extinction of Plague to the Present Time*，Vol. Ⅱ，Cambridge：Cambridge University Press，1894，p. 437.

② Mary Wilson Carpenter, *Health*，*Medicine and Society in Victorian England*，Santa Barbara：ABC－CLIO，LLC，2010，p. 96.

③ Charles Creighton, *A History of Epidemics in Britain*：*From the Extinction of Plague to the Present Time*，Vol. Ⅱ，Cambridge：Cambridge University Press，1894，p. 456.

续表

年份	总死亡人数	天花死亡人数	年份	总死亡人数	天花死亡人数
1673	17504	853	1687	21460	1551
1674	21201	2507	1688	22921	1318
1675	17244	997	1689	23502	1389
1676	18732	359	1690	21461	778
1677	19067	1678	1691	22691	1241
1678	20678	1798	1692	20874	1592
1679	21730	1967	1693	20959	1164
1680	21053	689	1694	24100	1683
1681	23951	2982	1695	19047	784
1682	20691	1408	1696	18638	196
1683	20587	2096	1697	20972	634
1684	23202	1560	1698	20183	1813
1685	23222	2496	1699	20795	890
1686	22609	1062	1700	19443	1031

　　天花还通过改变王位继承顺序而在英国政治史和王朝史中留下不容忽视的身影。斯图亚特王朝的开国之君詹姆斯一世（James Ⅰ，1566－1625）育有七个子女，其中一子一女死于天花。1660年5月斯图亚特王朝复辟之后，王室深受天花之害。当年9月，与查理二世（Charles Ⅱ，1630－1685）一同返回伦敦的幼弟格罗斯特公爵（Duke of Gloucester）亨利·斯图亚特（Henry Stuart，1640－1660）感染天花死亡。12月，查理二世之长姐、荷兰奥兰治亲王的遗孀玛丽公主（Princess

Mary，1631 - 1660）在伦敦死于天花，① 其妹亨丽埃塔公主（Princess Henrietta，1644 - 1670）罹患天花后痊愈。玛丽公主的独生子、未来的英国国王威廉三世（William Ⅲ，1650 - 1702）的命运更是与天花密切相关。他尚未出生时因天花失怙，10 岁时因天花失恃，自己幼年患天花痊愈，他的妻子、与他并肩为王的玛丽二世（Mary Ⅱ，1662 - 1694）也死于天花。1694 年底，伦敦的"天花瘟疫更是猖獗到不同寻常的地步"②，玛丽二世患病，起初误诊为荨麻疹，后确诊为天花，于发病 9 天后的 12 月 28 日死亡。人到中年的威廉三世悲痛欲绝，没有合法子嗣，也没有续弦，其妹安妮公主（Princess Anne，1665 - 1714）成为储君。安妮公主夫妻和睦，曾 17 次怀孕，多次历经流产或婴儿夭折，仅存格罗斯特公爵威廉·亨利（William Henry，1689 - 1700）。1700 年，11 岁的威廉·亨利因天花死亡。③ 安妮公主此后未诞下子女，这意味着斯图亚特家族的王位继承世系断绝，引发王位继承危机。安妮女王（Queen Anne，1702 - 1714 年在位）不得不颁布法令：在她死后王位由远亲汉诺威家族继承，开启了汉诺威王朝在英国的统治。④

---

① Charles Creighton，*A History of Epidemics in Britain：From the Extinction of Plague to the Present Time*，Vol. Ⅱ，Cambridge：Cambridge University Press，1894，p. 438.

② ［美］唐纳德·霍普金斯：《天国之花——瘟疫的文化史》，沈跃明、蒋广宁译，上海人民出版社 2006 年版，第 48 页。

③ Charles Creighton，*A History of Epidemics in Britain：From the Extinction of Plague to the Present Time*，Vol. Ⅱ，Cambridge：Cambridge University Press，1894，pp. 459，451.

④ Mary Wilson Carpenter，*Health，Medicine and Society in Victorian England*，Santa Barbara：ABC - CLIO，LLC，2010，p. 94.

　　王室之外，英国各界也是天花的受害者。查理二世的廷臣约翰·伊夫林（John Evelyn，1620－1706）年轻时曾患天花，他的两个女儿刚成年就先后在几个月内死于天花，其中一个女儿的求婚者也死于天花。[1] 普罗大众死于天花者更是难以详述。

　　如果说 16 世纪和 17 世纪的欧洲是瘟疫盛行的时代，那么 18 世纪的欧洲就是天花的时代，[2] 据估计，欧洲每年约 40 万人因它而死。[3] 有医生认为，败血症、天花和斑疹伤寒这三大疾病占据 18 世纪英国医学书写的主要地位。[4] 天花成为 18 世纪初英国最致命的疾病，几乎人人都存在感染天花的危险。[5] 伦敦的天花流行间隔期是 2 年，[6] 经历 11 次天花高峰年份，[7] 其中 1700—1720 年间的天花死亡人数比 17 世纪明显增多，1710 年和 1719 年伦敦的天花死亡人数超过 3000 人（见表

① Charles Creighton, *A History of Epidemics in Britain*：*From the Extinction of Plague to the Present Time*, Vol. Ⅱ, Cambridge：Cambridge University Press, 1894, p. 443.

② Janine Arnott, "The Social Construction of Vaccine Controversies," thesis of Ph. D., The University of Manchester, 2007, p. 76.

③ Nicolau Barquetand Pere Domingo, "Smallpox：The Triumph over the Most Terrible of the Ministers of Death," *Annals of Internal Medicine*, Vol. 127, No. 8, 1997, p. 635.

④ Arthur Durant Willcocks, *Alexander Popham*, *M. P. for Taunton*, *and the Bill for the Prevention of the Gaol Distemper*, *1774*：*a Hygienic Retrospect*, London：Harrison and Sons, printers, 1894, p. 5.

⑤ Michael Bennett, "Inoculation of the Poor against Smallpox in Eighteenth－century England," in A. Scott, ed., *Experiences of Poverty in Late Medieval and Early Modern England and France*, Farnham：Ashgate, 2012, p. 199.

⑥ Nicolau Barquet and Pere Domingo, "Smallpox：The Triumph over the Most Terrible of the Ministers of Death," *Annals of Internal Medicine*, Vol. 127, No. 8, 1997, p. 635.

⑦ Joan Lane, *A Social History of Medicine*：*Health*, *Healing and Disease in England*, *1750－1950*, London：Routledge, 2001, p. 136.

1－2）。18 世纪上半叶，天花在英格兰的大城镇和城市盛行，[1]
也是北部农村地区的一种常见儿童病。[2] 儿童通常只在从天花
中幸存之后才计算他们的年龄。[3] 如何有效预防日趋严重的天
花成为社会各界关注的重要问题。

表 1－2　　　　　　1701—1720 年伦敦天花死亡人数[4]　　　（单位：人）

年份	天花死亡人数	总死亡人数	年份	天花死亡人数	总死亡人数
1701	1099	20471	1709	1024	21800
1702	311	19481	1710	3138	24620
1703	398	20720	1711	915	19833
1704	1501	22684	1712	1943	21198
1705	1095	22097	1713	1614	21057
1706	721	19847	1714	2810	26589
1707	1078	21600	1715	1057	22232
1708	1687	21291	1716	2427	24436

---

[1]　A. J. Mercer, *Disease, Mortality and Population in Transition*, Leicester: Leicester University Press, 1990, chap. 3; R. Davenport, J. Boulton and L Schwarz, "Urban Inoculation and the Decline of Smallpox in Eighteenth – Century Cities—a Reply to Razzell," *Economic HistoryReview*, Vol. 69, No. 11, 2016, pp. 188 – 214.

[2]　Deborah Brunton, "Pox Britannica: Smallpox Inoculation in Britain, 1721 – 1830," thesis of Ph. D., University of Pennsylvania, 1990; Deborah Brunton, "Smallpox Inoculation and Demographic Trends in Eighteenth Century Scotland," *Medical History*, Vol. 36, No. 4, 1992, pp. 403 – 429; Romola Davenport, "Cultures of Contagion and Containment? The Geography of Smallpox in Britain in the Pre – vaccination Era," in Véronique Petit, Kaveri Qureshi, Yves Charbit and Philip Kreager, eds., *The Anthropological Demography of Health*, Oxford: Oxford University Press, 2020, p. 63.

[3]　Peter Baldwin, *Contagion and the State in Europe, 1830 – 1930*, New York: Cambridge University Press, 1999, p. 244.

[4]　Charles Creighton, *A History of Epidemics in Britain: From the Extinction of Plague to the Present Time*, Vol. Ⅱ, Cambridge: Cambridge University Press, 1894, p. 461.

续表

年份	天花死亡人数	总死亡人数	年份	天花死亡人数	总死亡人数
1717	2211	23446	1719	3229	28347
1718	1884	26523	1720	1442	25454

二　天花接种的传入

18 世纪之前，欧洲人抗击天花的手段主要是隔离和检疫。① 英国的天花正统疗法包括隔离病人，在闷热、通风差的房屋里卧床休息，频繁放血和过度用药。② 1710 年和 1714 年天花的出现使放血、催吐和通便盛行，但其效果引起争论。③ 盛行于各地的天花也加快了医学界的天花防治信息流通。

18 世纪初，英国从各种渠道获悉世界各地的各种天花防治方法。1700 年，在中国厦门的东印度公司商人在致英国医生的信中提到中国的人痘接种法，没有引起任何反响。④ 1704 年，爱丁堡医生阿奇博尔德·皮特凯恩（Archibald Pitcairn，1652－1713）从意大利医生那里得知天花接种法，并没有冒险尝试。⑤ 1715 年，另一位来自苏格兰的医生彼得·肯尼迪

---

① ［美］唐纳德·霍普金斯：《天国之花——瘟疫的文化史》，沈跃明、蒋广宁译，上海人民出版社 2006 年版，第 59 页。

② Arthur Salusbury MacNalty, "The Prevention of Smallpox: From Edward Jenner to Monckton Copeman," *Medical History*, Vol. 12, No. 1, 1968, p. 1.

③ Charles Creighton, *A History of Epidemics in Britain: From the Extinction of Plague to the Present Time*, Vol. Ⅱ, Cambridge: Cambridge University Press, 1894, pp. 449－450.

④ ［美］唐纳德·霍普金斯：《天国之花——瘟疫的文化史》，沈跃明、蒋广宁译，上海人民出版社 2006 年版，第 59 页。

⑤ Archibald Pitcairn, *The Method of Curing the Smallpox*, Edinburgh: C. Erskine, 1730.

（Peter Kennedy，生卒年不详）在伦敦出版小册子《论外部疗法》，论述腹泻、败血症、瘰疬等三十几种疾病的治疗，其中第 37 章论述天花的治疗。肯尼迪曾访问欧洲各地的医学院，发现了通向伊斯坦布尔的道路。他认为，天花接种在伯罗奔尼撒已被使用，"目前也应用于土耳其和波斯，他们采用这种方法的目的是在它刚露出苗头时阻止更严重的恶果；也可能防止它们造成二次伤害"①。肯尼迪还注意到在君士坦丁堡的希腊医生已经采用这种方法预防天花，效果出乎意料，但他没有在英国推荐此法，只是强调瘟疫或传染病如何更易于与体内的血液联系起来。② 医学界没有积极尝试天花接种的原因或实验失败担心影响医学声誉，或出于骄傲自大。③ 真正把天花接种法引入英国并取得成功的是非医学人士玛丽·沃特利·蒙塔古夫人。

蒙塔古夫人出身名门，幼年丧母，受过良好的教育，个性奔放，富有反抗精神，1712 年为反抗包办婚姻与辉格党议员爱德华·沃特利·蒙塔古（Edward Wortley Montagu，1678 - 1761）私奔成婚。弟弟因天花丧命让她切身感受到天花的可怕，两年后她也成为天花患者，虽有幸存活，但留下永远的痘疤。1716 年，蒙塔古夫人随丈夫出使土耳其，次年 4 月，在致

---

① Peter Kennedy, *An Essay on External Remedies*, London：A. Bell, 1715, pp. 153 - 158.

② Charles Creighton, *A History of Epidemics in Britain：From the Extinction of Plague to the Present Time*, Vol. Ⅱ, Cambridge：Cambridge University Press, 1894, pp. 464 - 465.

③ ［美］唐纳德·霍普金斯：《天国之花——瘟疫的文化史》，沈跃明、蒋广宁译，上海人民出版社 2006 年版，第 60 页。

闺蜜萨拉·奇斯韦尔（Sarah Chiswell）的信中，她以奇闻的心态描述土耳其的天花防治之法：

> 本来在我们国家天花是极其致命又泛滥成灾的，可在这里天花却变得全然无害了，因为当地人发明了牛痘接种术①（这是他们给取的名字）。而这里有一群老妇人，就是以施行牛痘接种之术为业的。话说每年秋天的九月，酷热已然消退，值此之时人们便会相互遣人打听哪家想要接种天花。他们将为接种而举行聚会，待到他们聚在一起后（通常共有十五六人），那老妇人就会携一装满了最优质的天花脓液的坚果壳而来，并问道——你想要划开哪根血管。紧接着，她立即就会用一根大针拨扯开你示意给她的那根血管（这并不很疼，就跟寻常的擦伤一样），并将堆在针头上的脓液一点不剩地全都导进血管里，然后再用一小片中空的贝壳把这小小的伤口给包扎起来——她便是以这样的方式划开四五根血管的。一般说来，这里的人都怀有一种迷信，故他们要在额头中间、两只手臂上和胸口各划开一根血管，以标记成十字架的符号。不过，此种做法却会招致一个极其不好的后果，即所有的这些伤口都会留下小小的疤痕。而只要是不迷信的人都会这样做，他们选择的是把伤口开在腿上，或手臂下方的隐蔽之处。那些完成牛痘接种的小孩或曰年轻的病人，在牛痘接种当天剩下

---

① 英文原文为"engrafting"，译为"接种"更好，本段引文皆是如此。原文参见 Mary Wortley Montagu, *The Turkish Embassy Letters*, London：Trafalgar Square, 1994, p. 124。

的时间里都会聚在一起玩耍，之后的数日里也全是健健康康的，要到了第八天，他们才会开始发烧，因此就得卧床两天了，不过极少有三天的。至于他们脸上的痘疮，则绝少会超过二三十个，且从不会留下疤痕，在八日后即可康复如初。而他们的疮口，于那发烧之际还会持续不断地流出脓水——我看，这对痘疮毫无疑问是个极大的缓解。每年此地都会有数千人接受这一手术，那里的法国大使曾戏谑道，他们在这里接种天花，就跟他们在其他国家里泡温泉疗养一样。而直到目前，都还未曾出现过有人死于接种手术的例子。你也大可相信我对这一实验的安全性是很满意的，因为我打算在我亲爱的小儿子身上也试一试。并且，出于满腔的爱国之情，我还想不遗余力地使这项有用的发明在英国也流行起来。倘若我认识哪个英国医师有那高尚的美德，可以为了人类之利益而毁弃其行业收入中如此丰厚的一块，那么我定不会怯于特意就此写信给我们的一些医师。只是，这种病对他们来说太有利可图了，他们必然会对那致力于终结此病的勇士表露出其所怀有的全部怨恨。或许，如果我活着回来了，我也就可能有勇气与他们相战了。到了那时，就请赞赏你朋友心中的英勇无畏吧！①

蒙塔古夫人说到做到。第二年，她邀请一名老妇人和一名苏格兰医生查尔斯·梅特兰（Charles Maitland，1668－1748）

---

① ［英］蒙太古夫人：《东方来信：蒙太古夫人书信集》，冯环译，商务印书馆2022年版，第135—136页。

在儿子爱德华的双臂上接种。蒙塔古夫人在书信中用"engraf-
ting"一词来形容这种做法，而梅特兰医生使用"接种"（in-
oculating，inoculation）这一称谓。这种"接种"乃是天花接
种。紧张的老妇人在接种爱德华的一只胳膊时手抖，疼得受不
了的爱德华大哭不止，而接种另一只胳膊时，爱德华几乎没有
感觉到疼痛，这是老妇人掌握住接种火候所致。三天后，爱德
华的脸上出现红点，几天后出现发烧、出痘等天花常见症状又
消失，① 不久康复。蒙塔古夫人本打算让女儿小玛丽也接种，
因丈夫的任期结束而不得不改变计划，全家返回伦敦。

　　1721 年，天花再次肆虐于英格兰，蒙塔古夫人向友人介绍
土耳其人的天花接种之法，以儿子爱德华因接种而免于天花的
例子现身说法，还邀请梅特兰医生为女儿小玛丽进行天花接
种。梅特兰医生怕担责，坚持由两名医生作为见证人，"不仅
要关心儿童的健康和安全，还要成为实践的目击者，并为这次
实践的信誉和声誉做出贡献"。在国王乔治一世（George Ⅰ，
1660－1727）宠信的御医、皇家协会（Royal Society）会长汉
斯·斯隆爵士（Sir Hans Sloane，1660－1753）等知名医学界
人士的见证下，梅特兰医生为小玛丽实施双臂接种。据汉斯·
斯隆爵士记载："接种在手臂外皮上划开一个约 1 英寸长的小
口"，小心"不要深入皮肤"②。这是英国历史上第一次天花接
种。10 天后，小玛丽出现发烧，继而出痘、康复。③ 这一新奇

---

① Charles Maitland, *Mr. Maitland's Account of Inoculating the Small pox*, London：
J. Peele, 1723, 2nd edn. , pp. 7 – 8.

② Ian Glynn and Jenifer Glynn, *The Life and Death of Smallpox*, London：Profile
Books, 2005, p. 53.

③ 小玛丽后来结婚生子，未再罹患天花。

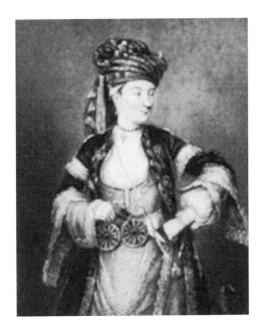

图 1 - 1　身着土耳其服装的玛丽·沃特利·蒙塔古夫人

（版画，1844）

资料来源：W. Greatbach, "Lady Mary Wortley Montagu in Turkish Dress," Stipple Engraving, 1844, Wellcome Library 6998i。

事件引来英国医生们的探访。① 斯隆在致同行友人理查德·理查森（Richard Richardson）的信中写道："我认为接种是对人类有重大影响的实验。"② 事实确实如此，传入英国的天花接种是一场医学革命，不但对整个医学界产生影响，还为医学专

① Charles Maitland, *Mr. Maitland's Account of Inoculating the Smallpox*, London: J. Peele, 1723, 2ndedn., pp. 9 - 10.

② 转引自 Ian Glynn, and Jenifer Glynn, *The Life and Death of Smallpox*, London: Profile Books, 2005, p. 56。

业和社会各界接受个人预防传染病提供思想准备，成为通向詹纳牛痘接种之路的第一步。①

学术界往往认为蒙塔古夫人与乔治一世国王的儿媳、威尔士王妃夏洛特（Princess Charlotte，1683－1737）私交甚笃，进而影响了王室对接种天花的接受。例如，西格里斯特认为蒙塔古夫人"劝说她的朋友——威尔士亲王妃"② 实施接种。米勒认为并没有证据表明两位知名女性有私人友谊，而这种广为流传的认知源于伏尔泰在《哲学通信》中文学性的夸张和演绎。③ 不管二人的私交如何，不容否认的事实是，蒙塔古夫人对天花接种的支持和宣传提供了防治天花的另一种选择，而威尔士王妃对接种预防天花感兴趣很可能源自医学界的建议，因为他们对天花的新疗法更好奇更感兴趣。正是在医生的建议和乔治一世的首肯下，威尔士亲王和夏洛特王妃支持由判处死刑的重罪犯"自愿以身接种"，若接种成功，国王赦免其罪。斯图亚特王朝的最后一个男孩11岁时死于天花才使得王冠落在汉诺威家族的股鉴不远，维护王子王孙免遭天花厄运关乎王朝世系，这是乔治一世同意试验的政治考量。1721年8月9日，在20多位内科医生、外科医生和土耳其商人等各界人士的目睹之下，梅特兰医生为纽盖特监狱（Newgate Prison）的6名④

---

① Hervé Bazin, *Vaccination*: *A History*, *From Lady Montagu to Genetic Engineering*, London: John Libbey Eurotext Limited, 2008, pp. 55, 60.

② ［瑞士］亨利·F.西格里斯特：《伟大的医生：一部传记式西方医学史》，柏成鹏译，商务印书馆2014年版，第252页。

③ Genevieve Miller, "The Adoption of Inoculation for Smallpox in England and France," thesis of Ph. D., Cornell University, 1955, pp. 69－70.

④ 伏尔泰认为是"4人"，参见［法］伏尔泰《哲学通信》，高达观等译，上海人民出版社2005年版，第53页。伏尔泰此书于1733年出版，距此事仅十余年。

重罪犯接种。这6名重罪犯男女各半，年龄在19—36岁不等，他们的双臂和右腿都被注入接种液体。3天后，受试者接种的切口处并没有发炎，不得不重新接种。结果，其中5人历经发烧、出痘后康复，另一人并未出现任何天花症状，追问之下得知他曾罹患天花，已具有免疫力。6人被接种后，经常有医生和各色人等前来查看效果。9月21日，6名重罪犯被国王和议会特赦，获得自由和新生，英国人似乎也找到了避免天花的有效之法。然而，有人质疑重罪犯们感染的不是天花而是病情较弱的鸡痘或猪痘（chicken or swine pox）。在梅特兰的监督下，医学界特意雇佣一名因接种天花而被特赦的女性受试者到天花疫情肆虐的赫特福德（Hertford）照顾天花患者。她与天花患者接触6周都没有感染天花，再次证明接种的抗天花功效。① 在此期间，梅特兰医生也观察几例天花接种的效果。②

6名重罪犯证实了成年人接种的效果，是否对儿童同样有效仍需进一步验证。1722年，在王室资助下，梅特兰医生对伦敦东区的6名儿童进行接种，并首次使用人痘天花病毒而非原来的自然天花病毒，确立了此后人痘接种疫苗的来源。③ 报纸杂志及时刊登可去何时何地查看6名儿童的状况，④ 引起部分民众的兴趣。

---

① Genevieve Miller, "The Adoption of Inoculation for Smallpox in England and France," thesis of Ph. D., Cornell University, 1955, pp. 79, 82.

② Charles Creighton, *A History of Epidemics in Britain: From the Extinction of Plague to the Present Time*, Vol. Ⅱ, Cambridge: Cambridge University Press, 1894, p. 470.

③ 这种接种即是"人痘接种"。

④ Genevieve Miller, "The Adoption of Inoculation for Smallpox in England and France," thesis of Ph. D., Cornell University, 1955, p. 84.

　　一系列的天花接种实验取得部分王室贵族的信任。1722 年 4 月初，桑德兰伯爵（Earl of Sunderland）邀请梅特兰医生为 2 岁半的儿子进行人痘接种，此时 13 岁的安妮公主（Princess Anne，1709 – 1759）患天花，威尔士王妃也毅然决定为另外 2 个女儿接种。在梅特兰医生的监督下，乔治一世的外科医生为 11 岁的阿梅莉亚公主（Princess Amelia，1711 – 1786）和 9 岁的卡罗琳公主（Princess Caroline，1713 – 1757）接种人痘疫苗。吉纳维芙·米勒认为，安妮公主当时患的是麻疹而非天花，与两位妹妹的人痘接种并没有直接关系。[1] 天花于 1723 年肆虐伦敦，致 3271 人死亡，占当年全部死亡人数的 11%。[2] 5 月 13 日，威尔士王妃安排医生为 13 个月的小儿子威廉·奥古斯都王子（Prince William Augustus，1721 – 1765）接种疫苗，汉斯·斯隆爵士和其他名医在场见证。小王子在 4 名仆人照顾下康复。[3]

　　让人意外的是，桑德兰伯爵的儿子在接种人痘疫苗后仍死于天花，而王子公主存活下来，如此大相径庭的结果让许多贵族暂停人痘接种计划，也使民众在是否接种人痘疫苗问题上犹豫不决，更引发医学界的分歧。作为捍卫人痘接种的领军人物，詹姆斯·朱林医生（James Jurin，1684 – 1750）提出两个问题：天花造成的瘟疫对患者随后应对自然天花是否有效？是

――――――――――

　　① Genevieve Miller, "The Adoption of Inoculation for Smallpox in England and France," thesis of Ph. D., Cornell University, 1955, p. 86.

　　② Joan Lane, *A Social History of Medicine 1750 – 1950: Health, Healing and Disease in England*, London and New York: Routlege, 2001, p. 48.

　　③ Gavin Weightman, *The Great Inoculator: the Untold Story of Daniel Sutton and His Medical Revolution*, New Haven: Yale University Press, 2020, p. 21.

否接种人痘疫苗的危险小于感染天花的危险?[1] 他试图用这 2 个问题引起社会对人痘接种的接受，并没有得到预期的效果。对病人和医生来说，最大的问题是"这值得这样冒险吗"？即便是最小的风险，仍会有人提出这类问题。18 世纪 20 年代，当人痘接种的价值存在争议之时，没有人能明确风险是什么。[2]

天花人痘接种效果的不确定性和高昂的手术费用大大制约了它的吸引力，医生的接种数量稀少。从 1721 年 4 月到 1722 年末，哈利法克斯（Halifax）的托马斯·内特尔顿（Thomas Nettleton，1683 – 1742）医生先后为 61 人接种，是当时接种最多的医生。[3] 他的方法与土耳其的穿刺方法略有不同，采用手臂和腿部的深切口故意引起感染，给患者带来更多的痛苦和伤害，也使得成功率存疑。譬如，他曾为一家的 4 个孩子接种，2 个孩子死亡，2 个幸存。[4] 此后，他又接种 40 多例，以儿童为主，存活者居多。[5] 他从中得出的结论是采用土耳其传入的接种法预防天花是合理的。[6] 梅特兰等医生每年仅接种几十人，

① James Jurin, *An Account of the Success of Inoculating the Smallpox in Great Britain*, London：J. Peele, 1724, p. 3.

② Gavin Weightman, *The Great Inoculator：the Untold Story of Daniel Sutton and His Medical Revolution*, New Haven：Yale University Press, 2020, p. 24.

③ Charles Creighton, *A History of Epidemics in Britain：From the Extinction of Plague to the Present Time*, Vol. Ⅱ, Cambridge：Cambridge University Press, 1894, p. 470；Gavin Weightman, *The Great Inoculator：the Untold Story of Daniel Sutton and His Medical Revolution*, New Haven：Yale University Press, 2020, p. 26.

④ Thomas Nettleton, *An Account of the Success of Inoculating the Small – pox；in a Letter to Dr. William Whitaker*, London：S. Palmer for J. Batley, 1722, pp. 4 – 7, 7 – 8.

⑤ Gavin Weightman, *The Great Inoculator：the Untold Story of Daniel Sutton and His Medical Revolution*, New Haven：Yale University Press, 2020, p. 25.

⑥ Thomas Nettleton, *An Account of the Success of Inoculating the Small – pox；in a Letter to Dr. William Whitaker*, London：S. Palmer for J. Batley, 1722, p. 12.

并于 1726 年将此法传入苏格兰。同年，蒙塔古夫人论述天花接种的收信人萨拉·奇斯韦尔死于天花，她有幸较早听闻接种的妙处，却无缘切身体验其益处。到 1728 年，英格兰仅 897 例人痘接种，其中 17 例死亡。随后的十多年间，人痘接种在英格兰趋于沉寂。①

从表 1-3 可以看出，1720—1760 年间，天花死亡人数仍居高不下，其中 1740—1742 年间出现天花大暴发，婴儿和儿童受害尤重。② 由于人痘接种的好处无法确保，潜在危害也难以否认，社会各界对人痘接种仍疑虑重重。人痘接种只是作为预防天花的一种"选择"而存在。然而，这并不能否认天花接种的引入及相关实验的成就，尤其是杰出女性和医学界的贡献。

表 1-3　　　　　1721—1760 年伦敦天花死亡人数③　　　（单位：人）

年份	天花死亡人数	总死亡人数	年份	天花死亡人数	总死亡人数
1721	2375	26142	1725	3188	25952
1722	2167	25750	1726	1569	29647
1723	3271	29197	1727	2379	28418
1724	1227	25952	1728	2105	27810

① Charles Creighton, *A History of Epidemics in Britain*：*From the Extinction of Plague to the Present Time*, Vol. II, Cambridge：Cambridge University Press, 1894, p. 471.

② Charles Creighton, *A History of Epidemics in Britain*：*From the Extinction of Plague to the Present Time*, Vol. II, Cambridge：Cambridge University Press, 1894, p. 522.

③ Charles Creighton, *A History of Epidemics in Britain*：*From the Extinction of Plague to the Present Time*, Vol. II, Cambridge：Cambridge University Press, 1894, p. 531.

续表

年份	天花死亡人数	总死亡人数	年份	天花死亡人数	总死亡人数
1729	2849	29722	1745	1206	21296
1730	1914	26761	1746	3236	28157
1731	2640	25262	1747	1380	25494
1732	1197	23358	1748	1789	23069
1733	1370	29233	1749	2625	25516
1734	2688	26062	1750	1229	23727
1735	1594	23538	1751	998	21028
1736	3014	27581	1752	3538	20485
1737	2084	27823	1753	774	19276
1738	1590	25825	1754	2359	22696
1739	1690	25432	1755	1988	21917
1740	2725	30811	1756	1608	20872
1741	1977	32169	1757	3296	21313
1742	1429	27483	1758	1273	17576
1743	2029	25200	1759	2596	19604
1744	1633	20606	1760	2181	19830

　　18 世纪的医学男性精英们通过层层门槛将女性排除在医学之门外。大部分女性不懂拉丁语，无法直接参与医学和科学思想，没有资格参与专业的医学组织或讨论。然而，杰出的女性依靠敏锐的直觉和卓有见识的冒险推动了天花接种的传入和传播，备受后人感激和赞誉。蒙塔古夫人成功将天花接种引入英国的贡献被医学史家、18 世纪知识分子、大众传统和她自己的家族史所认可，尽管语气不同。① 罗伯特·霍尔顿（Robert

---

① Diana Barnes, "The Public Life of a Woman of Wit and Quality: Lady Mary Wortley Montagu and the Vogue for Smallpox Inoculation," *Feminist Studies*, Vol. 38, No. 2, 2012, pp. 338, 331.

Houlton，约 1739 – 1801）医生认为："王国永远对玛丽·沃特利·蒙塔古夫人油然而生敬意……源于伟大而高贵的福音——接种。成千上万的臣民，温柔的丈夫，可爱的妻子，慈爱的父母和虔诚的孩童对她的美名铭感五内，感激不尽，赞誉不绝。"[1] 约翰·海加斯（John Haygarth，1740 – 1827）医生纵论古代诸先贤的杰出成就后认为，"从最造福人类的结果来看，最切切实实的荣耀当属 1721 年天花接种引入欧洲"[2]。

被形容为"英国迷"的法国启蒙思想家伏尔泰在《哲学通信》中专辟一章论天花接种，夸赞它的福泽和两位英国女性的远见卓识。他称赞"不抱偏见，甘冒风险"为孩子接种的蒙塔古夫人是"智勇双全的英国妇女"；对推动接种实验的威尔士王妃更是不吝赞美之词，赞美她"天生好鼓励一切技艺，好为人做好事……从来没有放弃一个学习的机会，放过一个慷慨实惠的机会"，是"可爱的哲学家"[3]。米勒认为，威尔士王妃不是因女儿患天花，而是出于对新科学新发现的兴趣勇于尝试新兴的天花疗法。[4] 个性而非天然的母爱使然更体现出威尔士王妃的见识不凡。

医学界在推动天花接种中的贡献也被挖掘出来。米勒强调汉斯·斯隆医生不单单是夏洛特王妃的代理人，更是鼓励天花

---

[1] Robert Houlton，*Indisputable Facts Relative to the Suttonian Art of Inoculation*，Dublin：W. G. Jones，1768，p. 20.

[2] John Haygarth，*Sketch of a Plan to Exterminate the Casual Small - pox from Great Britain，and to Introduce General Inoculation*，London：J. Johnson，1793，p. iii.

[3] ［法］伏尔泰：《哲学通信》，高达观等译，上海人民出版社 2005 年版，第 51—55 页。

[4] Genevieve Miller，"The Adoption of Inoculation for Smallpox in England and France，" thesis of Ph. D.，Cornell University，1955，pp. 74 - 76.

接种实验的幕后推手，因为他意识到仅凭一群支持天花接种的医生的分量和威信并不足以推动这种做法。① 就职责和见识而言，斯隆医生对新疗法的支持和关注也配得上"御医"的身份和使命。而一直操刀天花接种实践的梅特兰医生更是天花接种的先锋，不但讲述人痘接种的历程，还为它辩护，强调为"公益"（public good）② 而尝试和宣传的崇高动机。

蒙塔古夫人的壮举使英国成为欧洲最早采用人痘接种预防天花的国家之一。伏尔泰认为，"在英国，至少有一万万个家庭的儿童是由于女王③和沃特利·蒙塔古夫人而得救的"④。就伏尔泰写作的 1733 年而言，此言是文学夸张之词；若从历史角度来看，此论表明伏尔泰敏锐地意识到天花接种的无限潜能，其远见卓识可见一斑。正是意识到它的功效，"伏尔泰对这种新的做法很感兴趣，并且竭力宣传，使之家喻户晓"⑤，也荣膺"接种活动宣传家"⑥ 的新身份。天花接种在天花防治史乃至医学史上掀起一场"医学革命"，这一论断随着时间的

---

① Genevieve Miller, "The Adoption of Inoculation for Smallpox in England and France," thesis of Ph. D., Cornell University, 1955, pp. 85 – 86.

② Charles Maitland, *Mr. Maitland's Account of Inoculating the Smallpox Vindicated*, London: J. Peele, 1722, p. 1.

③ 英文 "queen" 根据具体身份译为"女王"或"王后"，此处应指后来成为王后、时为威尔士王妃的夏洛特王妃。

④ ［法］伏尔泰：《哲学通信》，高达观等译，上海人民出版社 2005 年版，第 54 页。

⑤ ［瑞士］亨利·E. 西格里斯特：《伟大的医生：一部传记式西方医学史》，柏成鹏译，商务印书馆 2014 年版，第 252 页。

⑥ ［美］唐纳德·霍普金斯：《天国之花——瘟疫的文化史》，沈跃明、蒋广宁译，上海人民出版社 2006 年版，第 66 页。

推移而不断证明其恰如其分。首先为这一论断添砖加瓦的是萨顿法的出现及盛行。

三　人痘接种的推广与革新

18 世纪下半叶，日渐严重的天花疫情推动了改良版人痘接种法——萨顿法的出现及推广，二者构成鲜明的因果关系。

（一）18 世纪下半叶的天花疫情

18 世纪下半叶的天花疫情比上半叶更严重，英国最严重的天花出现在 1772 年和 1796 年，1772 年 4000 人死于天花，1796 年的天花死亡率是 18.4%。[1] 1781 年，约 17000 人口的利兹出现 462 名天花病例，其中 130 人死亡（死亡率 28%）。[2] 此时伦敦的天花死亡人数普遍在每年两三千人，低于 1000 人的年份仅有 3 年（见表 1 - 4）。[3] 天花也出现在监狱，1776 年，慈善家约翰·霍华德（John Howard，1726 - 1790）在英国监狱调查时"主要关注监狱热和天花"，认为它们毁灭了群众。[4]

---

[1] Herman J. Loether, *The Social Impacts of Infections Disease in England, 1600 - 1900*, New York: the Edwin Mellen Press, 2000, p. 111.

[2] Joan Lane, *A Social History of Medicine: Health, Healing and Disease in England, 1750 - 1950*, London: Routledge, 2001, p. 136.

[3] Charles Creighton, *A History of Epidemics in Britain: From the Extinction of Plague to the Present Time*, Vol. II, Cambridge: Cambridge University Press, 1894, p. 535.

[4] John Howard, *The State of the Prisons in England and Wales, with Preliminary Observations, and an Account of Some Foreign Prisons*, Warrington: W. Eyres, 1777, p. 7.

表 1 - 4　　　　　1761—1800 年间伦敦天花死亡人数①　　　（单位：人）

年份	天花死亡人数	总死亡人数	年份	天花死亡人数	总死亡人数
1761	1525	21063	1781	3500	20700
1762	2743	26326	1782	636	17918
1763	3582	26148	1783	1550	19029
1764	2382	23202	1784	1759	17828
1765	2498	23230	1785	1999	18919
1766	2334	23911	1786	1210	20454
1767	2188	22612	1787	2418	19349
1768	3028	23639	1788	1101	19697
1769	1968	21847	1789	2077	20749
1770	1986	22434	1790	1617	18038
1771	1660	21780	1791	1747	18760
1772	3992	26053	1792	1568	20213
1773	1039	21656	1793	2382	21749
1774	2479	20884	1794	1913	19241
1775	2669	20514	1795	1040	21179
1776	1728	19048	1796	3548	19288
1777	2567	23334	1797	522	17014
1778	1425	20399	1798	2237	18155
1779	2493	20420	1799	1111	18134
1780	871	20517	1800	2409	23068

　　这一时期的天花主要集中在古老的大城市和新兴的工业城

---

① Charles Creighton, *A History of Epidemics in Britain*：*From the Extinction of Plague to the Present Time*, Vol. Ⅱ, Cambridge：Cambridge University Press, 1894, p. 535.

镇，遗漏商业城镇和农村，[1] 呈现明显的区域特色。查尔斯·克赖顿认为，北方业城镇比南部城镇的天花病例更多，曼彻斯特的天花流行比伦敦还频繁，源于棉纺织业的快速发展所带来的人口剧增和生活环境恶化。[2] R. 达文波特认为，南方大城市的天花更严重，因为来自农村地区的成年移民在童年时期没有感染过天花，当这些成年人移居或访问伦敦和其他天花流行中心时，提高了这些地区的天花感染概率。[3]

18 世纪的天花死亡记录一再表明未成年人占比很高的特点。1769—1774 年的 6 年间，曼彻斯特共 589 人死于天花，其中 1—3 岁的婴幼儿占 75%。[4] 19 世纪末官方调查发现，仅 1 万多人口的小镇切斯特（Chester）于 1774 年出现 1385 例天花，202 例死亡病例中 180 例在 10 岁以下。[5] 达文波特也认为，天花在英格兰南部仍是成人和儿童的流行病，除康沃尔外，其他所有教区的成人死亡病例仅占天花死亡病例总数的

---

① Herman J. Loether, *The Social Impacts of Infections Disease in England*, *1600 – 1900*, New York: the Edwin Mellen Press, 2000, p. 111.

② Charles Creighton, *A History of Epidemics in Britain: From the Extinction of Plague to the Present Time*, Vol. II, Cambridge: Cambridge University Press, 1894, pp. 548, 537.

③ R. Davenport, "Cultures of Contagion and Containment? The Geography of Smallpox in Britain in the Pre – vaccination Era," in Véronique Petit, Kaveri Qureshi, Yves Charbit and Philip Kreager, eds. , *The Anthropological Demography of Health*, Oxford: Oxford University Press, 2020, p. 65.

④ Charles Creighton, *A History of Epidemics in Britain: From the Extinction of Plague to the Present Time*, Vol. II, Cambridge: Cambridge University Press, 1894, p. 537.

⑤ Royal Commission on Vaccination, *A Report on Vaccination and Its Results*, *Based on Evidence Taken by the Royal Commission during the Years 1889 – 1897*, London: The New Sydenham Society, 1898, p. 31.

20% 或略高。①

伏尔泰认为："在世界上一百个人中至少有六十个人要出天花；这六十人当中，在最顺利的年代，也要有二十人死在这种病上，还有二十人终生留下讨厌的疤痕。"② 这一论断固然夸张，就 18 世纪后期英国的天花而言有其合理性，这也是天花人痘接种传播的重要时代背景。

（二）萨顿法的出现及影响

如前文所述，蒙塔古夫人所引入的天花接种及随后的人痘接种因价格高、天花预防功效不稳定而限制了它的广泛传播。譬如，1750 年，有 34 人在接种人痘疫苗后感染天花。③ 18 世纪下半叶，天花疫情的严峻又使许多人把人痘接种作为预防天花的"选择"之一，许多人痘接种的实践者也不断摸索更有效的人痘接种法。英格兰南部萨福克郡（Suffolk）小镇肯顿（Kenton）的罗伯特·萨顿（以下简称"老萨顿"）以独创"萨顿法"而享誉一时。

因老萨顿对他的技术来源保密，他如何改良人痘接种而形成萨顿法的具体细节尚不清楚，甚至成为一段公案。④ 比较明确的是，他的长子小罗伯特接种人痘疫苗后免遭天花使他开始

① Romola Davenport, "Cultures of Contagion and Containment? The Geography of Smallpox in Britain in the Pre – vaccination Era," in Véronique Petit, Kaveri Qureshi, Yves Charbit and Philip Kreager, eds., *The Anthropological Demography of Health*, Oxford: Oxford University Press, 2020, p. 65.
② ［法］伏尔泰：《哲学通信》，高达观等译，上海人民出版社 2005 年版，第 53 页。
③ Peter Baldwin, *Contagion and the State in Europe, 1830 – 1930*, New York: Cambridge University Press, 1999, p. 249.
④ Gavin Weightman, *The Great Inoculator: the Untold Story of Daniel Sutton and His Medical Revolution*, New Haven: Yale University Press, 2020, pp. 33 – 35.

关注天花预防。同时代的罗伯特·霍尔顿认为，"罗伯特·萨顿从他儿子康复的那一刻起，心心念念都是天花"①。毋宁说，他意识到人痘接种是有利可图的生意才着手改良。1755 年，老萨顿尝试新的人痘接种技术，不是使用浸满人痘疫苗的细线或绒线，而是用小刀浸入从麻点中提取的液体做一个小穿刺，不是使用敷料或膏药，而是使用提取的透明液体作为疫苗。② 到 1757 年，随着接种需求的日益增长，他开了两间人痘接种室（inoculation houses），1762 年开始借助广告宣传他的新人痘接种法，这种新方法使天花变得非常温和，③ 以"萨顿法"而为人所知。"萨顿法"在原有的人痘接种基础上进行了两项创新：一是"小切口"或"无切口"，减少被接种者的不适感；二是对用于接种的人痘疫苗精挑细选，减少接种的危险性和并发症，从而大大提高了人痘接种的安全性。1767 年，老萨顿为 2514 人接种人痘疫苗，④ 在意识到它的商业价值后，开始推行一种特许经营制度，即所有希望采用萨顿法的外科医生和药剂师在支付一笔费用后，可以宣传他们接受了萨顿法的专门培训，并有资格使用萨顿法。对医学人员来说，如果支付一笔费用能吸引更多的顾客，那么支付这笔费用是能接受的。在老萨

---

①　Robert Houlton, *Indisputable Facts Relative to the Suttonian Art of Inoculation*, Dublin：W. G. Jones, 1768, p. 12.

②　George Baker, *An Inquiry into the Merits of a Method of Inoculating the Small Pox*, London：J. Dodsley, 1766, pp. 8 - 9.

③　David van Zwanenberg, "The Suttons and the Business of Inoculation," *Medical History*, Vol. 22, No. 1, 1978, pp. 73 - 75；J. R. Smith, *The Speckled Monster, Smallpox in England, 1670 - 1970, with Particular Reference to Essex*, Chelmsford：Essex Record Office, 1987, pp. 68 - 69.

④　Gavin Weightman, *The Great Inoculator：the Untold Story of Daniel Sutton and His Medical Revolution*, New Haven：Yale University Press, 2020, p. 36.

顿的商业运作下，人痘接种果然成为一门有利可图的生意。到
1768 年，老萨顿的 8 个儿子及亲属、加盟商共 60 多人分别在
英国、法国、爱尔兰、荷兰以及英属殖民地牙买加和北美从事
这项业务，① 形成一个跨国的萨顿法传播网。

　　老萨顿的次子丹尼尔·萨顿（Daniel Sutton，1735－1819，
以下简称"小萨顿"）是个例外。没有医学学徒经历、没有行
医资格的小萨顿不是在父亲的荫蔽之下从事人痘接种，而是自
立门户，并逐渐成为青出于蓝胜于蓝的萨顿法代表。自 1763
年开始，他在埃塞克斯的乡村从事人痘接种，第二年获利 2000
基尼，第三年达 6000 多基尼，并站稳脚跟。小萨顿也采用加
盟商业模式扩大影响力，在英盖特斯通（Ingatestone）建立一
个大型的人痘接种中心，于 1764—1766 年间接种 13792 人，
他的助手接种 6000 多人，无一人死亡。1766 年，他一天内为
马尔登（Maldon）约 400 名村民接种，以遏制此地的天花
疫情。②

　　天花在很长时间内盛行于城市，农村因人口较少、相互往
来较少等因素并不频繁经历天花。许多村民甚至认为人痘接种
会导致感染天花，并敌视附近接种者的活动。③ 有人指控小萨
顿为了牟利而将天花传入当地，小萨顿义正词严地回击说，他

　　① Robert Houlton，*Indisputable Facts Relative to the Suttonian Art of Inoculation*，Dublin：W. G. Jones，1768，pp. 21－23.

　　② Charles Creighton，*A History of Epidemics in Britain：From the Extinction of Plague to the Present Time*，Vol. Ⅱ，Cambridge：Cambridge University Press，1894，p. 498.

　　③ Michael Bennett，"Inoculation of the Poor against Smallpox in Eighteenth－century England，" in A. Scott，ed.，*Experiences of Poverty in Late Medieval and Early Modern England and France*，Farnham：Ashgate，2012，p. 216.

唯一的"罪行"是"通过人痘接种保护国王陛下之臣民的生命"，最终被法庭无罪释放。① 为了使人痘接种更具吸引力，小萨顿将接种所需时间从原来的 1 个月左右缩短至 8—10 天，并取消准备时间；在人痘接种后的观察期，他以一种比当时的惯例更新颖更方便的方式提供住宿。他的被接种者不需要整日待在室内，不需要卧床，在天花发作时也可以享受新鲜空气。② 这些举措在减少被接种者的开支同时，还提高了接种的安全性。若顾客无法支付 3—6 基尼（含食宿）的常规费用，小萨顿还提供耗时少、价格低、无须住宿的快速人痘接种，满足客人的多种需求。

小萨顿的方法革除了原人痘接种法耗时、费钱、成功率低的弊端，提升了萨顿法的吸引力。1770—1780 年间，广为盛行的萨顿法在家境宽裕的人中比在穷人中更为盛行，在埃克塞特（Exeter）和约克郡（Yorkshire）等距离小萨顿比较近的区域也更风行。③ 各色人等纷至沓来，客栈里挤满了从豪华马车到简陋驴车的各种车辆，必经之路上车马络绎不绝，成为一时之景。④

除萨顿家族外，另一位知名的人痘接种者是内科医生托马

① Daniel Sutton, *The Tryal of Mr. Daniel Sutton, for the High Crime of Preserving the Lives of His Majesty's Lege Subjects, by Means of Inoculation*, London: S. Bladon, 1767, p. 78.

② Gavin Weightman, *The Great Inoculator: the Untold Story of Daniel Sutton and His Medical Revolution*, New Haven: Yale University Press, 2020, p. 40.

③ Royal Commission on Vaccination, *A Report on Vaccination and Its Results, Based on Evidence Taken by the Royal Commission during the Years 1889–1897*, London: The New Sydenham Society, 1898, p. 37.

④ Gavin Weightman, *The Great Inoculator: the Untold Story of Daniel Sutton and His Medical Revolution*, New Haven: Yale University Press, 2020, p. 41.

斯·迪姆斯代尔（Thomas Dimsdale，1712－1800）。1767 年，
他因出版《当前的天花人痘接种法》①而声名鹊起，并因偶然
因素把人痘接种法传入俄国。天花也是俄国的主要传染病之
一。俄国女沙皇叶卡捷琳娜二世（Catherine Ⅱ，1729－1796）
的丈夫彼得三世（Peter Ⅲ，1728－1762）曾罹患天花，痊愈
后的毁容影响了他的自信心。②听闻英国人痘接种的功效后，
女皇有意接种天花疫苗并将这种做法引入俄罗斯，要求俄国驻
伦敦大使推荐最佳人选。大使首推老萨顿，老萨顿因担心接种
失败的后果不堪设想而婉拒。迪姆斯代尔作为萨顿法的追随者
雀屏中选。1768 年 7 月，他和他的医学生儿子远赴圣彼得堡，
先后为叶卡捷琳娜二世及王储保罗（Prince Paul，1754－1801）
进行人痘接种，取得成功，继而为其他王公贵族接种 150 余人
次。③完成任务之余，迪姆斯代尔在儿子的帮助下向俄罗斯医
生传授了萨顿法，并帮助在圣彼得堡和莫斯科建立医疗机构。④
迪姆斯代尔的这次远行名利双收，获得薪酬 1.2 万英镑，被封
为男爵，还被委任为女皇的内科医生顾问，年薪 500 英镑。
1784 年，他再次赴俄国为女皇进行二次人痘接种，并为她的
两个孙子亚历山大王子⑤（Prince Alexander，1777－1825）和

---

① Thomas Dimsdale, *The Present Method of Inoculating for the Smallpox*, London:
W. Owen, 1769.

② ［美］唐纳德·霍普金斯：《天国之花——瘟疫的文化史》，沈跃明、蒋广
宁译，上海人民出版社 2006 年版，第 75 页。

③ ［美］唐纳德·霍普金斯：《天国之花——瘟疫的文化史》，沈跃明、蒋广
宁译，上海人民出版社 2006 年版，第 87—88 页。

④ Ian Glynn and Jenifer Glynn, *The Life and Death of Smallpox*, London: Profile
Books, 2005, p. 78.

⑤ 即未来的沙皇亚历山大一世（Alexander Ⅰ，1801—1825 年在位）。

康斯坦丁王子（Prince Constantine，1779－1831）接种人痘。萨顿法在俄国也盛行一时。

四　免费人痘接种的尝试

天花疫情的频繁出现加快了专业天花医院的设立和免费人痘接种的推行。医学界认为免费牛痘接种为有效控制乃至根除天花提供了基础，积极致力于免费人痘接种的推广和预防医学实践。

（一）天花医院的设立

人痘接种疫苗的社会史存在一个怪圈：起初是盛行于精英阶层的一种做法，经常被他们作为慈善事业强加于穷人。18世纪40年代，吉尔福德（Guildford）的一位贵族看到乡村居民对天花的恐惧，自掏腰包邀请一名外科医生免费为附近的志愿者接种人痘疫苗。[1]

免费人痘接种的里程碑事件是1746年7月坐落于伊斯灵顿（Islington）的米德尔塞克斯郡天花医院（Middlesex County Hospital for Smallpox）的营业。该医院采用理事会的管理方式，理事会的成员来源广泛，公开承诺天花预防措施的安全性和价值。为提高知名度，理事会还组织周年纪念活动和筹款晚宴。1751—1753年的天花疫情激发了中间阶层的人痘接种热情。随着需求的扩大，该医院的规模难以满足需要，于1752年迁至伦敦的圣潘克拉斯（St. Panrcas）附近，更名为伦敦天花接

---

[1]　Michael Bennett，"Inoculation of the Poor against Smallpox in Eighteenth－century England," in A. Scott，ed.，*Experiences of Poverty in Late Medieval and Early Modern England and France*，Farnham：Ashgate，2012，p. 206.

种医院（Smallpox and Inoculation Hospital）（图 1 - 2），拥有 40
张床位，主要治疗天花病人，也为伦敦的穷人提供免费的人痘
接种，成为人痘接种实践的一个定点机构。[①] 它每年为数百人
接种人痘疫苗，到 1768 年已达 6581 次，只有 1 次无效。随着
人痘接种数量的扩大和经验的丰富，该医院的医务人员也为来
自英国各地乃至欧洲的从业者提供非正式培训。[②]

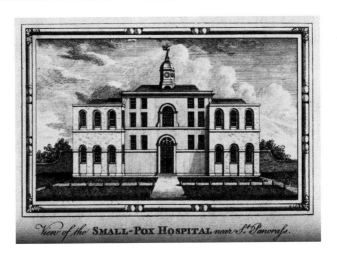

图 1 - 2　圣潘克拉斯的天花医院（版画，1771）

资料来源："The Smallpox Hospital, St Pancras, London," Engraving, Well-
come Collection 38707i.

[①]　Andrea Rusnock, "Medical Statistics and Hospital Medicine: The Case of the
Smallpox Vaccination," *Centaurus*, Vol. 49, No. 4, 2007, p. 338; Michael Bennett,
"Inoculation of the Poor against Smallpox in Eighteenth - century England," in A. Scott,
ed., *Experiences of Poverty in Late Medieval and Early Modern England and France*, Farn-
ham: Ashgate, 2012, p. 203.

[②]　Michael Bennett, "Inoculation of the Poor against Smallpox in Eighteenth - cen-
tury England," in A. Scott, ed., *Experiences of Poverty in Late Medieval and Early Mod-
ern England and France*, Farnham: Ashgate, 2012, p. 204.

（二）作为医疗慈善的免费人痘接种

穷人是人痘接种风险的试验品，也面临更高的感染风险。然而，因人痘接种的费用较高，作为天花最主要的受害者——穷人一直无法享受人痘接种的好处。患过天花或已经接种人痘疫苗逐渐变成权贵家庭雇佣仆人的一个先决条件。[①] 这也使得慈善机构的天花人痘接种主要面向工人阶级或富人的家庭佣人，以避免他们感染已经接种的社会中上层。不少医生对穷人的困境表示同情，倡导医疗慈善性质的穷人免费接种计划。

早在 1744 年，伯明翰的两名天花人痘接种者就宣传一项套餐：如果 10 名以上的纳税人愿意承担费用，他们将为教区的穷人免费接种人痘。在部分城镇，有从业者提供不同类型的人痘接种。1752 年夏，索尔兹伯里（Salisbury）的从业人员在严重的天花流行期间广泛实施人痘接种，可能在某种程度上是免费的。[②] 然而，免费人痘接种仍举步维艰。

18 世纪下半叶，穷人免费人痘接种逐渐发展起来与更多医学界人士的宣传和参与密切相关。1766 年，老萨顿受邀为萨里郡（Surrey）一位乡绅的家人接种人痘疫苗。老萨顿建议，如果乡绅愿为邻居支付一些费用，他将免费给教区的穷人接种。教区会议同意了这项建议后，156 名贫穷村民被接种人痘疫苗并康复，一个月后在教堂参加感恩节仪式。与此同时，埃塞克斯郡育婴堂（Foundling Hospital）的院长之一乔纳斯·汉

---

① Peter Baldwin, *Contagion and the State in Europe*, *1830 – 1930*, New York: Cambridge University Press, 1999, p. 249.

② Michael Bennett, "Inoculation of the Poor against Smallpox in Eighteenth – century England," in A. Scott, ed., *Experiences of Poverty in Late Medieval and Early Modern England and France*, Farnham: Ashgate, 2012, p. 206.

韦（Jonas Hanway）专程去英盖特斯通拜访小萨顿，寻求孩子们接种人痘疫苗的可能。1766 年 7 月，小萨顿提出每人一基尼的天花人痘接种优惠方案，[①] 试图以富人为穷人付费的方式，在不影响个人经济状况的前提下实行医疗救助和慈善，但具体效果不明。4 年后，小萨顿在英国宣传穷人接种人痘疫苗计划，并提出了根除天花的前景。[②]

其他医生也先后提出免费人痘接种计划。1775 年，约翰·科克利·莱特瑟姆（John Coakley Lettsom，1744 – 1815）医生明确提出伦敦婴儿人痘接种计划，随后又主张伦敦的穷人都应接受人痘接种，利物浦也提出类似的慈善计划。纽卡斯尔在 1777 年设立了一间疗养院，1786 年 4 月 13 日正式营业，实行儿童人痘接种花费累进下降原则——1 个孩子 5 先令，2 个孩子 7 先令，3 个孩子 9 先令，4 个及以上孩子 10 先令，首次接受人痘接种的 208 个儿童全部康复。1786—1790 年间，1056 例人痘接种面向 5 岁以下的儿童。查尔斯·克赖顿认为这可能是早期最系统化的婴幼儿人痘接种。巴思（Bath）和切斯特的医院也定期为穷人的儿童实施人痘接种。[③]

前文提及的从人痘接种获益丰厚的托马斯·迪姆斯代尔医生将人痘接种上升到政治层面。他认为，"保护人类较低阶层

---

① Michael Bennett, "Inoculation of the Poor against Smallpox in Eighteenth – century England," in A. Scott, ed., *Experiences of Poverty in Late Medieval and Early Modern England and France*, Farnham：Ashgate, 2012, p. 208.

② Gavin Weightman, *The Great Inoculator：the Untold Story of Daniel Sutton and His Medical Revolution*, New Haven：Yale University Press, 2020, pp. 99 – 100.

③ Charles Creighton, *A History of Epidemics in Britain：From the Extinction of Plague to the Present Time*, Vol. Ⅱ, Cambridge：Cambridge University Press, 1894, pp. 504 – 508.

的生命和健康是所有文明开化、井然有序的国家的主要目标"，英国作为"第一个接受和鼓励人痘接种的欧洲国家"，"有望成为慷慨大方地把它的好处泽被四海并传至子孙后代的第一国度"。为此，针对小城镇和农村的穷人以及伦敦和其他人口稠密的城市的穷人，他提出两套人痘接种方案，呼吁议会的支持，也呼吁那些经济富裕、已经从人痘接种中获益之人提供资金支持，因为"这是人类真真正正的事业"①。他充分意识到人痘接种的长远价值，于 1793 年提出一项雄心勃勃的计划：在全英国系统地遏制和逐步根除天花。②

切斯特医院（Chester Hospital）的医生约翰·海加斯也是从人痘接种实践意识到它的潜在价值的医生之一。他原本一直致力于研究传染性发烧——在不同的医院治疗发烧的医生中的第一人。天花造成的发烧也使他成为人痘接种的支持者，凭借在日内瓦的天花人痘接种而声名鹊起，③ 成为免费人痘接种的知名宣传员。1784 年出版的《如何预防天花的考察》一书是他多年在切斯特从事人痘接种及天花预防的经验总结和思考，主要包括两方面：一是详细讲述他的人痘接种实践。1774 年和 1778 年切斯特出现天花疫情，海斯特积极从事人痘接种，详细记载人痘接种病例的效果，并比较与自然天花的异同。

---

① Thomas Dimsdale, *Thoughts on General and Partial Inoculations*, London: William Richardson for W. Owen and T. Carnan, 1776, pp. i, 68, 70.

② Michael Bennett, "Inoculation of the Poor against Smallpox in Eighteenth – century England," in A. Scott, ed., *Experiences of Poverty in Late Medieval and Early Modern England and France*, Farnham: Ashgate, 2012, p. 220.

③ Michael Bennett, "Inoculation of the Poor against Smallpox in Eighteenth – century England," in A. Scott, ed., *Experiences of Poverty in Late Medieval and Early Modern England and France*, Farnham: Ashgate, 2012, p. 219.

1778—1784 年间，他先后为 378 人接种人痘疫苗，27 人死亡。二是论述设立天花协会（Smallpox Society）的意图及其运作。他认为现有的人痘接种地点和数量等存在不足，倡导及时搜集天花疫情信息，为穷人进行人痘接种，于 1778 年在切斯特成立天花协会，明确协会的宗旨和入会准则，为已经人痘接种者颁发证书，公布年度报告，并定期向切斯特的居民演讲。① 在结论部分，他认为人痘接种和天花协会在预防切斯特的天花方面发挥作用，并建议全国各地参考。为了"从大不列颠根除天花"②，他建议政府、司法部门、医学界等应联手协作，因为实施这个计划不但于国家有益，也造福人类。③

　　海加斯在切斯特的实践确实为英国其他区域提供参考。受切斯特榜样的鼓舞，利兹（Leeds）、利物浦和纽卡斯尔等人口更多的城市在特定的时间和条件下向穷人提供免费人痘接种。④利物浦的免费人痘接种始于 1781 年秋，接种 517 人，1782 年春实施的第二次接种数量不详。利兹在 1781 年出现天花疫情，462 人被感染，6 个月内死亡 130 人，后半年内 385 人接受人痘接种，仅 4 人死亡。1788 年，利兹进行二次人痘接种后，天

---

① John Haygarth, *An Inquiry How to Prevent the Small - pox*; *And Proceedings of a Society for Promoting General Inoculation at Stated Periods, and Preventing the Natural Small - pox, in Chester*, Chester: J. Monk, 1784, pp. 8 - 9, 32 - 153, 154, 165 - 208.

② 原文为斜体，表示强调。

③ John Haygarth, *An Inquiry How to Prevent the Small – pox*; *And Proceedings of a Society for Promoting General Inoculation at Stated Periods, and Preventing the Natural Small – pox, in Chester*, Chester: J. Monk, 1784, p. 223.

④ John Haygarth, *Sketch of a Plan to Exterminate the Casual Small – pox from Great Britain, and to Introduce General Inoculation*, London: J. Johnson, 1793, pp. 1, 482 - 488.

花逐渐减少，成为宣传普及天花人痘接种效果的范例。[1]

对海加斯本人来说，他开始转向规划"如何根除天花"这一宏图伟业，主要观点体现在《大不列颠根除偶然性天花、推行人痘接种计划概要》一书中。面对"王国臣民中仅有少部分人享受到人痘接种的好处，天花像在其他国家那样伤害大部分英格兰居民，依然是人类最致命的瘟疫之一"的现实，海加斯以自己在切斯特的经验并总结各地人痘接种的益处为基础，强调定期人痘接种，隔离天花病人，分区监管责任制，奖励遵守规定的贫穷人口，违者罚款，进港船只检疫等举措的重要性。他认为，如果举措得当，人人各司其职，天花很快就能从英国根除。这一宏伟目标"不仅是个人的最高荣誉，最终也对人类有益"[2]，看似异想天开，实则描绘出人类与天花之战的未来蓝图。

天花医院的设立、免费人痘接种的推行以及灭绝天花的愿景成为 18 世纪后期英国人应对天花的主要举措和认知，并为此后的天花防治提供前提和基础。

五　人痘接种评价

如果说 18 世纪是天花的全盛时代，那么也是人痘接种的全盛时期。18 世纪后半叶的天花疫情迫使英国拓展天花防治

---

[1]　Charles Creighton, *A History of Epidemics in Britain：From the Extinction of Plague to the Present Time*, Vol. Ⅱ, Cambridge：Cambridge University Press, 1894, pp. 508, 510.

[2]　John Haygarth, *Sketch of a Plan to Exterminate the Casual Small - pox from Great Britain, and to Introduce General Inoculation*, London：J. Johnson, 1793, pp. vii, iv, 568.

举措，人痘接种的推广及萨顿法的盛行成为预防天花的主要方法，其得失直接影响这一时期的天花防治效果。

（一）萨顿法评价

18 世纪的最后几十年，人痘接种在英国成为一种普遍现象，而萨顿法在天花预防中掀起了一场革命。萨顿法是第一种适合大规模实践的接种方法，其成功源于安全简便有效，不仅适用于富人，还惠及普罗大众。① 查尔斯·达尔文的外祖父乔赛亚·韦奇伍德（Josiah Wedgwood，1730 – 1795）幼年曾患严重的天花，给他的几个孩子都接种了人痘疫苗。小说家范妮·伯尼（Fanny Burney）在致父亲的信中写道，成功的人痘接种让她"终于摆脱了恐惧，这种恐惧从我的小宝贝一出生就萦绕在我心头"②。

萨顿法作为 18 世纪最安全最成功的人痘接种法得到医学界同行的赞誉。霍尔顿为它著书立说，赞扬萨顿父子凭借"无与伦比的广泛成功"而赢得各界的交口称赞。③ 1772 年，医生乔治·贝克（George Baker，1722 – 1809）发现，原本曾流行于社会中上层的人痘接种，也出现在最简陋的农舍里，差不多在英国的每个角落都大受欢迎。④ 威廉·伍德维尔（William

---

① Deborah Brunton，"Pox Britannica：Smallpox Inoculation in Britain，1721 – 1830，" thesis of Ph. D.，University of Pennsylvania，1990，pp. 103，104，126.

② 转引自 Ian Glynn and Jenifer Glynn，*The Life and Death of Smallpox*，London：Profile Books，2005，p. 73。

③ Robert Houlton，*Indisputable Facts Relative to the Suttonian Art of Inoculation*，Dublin：W. G. Jones，1768，p. 44.

④ George Baker，"Observations on the Modern Method of Inoculating the Small Pox，" *Medical Transactions of the Royal College of Physicians*，Vol. 2，1772，p. 279，转引自 Deborah Brunton，"Pox Britannica：Smallpox Inoculation in Britain，1721 – 1830，" thesis of Ph. D.，University of Pennsylvania，1990，p. 104。

Woodville，1752－1805）医生认为，18 世纪 90 年代是"人痘接种史上的一个新时代"①。詹姆斯·卡里克·穆尔（James Carrick Moore，1763－1834）医生盛赞丹尼尔·萨顿在半个世纪里一直实施人痘接种。② 有学者甚至认为，世界卫生组织采用的根除天花的技术源于萨顿法，而不是詹纳的方法。③

（二）18 世纪后半叶天花防治评价

对于 18 世纪后期以萨顿法为代表的天花预防接种在多大程度上于天花预防有益，学界争论不休。此处从天花防治的区域特色、人痘接种的不足、天花死亡率下降的原因三个方面论述。

首先，18 世纪末的英国天花防治存在鲜明的区域特色。

达文波特研究后认为，英格兰南部预防天花的主要手段是普遍的集体免疫，隔离治疗天花患者和尽量不去天花疫情区。④ 此外，教区承担害虫屋（pest house）⑤ 和人痘接种的一些费用。北方城镇在个人或慈善基金会（包括药房）的资金支持下，大规模推行人痘接种计划，定期为穷人实行免费人痘接种。⑥ 工

---

① William Woodville, *The History of Inoculation of the Small－Pox, in Great Britain*, London: J. Phillips, 1796, p. 345.

② James Carrick Moore, *The History and Practice of Vaccination*, London: J. Callow, 1817, p. 267.

③ David Van Zwanenberg, "The Suttons and the Business of Inoculation," *Medical History*, Vol. 22, No. 1, 1978, p. 71.

④ R. Davenport, "Cultures of Contagion and Containment? The Geography of Smallpox in Britain in the Pre－vaccination Era," in Véronique Petit, Kaveri Qureshi, Yves Charbit and Philip Kreager, eds., *The Anthropological Demography of Health*, Oxford: Oxford University Press, 2020, p. 65.

⑤ 隔离天花、瘟疫等传染性疾病的场所。

⑥ Maisie May, "Inoculating the Urban Poor in the Late Eighteenth Century," *British Journal for the History of Science*, Vol. 30, No. 3, 1997, pp. 291－305; Michael Bennett, "Inoculation of the Poor against Smallpox in Eighteenth－century England," in A. Scott, ed., *Experiences of Poverty in Late Medieval and Early Modern England and France*, Farnham: Ashgate, 2012, pp. 199－226.

匠威廉·哈特·库珀（William Hart Cooper，1776 – 1857）的天花经历是这种区域差异的一个缩影。1794 年，18 岁的库珀去伦敦拜访他的叔叔时感染天花。"我深陷困境，不知道该怎么办，因为这种疾病在当时非常可怕，当时还没有牛痘疫苗。城里找不到愿意收留我的人。我的房东尽了一切努力，其他房客无论如何都不让我和他们住在一起。我离祖父家约 20 英里，不敢去那里，因为他没得过天花，一想到天花就害怕。"当他去卢顿（Luton）教区找朋友希望暂住时，他的朋友立即通知教区官员，也是担心他传染天花。由于他在卢顿教区当学徒，可以享受居民的福利，最终他被送到离小镇不远的害虫屋，历经 3 个星期的免费治疗才康复。[1] 库珀的曲折经历生动展现了18 世纪末英国南部民众对天花的常见反应和应对举措，也表明人们对这种疾病的恐惧和对其传染性的清晰认识。[2]

其次，人痘接种仍存在不安全性。

萨顿法的不安全性成为制约父母为子女接种人痘的重要因素。国王乔治三世（George Ⅲ，1738 – 1820）的第八子奥克塔维厄斯王子（Prince Octavius，1779 – 1783）在 1783 年死于人痘接种的并发症，[3] 引发新一轮的不信任。切斯特的一位女性

---

① Pat Hudson, Lynette Hunter, "The Autobiography of William Hart Cooper, 1776 – 1857: A Respectable Artisan in the Industrial Revolution," *London Journal*, Vol. 7, No. 2, 1981, pp. 152 – 153.

② Romola Davenport, "Cultures of Contagion and Containment? The Geography of Smallpox in Britain in the Pre – vaccination Era," in Véronique Petit, Kaveri Qureshi, Yves Charbit and Philip Kreager, eds., *The Anthropological Demography of Health*, Oxford: Oxford University Press, 2020, p. 62.

③ Derrick Baxby, "A Death from Inoculated Smallpox in the English Royal Family," *Medical History*, Vol. 28, No. 3, 1984, p. 306; Kaitlyn Akel, "'A Splendid Delusion': Reassessing Vaccination in England, 1796 – 1853," *International Social Science Review*, Vol. 95, No. 3, 2019, p. 1.

直接表达这种情绪："我的 4 个孩子已经死于天花；如果唯一幸存的孩子死于人痘接种，我永远无法原谅自己。"[1] 19 世纪末，医生查尔斯·克赖顿认为，人痘接种并不是一项成功的实践，[2] 也是源于它的不安全性。

最后，18 世纪末天花死亡率和发病率下降的原因分析。

学术界普遍认为，自 18 世纪末起，英国的天花发病率和死亡率开始下降，[3] 对其原因的解释各不相同。有学者强调人痘接种的作用，[4] 也有学者认为是卫生状况改善的结果。[5] 与19 世纪末天花发病率和死亡率下降一样，应是多因素共同作用的结果，人痘接种在其中起到积极作用毋庸置疑，但具体处于何种地位，还有待于进一步分析。

1819 年 2 月 3 日，丹尼尔·萨顿去世，《绅士杂志》（*Gentleman's Magazine*）给出这样的评论："他于 1763 年首次

---

[1] John Haygarth, *Sketch of a Plan to Exterminate the Casual Small - pox from Great Britain, and to Introduce General Inoculation*, London: J. Johnson, 1793, p. 482.

[2] Charles Creighton, *A History of Epidemics in Britain: From the Extinction of Plague to the Present Time*, Vol. Ⅱ, Cambridge: Cambridge University Press, 1894, p. 516.

[3] F. B. Smith, *The People's Health, 1830 - 1910*, London: Croom Helm, 1979, p. 156.

[4] Peter Razzell, *The Conquest of Smallpox: The Impact of Inoculation on Smallpox Mortality in Eighteenth Century Britain*, Firle, Sussex: Caliban Books, 1977, p. xxvii; S. R. Duncan, Susan Scott, C. J. Duncan, "The Dynamics of Smallpox Epidemics in Britain, 1550 - 1800," *Demography*, Vol. 30, No. 3, 1993, p. 406; Deborah Brunton, "Smallpox Inoculation and Demographic Trends in Eighteenth Century Scotland," *Medical History*, Vol. 36, No. 4, 1992, pp. 403 - 429; Deborah Brunton, *The Politics of Vaccination: Practice and Policy in England, Wales, Ireland, and Scotland, 1800 - 1874*, Rochester: University of Rochester Press, 2008, p. 12.

[5] Joan Lane, *A Social History of Medicine: Health, Healing and Disease in England, 1750 - 1950*, London: Routledge, 2001, p. 136.

革新天花人痘接种体系，并广泛付诸实践，在英国的大城市和各地均取得成功。世界受益于萨顿先生的实践，并给出恰如其分的赞誉，向他的英名和记忆致以崇高敬意。"① 然而，随着牛痘接种的盛行，萨顿法逐渐被淹没在历史的洪流里。

第二节 伟大的发现：牛痘接种的发现及应用

人痘接种的天花预防功效备受争议，许多医生孜孜以求更安全有效的天花预防之法。1798 年，乡村医生爱德华·詹纳出版《牛痘接种之缘由及功效调查》(*An Inquiry into the Causes and Effects of the Variolæ Vaccinæ*)② 一书，公开牛痘接种的天花预防功效，开启了天花预防从人痘接种到牛痘接种的演变。如果说人痘接种是抵御天花的一道防线，牛痘接种构筑起更安全更牢固的新防线，掀起天花防治史上最重要的"医学革命"，为人类最终有效预防天花提供了保障。

一 爱德华·詹纳如何发现牛痘接种

乡村医生爱德华·詹纳发现牛痘接种预防天花的奥秘，既是个人的偶然，也是历史的必然。

伦敦以西 112 英里处，有一个隶属于格洛斯特郡（Gloucestershire）名叫伯克利（Berkeley）的教区，教区牧师斯蒂

① *Gentleman's Magazine*, Vol. 125, January – June 1819, p. 281. 转引自 Gavin Weightman, *The Great Inoculator: the Untold Story of Daniel Sutton and His Medical Revolution*, New Haven: Yale University Press, 2020, p. 156。

② Edward Jenner, *An Inquiry into the Causes and Effects of the Variolæ Vaccinæ*, London: Sampson Low, *1798.*

芬·詹纳（Stephen Jenner，1702－1754）和妻子育有6个子女，第六个孩子名唤爱德华，生于1749年5月17日。爱德华5岁失怙，长兄小斯蒂芬牧师兄代父职，对他"照顾周到，教导有方"[①]。1770年，21岁的爱德华远赴伦敦拜师约翰·亨特（John Hunter，1728－1793）门下学医，对博物学产生浓厚兴趣，表现出不寻常的观察能力。[②] 1773年，詹纳从伦敦返回故乡，成为一名乡村医生，并继续他的博物学研究。1789年，詹纳因杜鹃鸟研究而被接纳为英国最古老的科学学会——英国皇家学会的成员。1792年，詹纳被圣安德鲁大学授予医学博士学位，凭借精湛的医术成为当地知名的内科医生和外科医生。

　　詹纳是否是发现牛痘的第一人曾引起质疑，在当时也曾有人对此提出优先权主张，最具代表性的是多塞特郡（Dorset）的农民本杰明·杰斯蒂（Benjamin Jesty，1736－1816）。他声称早在1774年就为他的妻子和家人接种牛痘，[③] 不断得到后人的正名。有医生用一幅杰斯蒂的肖像作为论述牛痘接种史和病理学的专著的封面；[④] 有学者认为，杰斯蒂是"牛痘接种之祖父"[⑤]。事实上，杰斯蒂在詹纳之前无意中做过类似的实验，

---

① Arthur Salusbury MacNalty, "The Prevention of Smallpox: From Edward Jenner to Monckton Copeman," *Medical History*, Vol. 12, No. 1, 1968, p. 6.

② John Baron, *The Life of Edward Jenner*, London: Henry Colburn, 1827, p. 28.

③ R. Horton, "E. Jenner Did not Discover Vaccination," *British Medical Journal*, Vol. 310, No. 6971, 1995, p. 62.

④ Edgar March Crookshank, *History and Pathology of Vaccination*, 2 Vols., London: H. K. Lewis, 1889, front cover.

⑤ Patrick J. Pead, *Benjamin Jesty: Grandfather of Vaccination*, Chichester: Timefile Books, 2016.

但他没有进一步搜集证据予以论证，而是在詹纳公布牛痘接种后才争夺首创权，对牛痘接种的医学理论或实践没有实质性影响。另一位被认为是牛痘接种发现者的是约翰·费斯特（John Fewster）医生，詹纳的挚友兼传记作者约翰·巴伦予以否认。他认为，费斯特较早听闻牛痘接种能够免遭天花的观点，但在致友人的信中明确表达"不相信牛痘接种的好处，人痘接种也不需要替代品"的观点，① 否认费斯特与牛痘接种的关联，捍卫詹纳的贡献。詹纳的特殊贡献并不仅仅在于首先发现牛痘，还在于他用大量试验证明被接种者获得了天花的免疫力。②

詹纳与天花的渊源始于他 8 岁时接种人痘疫苗。回乡行医后，詹纳也致力于人痘接种的推广，并思考人痘接种后感染天花死亡的原因。在出版于 1801 年的《牛痘接种的起源》一书中，詹纳开篇直言："我的牛痘调查始于 25 年之前"③，即 1776 年前后。当时，他从周遭人的日常生活中发现一些牛奶场工人感染牛天花（cow smallpox）而不感染天花的情形，从中获得了灵感。萨拉·内尔姆斯（Sarah Nelmes）是当地农民之女，因给一头患牛天花的奶牛挤奶而感染牛痘（cowpox）。1796 年 5 月 14 日，詹纳从萨拉·内尔姆斯感染牛痘后出现的脓疱中提取液体为一个名叫詹姆斯·菲普斯（James Phipps）的 8 岁男孩接种。菲普斯出现典型的天花症状，很快康复。7

---

① John Baron, *The Life of Edward Jenner*, London：Henry Colburn, 1827, p. 49.

② Stanley A. Plotkin, *History of Vaccine Development*, New York：Springer, 2011, p. 14.

③ Edward Jenner, *The Origin of the Vaccine Inoculation*, London：D. N. Shury, 1801, p. 1.

月 1 日，菲普斯接种天花病毒后没有出现任何天花症状，几个月后再次接种天花病毒也是如此。为其他人接种牛痘 12 次之后，詹纳确信找到了一种更安全有效的预防天花的方法，将这项研究成果寄给皇家学会。[①] 皇家学会认为他的研究样本太小，无法仅凭经验判断是否正确可靠，其观点与流行的科学和医学知识相比过于激进，拒绝认可他的新发现。

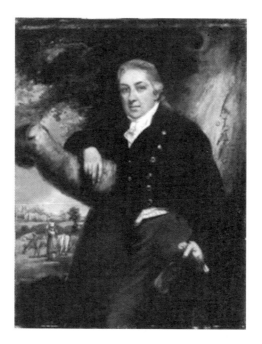

图 1-3 爱德华·詹纳（彩色铅笔画，1800）

资料来源：John Raphael Smith, "Edward Jenner," Pastel, 1800, Wellcome Library 45702i.

---

① Janine Arnott, "The Social Construction of Vaccine Controversies," thesis of Ph. D. , The University of Manchester, 2007, p. 80.

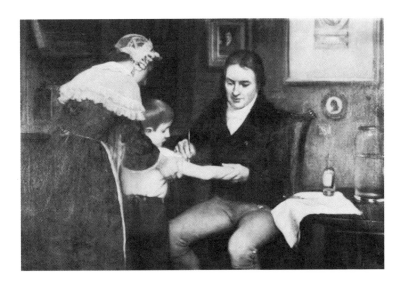

图 1 - 4　詹纳医生正进行首次牛痘接种（油画，年份不详）

资料来源：Ernest Board，"Dr Jenner Performing His first Vaccination, 1796，"Oil painting，an unknown time，Wellcome Library 45906i.

此后，詹纳整理二十多年的私人执业记录，于 1798 年自费出版《牛痘接种之缘由及功效调查》一书。书名中的"Variolæ Vaccinæ"是詹纳新创的一个词汇，指牛患的天花，成为随后通用词汇"vaccination"（牛痘）的词源。在以当时风行的启蒙主义风格论述人类与自然界的关系异化之后，他转向论述牛与人的关系，发现"牛痘如此奇特，被它感染的人永远免于感染天花"，进而分析牛痘的起源及与其他出痘疾病的关系，并用周遭的 23 个实例为证。譬如，一个名叫萨拉·波特洛克（Sarah Portlock）的女性 27 年前在附近一家农场务工，免于天花，而她的一个孩子却得了天花。这使他猜测如果牛痘可预防天花，那么接种过牛痘的人可充作牛痘的来源。詹纳还发现，牛奶女工在感染牛痘后即便罹患天花也症状温和。一系列的试验使詹纳得出结论，"我有充分的理由认为：牛痘保护人体免遭天花的入侵"。他预感到这一发现振奋人心的前景，承诺继续进行更深入的调查。[①] 历史地看，这一发现不但是医学史，也是医院试验和医学统计史上的一个关键节点。[②] 詹纳说到做到，第二年出版的《牛痘或牛天花再考察》继续为牛痘辩护，认为即使牛痘的功效不是普遍的，牛痘接种仍然价值巨大。为便于区分，他从病理性角度分析"真牛痘"和"假牛痘"，进一步完善了他的牛痘预防天花理论。[③]

詹纳的发现引起医学精英们的注意，他也以此跻身伦敦顶尖医生的核心圈。第一个评论詹纳新发现的是伦敦圣乔治医院（St. George Hospital）的医生乔治·皮尔逊（George Pearson，1751 - 1828）。皮尔逊深谙实验或试验的重要性，但认为詹纳的病例太少，"一个观察者的证词，即使经验丰富，值得赞扬……并不足以使这类事实被普遍接受"[④]。他敏锐地意识到这是一项有医学前景的方法，与其他医生通信征集相关的病例

---

① Edward Jenner, *An Inquiry into the Causes and Effects of the Variolæ Vaccinæ*, London: Sampson Low, 1798, pp. 6 - 44, 51 - 72, 45, 75.

② Andrea Rusnock, "Medical Statistics and Hospital Medicine: The Case of the Smallpox Vaccination," *Centaurus*, Vol. 49, No. 4, 2007, p. 337.

③ Edward Jenner, *Further Observations on the Variolæ Vaccinæ*, or Cow Pox, London: Sampson Low, 1799, p. 64.

④ George Pearson, *An Inquiry Concerning the History of the Cowpox*, London: J. Johnson, 1798, p. 2.

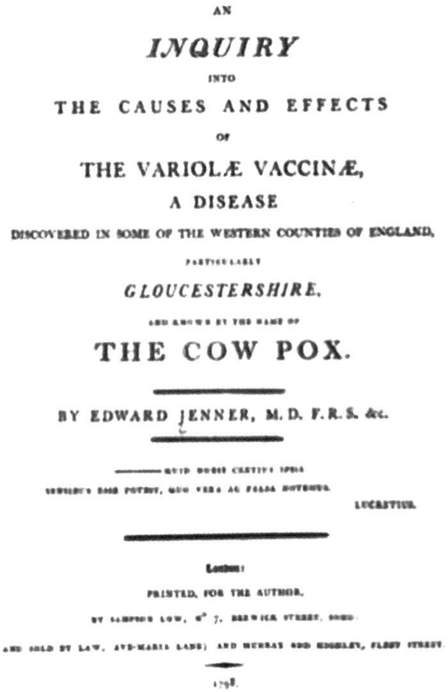
AN

INQUIRY

INTO

THE CAUSES AND EFFECTS

OF

THE VARIOLÆ VACCINÆ,

A DISEASE

DISCOVERED IN SOME OF THE WESTERN COUNTIES OF ENGLAND,

PARTICULARLY

GLOUCESTERSHIRE,

AND KNOWN BY THE NAME OF

THE COW POX.

BY EDWARD JENNER, M. D. F.R.S. &c.

——QUID NOBIS CERTIUS IPSIS
SENSIBUS ESSE POTEST, QUO VERA AC FALSA NOTEMUS.
LUCRETIUS.

London:
PRINTED, FOR THE AUTHOR,
BY SAMPSON LOW, Nº 7, BERWICK STREET, SOHO:
AND SOLD BY LAW, AVE-MARIA LANE; AND MURRAY AND HIGHLEY, FLEET STREET.
1798.

图 1－5 《牛痘接种之缘由及功效调查》封面（1798）

资料来源：Edward Jenner, *An Inquiry into the Causes and Effects of the Variolæ Vaccinæ*, London: Sampson Low, 1798, front cover.

经验和记录。①

当皮尔逊与同行通信交流相关信息时，伦敦天花接种医院的主任、内科医生威廉·伍德维尔决心以詹纳的方法进行医学

① Andrea Rusnock, "Medical Statistics and Hospital Medicine: The Case of the Smallpox Vaccination," *Centaurus*, Vol. 49, No. 4, 2007, p. 341.

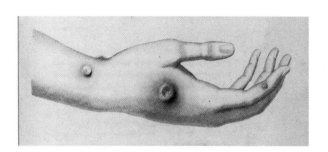

图 1 - 6　萨拉·内尔姆斯感染牛痘的手（1798）

资料来源：Edward Jenner, *An Inquiry into the Causes and Effects of the Variolæ Vaccinæ*, London：Sampson Low, 1798, p. 32.

试验，成为第一个在医院进行牛痘接种试验的医生，[1] 并以《牛痘接种报告》为题出版他的试验结果。1799 年 1 月 21 日，伍德维尔在伦敦的一家养牛场发现两头患牛痘的母牛，从一头牛的化脓处提取牛痘苗为 6 人接种，并详细描述被接种者的症状。第一个被牛痘接种者是 2 岁半的女孩，15 天后接种症状完全消失。此后他依照此法进行了 200 例牛痘接种，根据他们的症状和结果分析牛痘接种的好处。当年 5 月，伍德维尔又为400 人进行牛痘接种，此后这 400 人无一人感染天花。[2] 伍德维尔的试验是大型医院的第一次牛痘接种试验，[3] 再次证明了牛痘接种的功效。备受鼓舞的伍德维尔成为牛痘接种的积极宣

① G. C. Cook, "The Smallpox Saga and the Origin（s）of Vaccination," *Journal of the Royal Society of Health*, Vol. 116, 1996, p. 255.

② William Woodville, *Reports of a Series of Inoculations for the Variolæ Vaccinæ, or Cow - Pox*, London：J. Phillips and son, 1799, pp. 16 - 113, 155.

③ Andrea Rusnock, "Medical Statistics and Hospital Medicine：The Case of the Smallpox Vaccination," *Centaurus*, Vol. 49, No. 4, 2007, p. 341.

传员。①

由于当时的医生们对病毒的交叉感染知之甚少，1800 年医生们无意间混淆了天花病毒和牛痘疫苗，导致出现天花疫情。② 这一事件严重打击了公众的信心，因为人们担心新兴的牛痘疫苗也传播天花病毒。医学界迅速采取行动，彻底调查后宣布牛痘接种是安全的，但已经播下的怀疑的种子很难立刻根除。③ 不久，巴黎、维也纳和波士顿的医院也进行牛痘接种试验，以确定其安全性和有效性，大多报告了牛痘的阳性结果，确认牛痘疫苗预防天花的功效。④ 这些试验构成医院对医疗程序进行正式评估的早期实例，表明了一种医疗实践的新方法。⑤

比较之下，牛痘接种与 80 年前的人痘接种在提取物质来源和试验场所方面存在不同：首先，人痘接种从天花感染者身上提取疫苗，并将其注入健康人的手臂或腿部，随后出现明显或轻微的天花症状，继而康复；詹纳的牛痘疫苗来源于牛，其他程序与人痘接种类似。其次，18 世纪初的人痘接种在监狱

---

① Royal Commission on Vaccination, *A Report on Vaccination and Its Results, Based on Evidence Taken by the Royal Commission during the Years 1889 – 1897*, London: The New Sydenham Society, 1898, pp. 11 – 17.

② W. R. Le Fanu, *A Biography of Edward Jenner 1749 – 1823*, London: Harvey and Blythe, 1951, p. 49; P. Saunders, *Edward Jenner, the Cheltenham Years, 1795 – 1823, Being a Chronicle of the Vaccination Campaign*, London: University Press of New England, 1982, p. 85.

③ Janine Arnott, "The Social Construction of Vaccine Controversies," thesis of Ph. D. , The University of Manchester, 2007, p. 81.

④ Michael Bennett, "Inoculation of the Poor against Smallpox in Eighteenth – century England," in A. Scott, ed. , *Experiences of Poverty in Late Medieval and Early Modern England and France*, Farnham: Ashgate, 2012, p. 221.

⑤ Andrea Rusnock, "Medical Statistics and Hospital Medicine: The Case of the Smallpox Vaccination," *Centaurus*, Vol. 49, No. 4, 2007, p. 337.

进行试验，被试验人数较少；牛痘接种主要在医院进行，往往数百人被试验后进行总结，取样更为多样。① 当然，二者都采用臂对臂（arm – to – arm）的直接接种方式。相比于人痘接种，牛痘接种的优势在于：切口小、安全性高、无须隔离、成本低，这些都有助于提升它的竞争力。

正是意识到牛痘接种的优势，詹纳对牛痘接种的未来充满信心，于 1800 年这样写道："我满怀信心地祝贺我的祖国和整个人类，因为他们有幸看到……有一种解药，能将地球上无时无刻不在吞噬受害者的一种疾病连根拔除，这一疾病被公认为人类最严重的灾难。"② 在 1801 年的第 4 版《论牛痘接种的起源》中，詹纳这样写道："这些地区至少已有 10 万人接种了牛痘疫苗。欧洲和全球其他地区享受这一利益的人数更是难以估量；牛痘接种的最终结果一定是消灭人类最可怕的祸害——天花。"③ 事实证明詹纳的远见卓识，更凸显牛痘接种的生命力。

二 牛痘接种的接受与全球传播

18 世纪末 19 世纪初，当英国政府与英吉利海峡对面的拿破仑交兵之时，英国民众也以牛痘接种为武器向天花开战，得到各阶层和相关社会团体的支持和宣传，推动了牛痘接种的迅速开展，并先后在陆军和海军中实施。牛痘疫苗的提取、保存

---

① Andrea Rusnock, "Medical Statistics and Hospital Medicine：The Case of the Smallpox Vaccination," *Centaurus*, Vol. 49, No. 4, 2007, pp. 337 – 338.
② [美] 唐纳德·霍普金斯：《天国之花——瘟疫的文化史》，沈跃明、蒋广宁译，上海人民出版社 2006 年版，第 377—378 页。
③ Edward Jenner, *On the Origin of the Vaccine Inoculation*, London：D. N. Shury, 1801, 4th edn. , p. 8.

和运输也走上正轨，确保牛痘疫苗安全有效地运往世界各地，构建起一条牛痘疫苗的全球传播网。

（一）牛痘接种的接受

19 世纪初，大量的书籍、小册子和期刊传播并讨论牛痘接种的消息。[①] 许多医生成为牛痘接种的宣传员和实践者。有医生认为，人痘接种后也存在感染天花的情况，而牛痘接种能保护患者免遭天花，并介绍区分真牛痘和假牛痘的方法。[②] 罗伯特·约翰·桑顿（Robert John Thornton，1768－1837）医生发现牛痘接种成为湖区（Lake District）的一项人道主义事业：朗斯代尔伯爵（Earl of Lonsdale）主动为他的佃户和工人接种牛痘疫苗。桑顿也积极推行牛痘接种，派遣药剂师到邻近城镇进行牛痘接种。接种牛痘疫苗的小女孩骑马穿过 26 英里的荒原奔赴卡莱尔，以便从她手臂上的脓疱中提取疫苗为当地的孩子们接种。[③]

伦敦是"大都市感染的焦点"，也是限制疾病进而"消灭疾病"的关键战场，伦敦的育婴堂从 1801 年开始对原有和新

---

① 其中比较代表性的著作，如 John Coakley Lettsom, *Observations on the Cow-Pock*, London: Nichols and Son, 1801; John Ring, *A Treatise on the Cow-Pock*; *Containing the History of Vaccine Inoculation*, 2 Vols., London: Philanthropic Reform, 1801; George Hamilton Bell, *A Treatise on the Cow-Pox*, Edinburgh: W. Laing, 1802; James Bryce, *Practical Observations on the Inoculation of Cow Pox*, Edinburgh: William Creech, 1802; John Coakley Lettsom, *An Apology*, *for Differing in Opinion from the Authors of the Monthly and Critical Reviews*, London: J. Nichols & Son, 1803。

② George Hamilton Bell, *A Treatise on the Cow-pox*, Edinburgh: Laing, 1802, pp. 74－75.

③ Robert John Thornton. *Facts Decisive in Favour of the Cow-pock*, London: printed for H. D. Symonds,...; Cox,...; [Joseph] Johnson,...; White,...; Callow,... Murray and Highley,...; and Keating and Brown,..., 1802, pp. 220－225.

收婴幼儿进行牛痘接种。① 1803 年伦敦牛痘疫苗所（London Vaccine Pock Institution）发布的牛痘接种报告表明，1801 年 1 月 1 日至 1802 年 12 月 31 日的两年间共有 856 人接种牛痘疫苗。此外，该报告附有一些医生讲述牛痘接种的来信。譬如，1800 年 6 月，莫尔登医生（Dr. Malden）致信另一位医生讲述他的牛痘接种经历，认为父母们乐意给孩子牛痘接种。莫尔登医生用牛痘疫苗为 2 个孩子在手臂接种，2 天内接种处出现明显的天花症状，约 1 个星期后逐渐消失。10 月，他又为 56 人进行牛痘接种，没有出现天花症状。莫尔登医生还强调，那些接种牛痘疫苗后感染天花的说法都是谣传。一位哈里森医生（Dr. Harrison）也在信中讲述 1799 年实施的 100 多例牛痘接种及其效果，大部分被接种者即便身处天花疫区也没有被感染。② 到 1802 年，利兹、达勒姆（Durham）、切斯特、约克、赫尔（Hull）、伯明翰、利物浦、普利茅斯、布拉德福、曼彻斯特和许多小城镇都出现接种牛痘疫苗的情形。③ 1802—1806 年间，利物浦接种牛痘的儿童几乎占存活婴儿人数的一半。④ 1805 年 10 月 16 日，诺丁汉的医学人员举行会议，讨论推行牛痘接种的正当性。决议的第一项是一致同意詹纳的牛痘接种法是最有

---

① Thomas Bateman, *On the Progress and Present State of the Practice of Vaccination*, London：J. Spence, 1811, p. 4.

② London Vaccine Pock Institution, *The Report on the Cow – pock Inoculation*, *from the Practice at the Vaccine – Pock Institution*, *during the Years 1800*, *1801*, *and 1802*, London：Henry Reynell, 1803, pp. 15, 81 – 87.

③ Royal Commission on Vaccination, *A Report on Vaccination and Its Results*, *Based on Evidence Taken by the Royal Commission during the years 1889 – 1897*, London：The New Sydenham Society, 1898, pp. 19 – 21.

④ Robert Willan, *On Vaccine Inoculation*, London：Richard Phillips, 1806, appendix, p. xvi.

效的天花预防方式，为根除天花提供了希望；第二项强调各阶层都应该接受牛痘接种，通过捐赠的方式实施穷人免费牛痘接种。到 1806 年 6 月，成立仅半年的诺丁汉牛痘疫苗所（Nottingham Vaccine Institution）已经为 76 人完成牛痘接种，首份年度报告附录牛痘接种捐赠名单和数额，捐赠者踊跃，男女皆有，最多捐赠 10 英镑，多在 1 英镑左右，[①] 体现出牛痘接种的受欢迎程度。

牛痘接种也传至乡村，据说"每个村庄都分享它的福音"。1801 年秋天花疫情期间，诺森伯兰郡（Northumberland）的一个农民写信给达勒姆郡的经纪人："我建议你和你的妻子接种牛痘疫苗——如果还没接种的话，这是最安全和最不容易让孩子生病的方式。这一带的许多人都接种了牛痘疫苗，而且都活得很好。"[②] 兰开郡（Lancashire）圣海伦（St. Helen）的牧师在致詹纳的信中写道："几年前，我已习惯于每年的春秋时节每晚安葬两三个孩子，现如今，这种疾病已经完全不再召唤一个受害者入土了。为什么呢？我已为 3000 多人接种了牛痘疫苗，天花在这里已无踪迹。"[③]

牛痘接种相比于人痘接种的优势逐渐凸显。赫特福德侯爵（Marquis of Hertford）曾告诉詹纳，他的父亲接种人痘疫苗后

---

① Nottingham Vaccine Institution, *First Report of the Vaccine Institution with a View to the Extermination of Small - pox in the Town of Nottingham*, Nottingham：J. Dunn, 1806, pp. 3, 9, 10 - 12.

② Michael Bennett, *War against Smallpox：Edward Jenner and the Global Spread of Vaccination*, Cambridge：Cambridge University Press, 2020, pp. 108, 104.

③ John Baron, *The Life of Edward Jenner*, London：Henry Colburn, 1827, p. 541.

跟随他去国外旅行，结果感染天花而亡。詹纳和他的朋友搜集了许多人痘接种失败的病例，其数量达到"1000多例，其中17例来自贵族家庭"。1808年沙夫茨伯里（Shaftesbury）的郊区出现天花疫情，10年前曾接受人痘接种的人中约20人死于天花。[1]

牛痘接种快速被城乡广泛接受的原因除它的安全有效外，还与三大社会因素相关。

首先，向天花开战成为与法国作战相提并论的爱国政治话语。在英国陆海军英勇地与英吉利海峡对岸的宿敌法国展开如火如荼的战争之际，牛痘接种被宣传为国家动员和复兴的一个工具，吹响向天花宣战的号角。医学界把积极支持牛痘接种的女性唤作"爱国女士"[2]。大多数陆军和海军士兵都是天花的幸存者，军方曾鼓励他们接受人痘接种，如今陆海军又成为牛痘接种的先锋。英国军队总司令、国王乔治三世的次子弗雷德里克·奥古斯塔斯王子（Prince Frederick Augustus，1763 – 1827）意识到军队牛痘接种的重要性，于1800年春邀请詹纳到陆军驻地科尔切斯特（Colchester）监督易感染天花人群的牛痘接种。[3] 9月，海军官兵先后被接种牛痘疫苗。军队还明确规定，接受人痘接种的军人将被解除军职，成为最早禁止人痘

---

[1]　Charles Creighton, *A History of Epidemics in Britain*：*From the Extinction of Plague to the Present Time*, Vol. Ⅱ, Cambridge：Cambridge University Press, 1894, p. 515.

[2]　转引自 Michael Bennett, "Jenner's Ladies：Women and Vaccination against Smallpox in Early Nineteenth Century Britain," *Journal of the Historical Association*, Vol. 93, No. 312, 2008, p. 509。

[3]　John Baron, *The Life of Edward Jenner*, London：Henry Colburn, 1827, pp. 379 – 381.

接种的部门。①

其次，王室贵族的支持使牛痘接种成为一项举国事业。1802 年底成立的皇家詹纳消灭天花协会（the Royal Jennerian Society for the Extermination of the Smallpox，以下简称皇家詹纳协会）认为，"牛痘接种是迄今为止最有效、独一无二的保障卫生安全的方法"②，以宣传和推广牛痘接种为核心，以"根除有史以来折磨人类的最大祸害"③为宗旨，吸纳各界人士的参与。在一次商业化的演讲中，皇家詹纳协会主席本杰明·特拉弗斯（Benjamin Travers，1783－1858）强调该协会的国家职责，将牛痘接种上升到关乎国家命运的高度："希望国家健康的每个人都应该给予支持；如果儿童的增多是一个国家的力量所在，（这是）一条流传至今的公理，那么从早夭的坟墓中拯救孩子也有同样的效果。"④

为了扩大影响，该协会以国王乔治三世为赞助人，威尔士亲王、其他 4 位王子、2 位王妃和 3 位公主为副赞助人，几十名贵族和贵妇被任命为分赞助人。普通成员中还包括政治家、商人、教会人士以及医务人员，都是意识到牛痘接种符合他们的利益之人。协会章程规定，每年 5 月 17 日詹纳生日当天举

---

① Michael Bennett, *War against Smallpox*：*Edward Jenner and the Global Spread of Vaccination*, Cambridge：Cambridge University Press, 2020, p. 97.

② Stanley Williamson, *The Vaccination Controversy*：*The Rise*, *Reign and Fall of Compulsory Vaccination for Smallpox*, Liverpool：Liverpool University Press, 2007, pp. 98－99.

③ Royal Jennerian Society, *Address of the Royal Jennerian Society*, *for the Extermination of the Small－pox*, London：W. Phillips, 1803, p. 52.

④ 转引自 Michael Bennett, *War against Smallpox*：*Edward Jenner and the Global Spread of Vaccination*, Cambridge：Cambridge University Press, 2020, p. 109。

办一次年度节日和晚宴。该协会每年分别在 3 月、6 月、9 月和 12 月举行 4 次会议，法定人数为至少 24 位理事参会。每年捐赠 1 基尼或每次捐赠 5 基尼及以上者有资格成为理事；捐赠 20 基尼及以上者立即成为理事。①

皇家詹纳协会的医疗委员会负责为伦敦的牛痘接种站（vaccination station）配备人员并提供免费牛痘疫苗。② 1803 年，它在伦敦索尔兹伯里广场（Salisbury Square）设立一个中央牛痘接种站，并在伦敦各处开设 12 家牛痘接种站，招募外科医生在这些站点免费为个人接种牛痘疫苗。外科医生的职责之一是登记被接种者的姓名和住所、牛痘疫苗的分发以及异常病例的详情。③ 这些记录使皇家詹纳协会及时掌握牛痘接种人数及效果，牛痘疫苗的存储数量，积极调查牛痘接种失败的原因并索赔。托马斯·贝特曼医生（Thomas Bateman，1778 – 1821）调查发现，伦敦周边的几个公共牛痘接种站很受欢迎。④ 詹姆斯·柯里（James Currie，1756 – 1805）医生在利物浦也仿效伦敦建立牛痘接种机构。⑤

最后，受启蒙思想的影响，牛痘接种成为展现女性的理性选择与母亲的自然情感的一个交汇点。这场静悄悄的革命可能

---

① Royal Jennerian Society, *Address of the Royal Jennerian Society*, *for the Extermination of the Small – pox*, London：W. Phillips, 1803, pp. 5 – 8, 29, 27.

② Royal Jennerian Society, *Address of the Royal Jennerian Society*, *for the Extermination of the Small – pox*, London：W. Phillips, 1803, pp. 27 – 51.

③ Andrea Rusnock, "Medical Statistics and Hospital Medicine：The Case of the Smallpox Vaccination," *Centaurus*, Vol. 49, No. 4, 2007, p. 343.

④ Thomas Bateman, *On the Progress and Present State of the Practice of Vaccination*, London：J. Spence, 1811, p. 4.

⑤ Michael Bennett, *War against Smallpox：Edward Jenner and the Global Spread of Vaccination*, Cambridge：Cambridge University Press, 2020, p. 107.

对女性来说尤为重要。迈克尔·贝内特认为，牛痘接种之初的成功在很大程度上归功于女性。支持牛痘接种的女性把它看作一种福音和一种慈善行为，支持和传播它成为她们义不容辞的责任。①

与人痘接种的状况类似，有地位有见识的女性从理性上意识到牛痘接种的益处，并倡导这种做法。根据詹纳的说法，第一个"打破偏见链条"让孩子接种牛痘的人是弗朗西斯·莫顿夫人（Lady Frances Morton）。1800 年，塞利娜·米尔斯（Selina Mills）告诉她的丈夫扎卡里·麦考利（Zachary Macaulay），她已经"从理性上相信"牛痘的价值。1802 年，女慈善家伊丽莎白·弗赖伊（Elizabeth Fry，1780 - 1845）在决定为自己的第一个孩子接种牛痘之前，亲自研究了这种做法。1802 年 3 月，杰宁汉夫人（Lady Jerningham）承认，牛痘接种的备受认可使"我放弃起初对它的偏见，希望它是全能的上帝所允许的发现"②。当朝君主乔治三世的王后夏洛特（Queen Charlotte，1744 - 1818）是皇家詹纳协会的赞助人，并吸引了不同政治阵营的贵族妇女都参与其中，体现出一种跨党派色彩。贵族妇女还通过志愿社团和她们的影响力来赞助和鼓励牛痘接种。③

母爱的天性也让许多普通女性成为牛痘接种的支持者。伦

---

① Michael Bennett, "Jenner's Ladies：Women and Vaccination against Smallpox in Early Nineteenth Century Britain," *Journal of the Historical Association*, Vol. 93, No. 312, 2008, pp. 512, 502.

② Michael Bennett, *War against Smallpox：Edward Jenner and the Global Spread of Vaccination*, Cambridge：Cambridge University Press, 2020, p. 106.

③ Michael Bennett, "Jenner's Ladies：Women and Vaccination against Smallpox in Early Nineteenth Century Britain," *Journal of the Historical Association*, Vol. 93, No. 312, 2008, p. 512.

敦和其他城镇的许多普通母亲不识字，不去教堂，但意识到牛痘接种对孩子的好处，积极主动地让孩子接种牛痘疫苗。1808年4月至1810年4月间，伦敦天花接种医院的3804例牛痘接种中，90%以上的被接种者是不满2岁的婴幼儿，多数由母亲陪同接种。1809年皇家詹纳协会被关闭后，在夏洛特王后的赞助下，自称受益于牛痘接种保护子女的母亲们计划创建自己的组织。① 可见，牛痘接种将各阶层女性身为母亲的自然情感与对公共政策和科学问题的关切融为一体。

　　19世纪之初，对牛痘接种风险的数字评估越来越少见，因为死亡率几乎为零。② 牛痘接种问世9年后，天花在英国的牛痘接种人群中变成一种更温和的疾病，每百万人的死亡人数从3000人降至600人，③ 牛痘接种的数量从1801年的6万左右增加到1805年底大英帝国的140万人。④ 伦敦皇家外科医学院（the Royal Colleges of Surgeons）在1806年的一份报告中指出，他们的会员为164381人接种牛痘疫苗，56人感染天花，66人出现皮疹，24人的手臂出现炎症，还有3人死亡。伦敦一家报纸报道"54793名牛痘接种者中仅1人死于天花"⑤。到1815

---

① Michael Bennett, "Jenner's Ladies: Women and Vaccination against Smallpox in Early Nineteenth Century Britain," *Journal of the Historical Association*, Vol. 93, No. 312, 2008, p. 509.

② Andrea Rusnock, "Medical Statistics and Hospital Medicine: The Case of the Smallpox Vaccination," *Centaurus*, Vol. 49, No. 4, 2007, p. 346.

③ Ernest Hart, *Vaccination, and What It Does: Simply Explained*, London: Society for Promoting Christian Knowledge, 1896, p. 6.

④ John Coakley Lettsom, *Expositions on the Inoculation of the Small Pox, and of the Cow pock*, London: H. Fry for J. Mawman, 1805, p. 16.

⑤ Andrea Rusnock, "Medical Statistics and Hospital Medicine: The Case of the Smallpox Vaccination," *Centaurus*, Vol. 49, No. 4, 2007, p. 346.

年，牛痘接种在英国被广泛接受，大多数城镇都设有牛痘疫苗研究机构和药房，医务人员坚定地在城乡各处实施牛痘接种。[①]对于刚踏入社会寻找生活道路的年轻人来说，牛痘接种犹如一种解放，使他们个人摆脱毁容、残疾和死亡以及对亲人患病的恐惧和焦虑。牛痘接种前的最后 10 年（1791—1800 年），伦敦共有 18447 人死于天花，1811—1820 年间降至 7858 人。[②]

1829 年，伦敦天花死亡人数占所有死亡人数的 3.5%，[③]当时的医生认为牛痘接种已经站稳脚跟。[④] 历史地看，这样的看法过于乐观，但也表明牛痘接种在天花预防方面潜力巨大。而如何安全有效地将牛痘疫苗运往各地是牛痘接种能否成功的前提保障。

（二）牛痘疫苗的分发与全球传播

牛痘接种自出现伊始就具有全球影响，成为医学全球化的代表之一。1793—1815 年，欧洲战火不断，而"科学从未处于战争状态"，詹纳的《牛痘接种之缘由及功效调查》一书很快被翻译成德文、法文、意大利文、荷兰文、西班牙文和葡萄

---

① Michael Bennett，"Jenner's Ladies：Women and Vaccination against Smallpox in Early Nineteenth Century Britain," *Journal of the Historical Association*，Vol. 93，No. 312，2008，p. 513.

② Ian Glynn and Jenifer Glynn，*The Life and Death of Smallpox*，London：Profile Books，2005，p. 114.

③ William Guy，"Two Hundred and Fifty Years of Smallpox in London," *Journal of the Statistical Society*，Vol. 45，1882，p. 433.

④ Gilbert Blane，*A Statement of Facts*，*Tending to Establish an Estimate of the True Value and Present State of Vaccination*，London：G. Woodfall，1819，p. 1；John Conolly，*An Address to Parents on the Present State of Vaccination in This Country；with an Impartial Estimate of the Protection Which It Is Calculated to Afford against the Small – Pox*，London：Longman，Hurst Rees，Orme & Brown，1822，p. 11.

牙文等主要的欧洲语言，[1] 牛痘接种也随之在这些国家实施。干燥的牛痘疫苗于 1800 年首先传至德国，随后传至俄国、瑞典、丹麦、瑞士、法国、奥地利、意大利、西班牙、北美、波斯湾和非洲等国家和地区。[2]

在牛痘接种的快速传播中，国家的支持发挥关键作用。[3] 在英国还没决定是否有必要在国内采用这种做法之时，牛痘接种的福音已经随西班牙的全球贸易传播到全球。[4] 1800 年 6 月，法国政府为沉默寡言的威廉·伍德维尔颁发一本特殊护照，使他可以畅行无阻地从伦敦天花医院携带牛痘疫苗前来巴黎，并指导不怎么成功的法国医生。伍德维尔被法国人的热情所感召，积极履行身为医生的职责，在巴黎推广牛痘接种。[5] 拿破仑充分意识到牛痘接种的价值，于 1804 年 4 月 4 日下令在法国各地实施，并于次年推广至军队。[6] 通过英国的陆军和

① Ian Glynn and Jenifer Glynn, *The Life and Death of Smallpox*, London: Profile Books, 2005, p. 121.

② James Carrick Moore, *The History and Practice of Vaccination*, London: J. Callow, 1817, pp. 243 – 273; Royal Commission on Vaccination, *A Report on Vaccination and Its Results*, *Based on Evidence Taken by the Royal Commission during the Years 1889 – 1897*, London: The New Sydenham Society, 1898, pp. 19 – 21.

③ Michael Bennett, "Inoculation of the Poor against Smallpox in Eighteenth – century England," in A. Scott, ed., *Experiences of Poverty in Late Medieval and Early Modern England and France*, Farnham: Ashgate, 2012, p. 221.

④ Michael Bennett, *War against Smallpox: Edward Jenner and the Global Spread of Vaccination*, Cambridge: Cambridge University Press, 2020, p. 119.

⑤ Ian Glynn and Jenifer Glynn, *The Life and Death of Smallpox*, London: Profile Books, 2005, p. 120.

⑥ Royal Commission on Vaccination, *A Report on Vaccination and Its Results*, *Based on Evidence Taken by the Royal Commission during the Years 1889 – 1897*, London: The New Sydenham Society, 1898, pp. 19 – 21.

海军，牛痘接种传至马耳他、埃及、印度和锡兰等地区。① 英属印度牛痘接种的先驱是为东印度公司服务的苏格兰人。② 1837 年，即将远赴印度的传教士约翰·考克斯（John Cox）带着牛痘疫苗远航，希望在传播上帝福音的同时，让牛痘疫苗"拯救可能死于天花的生命"③。

欧洲牛痘接种范围的扩大还包括牛痘接种知识的传播。印刷业在这方面发挥了至关重要的作用。詹纳的作品和其他出版物，各种原创和衍生的理论和实践，在报纸杂志上登载和评论，在感兴趣的团体中快速传播。欧洲的医生依靠英国的专业知识和同行的指导，很快就发表了他们自己的试验和观察结果。④

有学者认为，詹纳和他的同时代人相信存在真正的牛痘，把牛痘疫苗视为一种能够预防天花的病毒。⑤ 那么，牛痘疫苗从何而来呢？按理说来自感染牛痘的奶牛。由于受感染的奶牛并非随时随地都可以找到，保存并运输牛痘疫苗至关重要。各种保存牛痘疫苗的信息通过私人信件、报刊文章、印刷小册子等途径分享，英国的医务人员通过更广泛的医学、科学和日常

① Peter Baldwin, *Contagion and the State in Europe*, *1830 – 1930*, New York: Cambridge University Press, 1999, pp. 250 – 252.

② Michael Bennett, *War against Smallpox: Edward Jenner and the Global Spread of Vaccination*, Cambridge: Cambridge University Press, 2020, p. 355.

③ Michael Bennett, "Jenner's Ladies: Women and Vaccination against Smallpox in Early Nineteenth Century Britain," *Journal of the Historical Association*, Vol. 93, No. 312, 2008, p. 510.

④ Michael Bennett, *War against Smallpox: Edward Jenner and the Global Spread of Vaccination*, Cambridge: Cambridge University Press, 2020, pp. 143, 145.

⑤ Andrea Rusnock, "Catching Cowpox: The Early Spread of Smallpox Vaccination, 1798 – 1810," *Bulletin of the History of Medicine*, Vol. 83, No. 1, 2009, p. 20.

通信网不遗余力地确保牛痘疫苗的传播。① 除内科医生和外科医生外，精英家庭、慈善家、神职人员、军事领导人和政府官僚等都积极参与牛痘疫苗的运输。他们的动机或出于启蒙运动影响下的人道主义和进步理想的感召，或出于免遭天花和提高生产力的经济目标，或维持陆海军官兵健康的军事考量。②

牛痘疫苗很难保存，如何安全、有效、快捷地运输牛痘疫苗一度成为当时新闻关注的话题。③ 1800 年前后的英国是牛痘接种革命的发源地。④ 牛痘疫苗曾先后通过三种方式运输：干燥状态、液体状态和由已接种牛痘者运输。第一种方法是直接把棉线浸入接种牛痘疫苗的小切口处，晾干。最早尝试这种方法的人之一是乔治·皮尔逊医生。他从爱丁堡医学院毕业后任职于伦敦的圣乔治医院，1799 年从伦敦天花接种医院寄出 200 条牛痘疫苗线，分别邮给英国本土、欧洲大陆和其他地方的医生。⑤ 1800 年 7 月，詹纳也曾采用这种方法把牛痘疫苗线邮寄给纽芬兰的老朋友。⑥ 1811 年，詹纳说服格洛斯特郡的考克斯夫人（Mrs. Cox）为佩恩斯威克教区（Painswick）的穷人接种

① Michael Bennett, *War against Smallpox: Edward Jenner and the Global Spread of Vaccination*, Cambridge: Cambridge University Press, 2020, p. 354.

② Andrea Rusnock, "Catching Cowpox: The Early Spread of Smallpox Vaccination, 1798 – 1810," *Bulletin of the History of Medicine*, Vol. 83, No. 1, 2009, p. 21.

③ Andrea Rusnock, "Catching Cowpox: The Early Spread of Smallpox Vaccination, 1798 – 1810," *Bulletin of the History of Medicine*, Vol. 83, No. 1, 2009, p. 23.

④ Michael Bennett, *War against Smallpox: Edward Jenner and the Global Spread of Vaccination*, Cambridge: Cambridge University Press, 2020, p. 95.

⑤ DerrickBaxby, *Jenner's Smallpox Vaccine: The Riddle of Vaccinia Virus and Its Origin*, London: Heinemann Educational Books, 1981, pp. 118 – 23.

⑥ Andrea Rusnock, "Catching Cowpox: The Early Spread of Smallpox Vaccination, 1798 – 1810," *Bulletin of the History of Medicine*, Vol. 83, No. 1, 2009, p. 24.

牛痘，承诺提供接种指导和牛痘疫苗。① 液体状态主要是将牛痘疫苗放入玻璃瓶中运输，抵达目的地能否保存完好存疑。有学者发现，从保存至今的书信和印刷品中无法详细了解私人网络的牛痘疫苗分发状况，各种因素造成牛痘疫苗无法抵达目的地或失去效果。② 最终，医生们从实践中发现，从已经接种牛痘者（主要是儿童）身上提取疫苗的效果与直接取自感染牛痘的奶牛的效果一样安全有效，费用更低。让已经接种牛痘疫苗的儿童到一个还未接种牛痘的地方充当疫苗"母源"，不但最便捷有效，还避免了长途运输的弊端，③ 被詹纳和他的同事们广泛采用，成为最盛行的方法。

为了保障牛痘疫苗的来源，伦敦于 1800 年成立伦敦牛痘疫苗所（London Vaccine Pock Institution），每年接种 500 人。④ 接受伦敦牛痘疫苗所牛痘接种者需一周内返回，以便采集牛痘疫苗供他人使用。⑤ 皇家詹纳协会在伦敦每年接种牛痘疫苗约8000 例，也提供牛痘疫苗，启发各地纷纷成立牛痘疫苗中心。诺丁汉牛痘疫苗所（Nottingham Vaccine Institution）成立于

---

① Michael Bennett, "Jenner's Ladies: Women and Vaccination against Smallpox in Early Nineteenth Century Britain." *Journal of the Historical Association*, Vol. 93, No. 312, 2008, p. 510.

② Andrea Rusnock, "Catching Cowpox: The Early Spread of Smallpox Vaccination, 1798 – 1810," *Bulletin of the History of Medicine*, Vol. 83, No. 1, 2009, p. 23.

③ Michael Bennett, *War against Smallpox: Edward Jenner and the Global Spread of Vaccination*, Cambridge: Cambridge University Press, 2020, p. 124.

④ F. B. Smith, *The People's Health, 1830 – 1910*, London: Croom Helm, 1979, p. 160.

⑤ Deborah Brunton, *The Politics of Vaccination: Practice and Policy in England, Wales, Ireland, and Scotland, 1800 – 1874*, Rochester: University of Rochester Press, 2008, p. 14.

1805 年 11 月 7 日，以"为此不可估量的发现提供各种便利"为宗旨，从事调查天花传染，促进牛痘接种，接受私人对牛痘接种的捐赠，为社区的贫困人员提供免费的牛痘接种等事宜；①还根据相关法规任命两位免费医生，其中一位专门负责牛痘接种。② 到 1810 年，伦敦拥有伦敦天花接种医院、皇家詹纳协会、伦敦牛痘疫苗所 3 家牛痘疫苗机构，诺丁汉和纽卡斯尔各有 1 家，其他的分散在英格兰南部的各城镇。③

1808 年，下院否决免费牛痘接种的法案，鉴于牛痘疫苗的供应不足，同意在伦敦建立一个国家疫苗机构。相比于政府不愿为福利提供资金的传统来说，这是一项革新。12 月 28 日，国家牛痘疫苗中心（National Vaccine Establishment，NVE）成立，年度预算约 3000 英镑。设立的初衷是统筹全国的牛痘疫苗分发并运输至英国各地及其控制区域，确保牛痘疫苗接种的有序开展。④ 该机构虽然按照慈善机构的模式建立，但由财政部资助，不对议会负责，也不由行政机关管理。它下设两个机构：一个是由专业机构——皇家内科医学院（the Royal Colleges of Physicians，RCP）和皇家外科医学院组成的医学委员会，

---

① Nottingham Vaccine Institution, *First Report of the Vaccine Institution with a View to the Extermination of Small - pox in the Town of Nottingham*, Nottingham：J. Dunn, 1806, p. 3.

② Nottingham Vaccine Institution, *Proceedings for Establishing a Plan of General Cow - pock Inoculation*, *with a View to the Extinction of the Small - pox*, *in the Town of Nottingham*, Nottingham：J. Dunn, 1805, p. 6.

③ Anthony Highmore, *Pietas Londonensis：The History*, *Design and Present State of the Various Public Charities in and Near London*, London：Richard Phillips, 1810, pp. 295 – 310.

④ Michael Bennett, *War against Smallpox：Edward Jenner and the Global Spread of Vaccination*, Cambridge：Cambridge University Press, 2020, pp. 119 – 120.

另一个是由社区领导人组成的董事会。董事会负责免费牛痘接种，分发牛痘疫苗，调查上报的无效牛痘接种案例，并向下院提交年度报告，是第一个直接提供医疗保健的公共资助机构。① 到 1813 年，该机构在伦敦各处已经拥有 17 处牛痘接种站，每年为 4000 多名儿童接种牛痘疫苗。1816 年，单是伦敦的牛痘接种站就接种 7771 人次，向各地分发 44376 份牛痘疫苗。②

从 1814 年开始，各地开始像伦敦那样推行免费牛痘疫苗，制定牛痘接种的规章，登记并追踪牛痘接种效果。③ 各地还培养免费牛痘接种员，1815 年发展到 68 名，2 年后增至 157 名，当年共接种超过 8.7 万份牛痘疫苗。④ 各相关机构明确牛痘疫苗的来源、分发、运输、接种、后续检测等一系列标准，有助于医学描述性统计数据的发展，也为患者提供了有价值的病历。⑤ 许多综合医院和药房也在医疗服务中增加了牛痘接种业务。⑥ 在欧洲之外，牛痘接种沿着欧洲贸易和帝国前进的路线，通过权力和知识网络以及共同的思想和价值观经陆路和海上运

---

① National Vaccine Establishment, *National Vaccine Establishment Annual Report in London for the Year 1814*, London: National Vaccine Establishment, 1815, p. 1.

② James Carrick Moore, *The History and Practice of Vaccination*, London: J. Callow, 1817, p. 223

③ National Vaccine Establishment, *National Vaccine Establishment Annual Report in London for the Year 1814*, London: National Vaccine Establishment, 1815, p. 1.

④ Deborah Brunton, *The Politics of Vaccination: Practice and Policy in England, Wales, Ireland, and Scotland, 1800 – 1874*, Rochester: University of Rochester Press, 2008, p. 16.

⑤ Andrea Rusnock, "Medical Statistics and Hospital Medicine: The Case of the Smallpox Vaccination," *Centaurus*, Vol. 49, No. 4, 2007, p. 345.

⑥ Deborah Brunton, *The Politics of Vaccination: Practice and Policy in England, Wales, Ireland, and Scotland, 1800 – 1874*, Rochester: University of Rochester Press, 2008, p. 13.

输到世界各地。① 几年内，维也纳、马德拉斯和费城也成为牛痘疫苗分发和运输的中心。②

　　牛痘疫苗机构的医学人员的贡献也值得关注。许多医生根据从医经历撰写牛痘接种实践报告，交流最新医学成果，致力于牛痘疫苗的推广，然而史学界对他们的研究并不多。此处以伦敦牛痘疫苗所的首任主任约翰·沃克（John Walker，1759 – 1830）医生为例略作介绍。沃克出生在科克茅斯（Cockermouth）的一个铁匠家庭，与威廉·伍德维尔医生是老乡兼同学，曾就读于同一所免费的文法学校。他违抗父命立志行医，曾远赴殖民地行医多年。1802 年，他被皇家詹纳协会任命为第一位居民牛痘接种员，没多久因种种原因被迫辞职。1805 年被委任为伦敦牛痘疫苗所的主任后，他全心全意致力于热爱的牛痘接种事业，向群众发表牛痘接种的简短演说，让父母大声说出孩子的名字、地址和年龄，一一登记后进行牛痘接种。尽管许多母亲认为他是"古怪的医生""怪老头"，听到他说"你的孩子是安全的"的保证后又露出满意的微笑。③ 正是在沃克等医生的不懈努力下，1820 年以来，伦敦的牛痘接种发展迅速，新生儿绝大多数接种牛痘疫苗。④ 沃克于 1830 年去世

---

　　① Andrea Rusnock，"Catching Cowpox：The Early Spread of Smallpox Vaccination，1798 – 1810，" *Bulletin of the History of Medicine*，Vol. 83，No. 1，2009，pp. 32 – 34.

　　② Michael Bennett，*War against Smallpox：Edward Jenner and the Global Spread of Vaccination*，Cambridge：Cambridge University Press，2020，p. 355.

　　③ John Epps，*The Life of John Walker*，London：Whittaker，Treacher，1831，pp. 1 – 6，73，120 – 122.

　　④ Peter Baldwin，*Contagion and the State in Europe*，*1830 – 1930*，New York：Cambridge University Press，1999，p. 250.

后，所在单位的讣告这样写道："沃克医生是矢志不渝追求至善之人。他日复一日，月复一月，年复一年地照看患者，尽其所能地投入他所从事的事业；他孜孜以求的唯一的热爱是牛痘接种；不管收到的牛痘接种报告是否成功，他都矢志不渝地传播牛痘接种的福音；20 多年来，他从未错过走访为数众多的牛痘接种站点，去世前两天还走访站点，是直至生命尽头仍手握柳叶刀的人。"①

到 19 世纪 20 年代，国家牛痘疫苗中心在继续向全球各地运送牛痘疫苗的同时，日渐沦为分配闲差和高薪职位的腐败衙门。② 1832 年，它牛痘接种 14190 例，发放 10 万份牛痘疫苗。③ 它的年度报告通常 1—3 页，内容僵化，乏善可陈。④ 该机构的人浮于事使下院于 1833 年成立一个特别委员会调查是否废除它。考虑到该机构的职能，特别委员会建议保留它，改革它的管理方式，并没有落到实处。1837—1839 年天花盛行时期，它第一年和第二年分别提供了 20.3813 万份和 66.5395 万份牛痘疫苗。⑤ 迟至 19 世纪 80 年代，它才被改组。⑥

---

① John Epps, *The Life of John Walker*, London: Whittaker, Treacher, 1831, pp. 130 – 131.

② Peter G. Richards, *Patronage in British Government*, London: George Allen & Unwin Ltd., 1963, pp. 24 – 31; J. R. Dinwiddy, *From Luddism to the First Reform Bill: Reform in England 1810 – 1832*, London: Basil Blackwell, 1986, pp. 1 – 44.

③ Arthur Salusbury MacNalty, "The Prevention of Smallpox: From Edward Jenner to Monckton Copeman," *Medical History*, Vol. 12, No. 1, 1968, p. 11.

④ 1823 年、1824 年和 1828 年的年度报告仅一页，最长的是 1825 年的十五页。

⑤ Arthur Salusbury MacNalty, "The Prevention of Smallpox: From Edward Jenner to Monckton Copeman," *Medical History*, Vol. 12, No. 1, 1968, pp. 10 – 11.

⑥ Deborah Brunton, *The Politics of Vaccination: Practice and Policy in England, Wales, Ireland, and Scotland, 1800 – 1874*, Rochester: University of Rochester Press, 2008, p. 16.

各国的医务人员积极参与牛痘接种的讨论，分享他们的经验，并解决各种技术、组织和政治问题，构建起向天花开战的全球医学网络。英国作为牛痘接种的发源地，是当之无愧的牛痘接种新信息的传播中心，并得到同行的认可。其他国家和地区的牛痘接种从业者经常通过寻求牛痘疫苗和詹纳的最新建议来稳固自己的优势。牛痘接种展现出人类与天花作战的同仇敌忾，也激发英国医学界的职业热情。他们用有益人类的革新彰显医学的社会价值，又表现出自己的博学、科学和人道主义，提升了他们的职业形象，也激发了他们的政治参与意识。① 与欧洲大陆相比，英国的牛痘接种仍属自愿行为，严重制约了牛痘接种的普及。

三 议会围绕牛痘接种的争端

牛痘接种的功效在欧洲大陆被广泛证实后，欧洲大陆国家纷纷颁布强制牛痘接种立法。1803 年普鲁士禁止人痘接种而实施牛痘接种。② 反观英国，作为牛痘接种的发源地，议会承认牛痘接种的功效，对牛痘接种的发现者詹纳予以褒扬和奖励，但总体态度相当冷淡克制，牛痘接种的相关法案以流产而告终。

（一）关于奖励詹纳的两次议会辩论

詹纳因发现牛痘接种的贡献而先后两次被议会拨款奖励，

---

① Michael Bennett, *War against Smallpox: Edward Jenner and the Global Spread of Vaccination*, Cambridge: Cambridge University Press, 2020, pp. 356–357.

② John Cross, *A History of the Variolous Epidemic which Occurred in Norwich in the Year 1819 and Destroyed 530 Individuals*, London: Burgess and Hill, 1820, pp. 242–245.

史学界一般对这两次奖励的议会辩论一笔带过，将其作为肯定詹纳成就的一种必然结果。实际上，就辩论过程来看，看似主要集中在应奖励詹纳多少英镑，实则是下院议员对牛痘接种态度的呈现，即从什么角度或依据什么原则支持或反对奖励詹纳。从投票的数量来看，两次的赞成与反对的票数非常接近，意味着双方的旗鼓相当，这也有助于解释下院为何没有通过牛痘接种立法。

1. 1802 年下院辩论

1802 年 3 月 17 日，奖励詹纳的请愿书提交到下院。首相亨利·阿丁顿（Henry Addington，1757－1844）表示同意，国王也建议须认真考虑。为此成立的调查委员会先让詹纳提交了发现牛痘接种的相关资料，随后对支持和反对牛痘接种的人进行调查。被询问的三十多位从事过牛痘接种的知名内科医生和外科医生给出的证词大同小异：天花每年在大不列颠和爱尔兰造成 34—36000 人不等的死亡，人痘接种造成天花死亡率的上升，而广泛的实践一再证实牛痘接种能够有效预防这一灾难。他们认为，牛痘接种是最伟大的医学发现，而詹纳是独一无二的发现者，反对牛痘接种和詹纳的人给出的证据都毫无价值。质疑和批评牛痘接种的观点被调查委员会故意忽视。5 月 6 日，调查委员会向下院提交的报告以谨慎和官方的议会语言表达对詹纳的支持。[①]

6 月 2 日，下院围绕对詹纳的奖励展开辩论。议员们高度评价詹纳发现牛痘接种的重大贡献，但对是否应奖励詹纳、奖

---

① James Carrick Moore, *The History and Practice of Vaccination*, London：J. Callow, 1817, pp. 133－135, 159.

励1万还是2万英镑存在争议。班克斯先生（Mr. Banks）承认发现牛痘接种的益处，但并不支持用公帑奖励詹纳。① 大部分议员认为，"牛痘接种作为真正重要的发现，激起整个文明世界的好奇和钦佩之情"，有必要予以奖励。有议员建议至少奖励1万英镑。亨利·迈尔德梅（Henry Mildmay）认为，牛痘接种的发现影响巨大，如果詹纳将牛痘接种的奥秘据为己有，至少已获利10万英镑，他却毫无保留地公之于众，并力所能及地提供各种信息。为此，他主张把数额增加到2万英镑而不是区区1万英镑。②

温德姆先生（Mr. Windham）的观点与迈尔德梅类似，更强调奖励的示范作用。他认为，詹纳若保留牛痘接种的秘密，不知道已经从中聚敛多少钱财；下院若购买这个秘密也不知道要花费多少；奖励詹纳，不仅仅是为这项发现，还是激励其他人开动头脑潜心发明创造；倘若他们成功并无私地公之于众，这才是最大的收获。③ 首相亨利·阿丁顿认为，无论下院最终奖励詹纳多少英镑，有一事不言自明，那就是詹纳已经获得了任何个人所能获得的最高奖赏，议员们一致认同詹纳先生的丰功伟绩，他是发现者，他的发现的价值不可估量，这已被无数的证据所证明。这份奖赏实至名归，因为它是"有史以来人类最伟大或最重要的发现，这个发现无与伦比，无法衡量"。随

---

① James Carrick Moore, *The History and Practice of Vaccination*, London：J. Callow, 1817, pp. 163 – 164.

② House of Commons, *Debates in Parliament Respecting the Jennerian Discovery*, London：W. Phillips, 1808, pp. v, 7.

③ James Carrick Moore, *The History and Practice of Vaccination*, London：J. Callow, 1817, pp. 164 – 167.

后，下院围绕 1 万英镑还是 2 万英镑投票，最终以 59∶56 的微弱多数通过授予詹纳 1 万英镑的奖励。①

2. 1807 年下院辩论

随着各牛痘接种机构和从业人员的实践，牛痘接种在天花预防方面的效果不言而喻。1806 年枢密院提议再授予詹纳 1 万英镑，1806—1807 年冬春之际，皇家内科医学院对授予詹纳奖金一事进行调查，② 不但收到大量来自英国和海外的意见书，还进行了一系列的访查，包括詹纳本人、老萨顿以及嘲讽牛痘接种的版画家约翰·伯奇（John Birch）等人。医生们各抒己见，提供他们自己和同事牛痘接种的细节及效果，以此证明牛痘接种在英格兰和海外取得的巨大成功。③ 头脑敏锐、较少受英格兰影响的苏格兰医学界给出最令人印象深刻的支持，提供的接种牛痘疫苗的证据"令人信服"。欧洲大陆的医生们甚至认为没必要调查。1807 年 4 月，皇家内科医学院提交下院的报告认为，牛痘接种"总体而言非常安全，意外的情形极为罕见"④。

7 月 29 日，财政大臣斯潘塞·珀西瓦尔（Spencer Percival，1762－1812）依据皇家内科医学院的报告，提议下院再

---

① House of Commons, *Debates in Parliament Respecting the Jennerian Discovery*, London：W. Phillips, 1808, pp. 12, 18.
② House of Commons, *Debates in Parliament Respecting the Jennerian Discovery*, London：W. Phillips, 1808, p. 135.
③ Michael Bennett, *War against Smallpox：Edward Jenner and the Global Spread of Vaccination*, Cambridge：Cambridge University Press, 2020, pp. 118－119.
④ Royal College of Physicians of London, *Report of the Royal College of Physicians of London on Vaccination*, London：L. Hansard for Longman, Hurst, Rees, & Orme, 1807, p. 9, 4.

次为詹纳拨款。珀西瓦尔强调詹纳的发现的价值及奖励的必要。他认为，下院应尊重詹纳医生的发现，因为天花是人类所遭遇的最严重的疾病。下院几年前已论及此事，当时还没有充分意识到这项发现的价值，最终赠予詹纳医生 1 万英镑而不是他的朋友们提议的 2 万英镑。现在这一发现不仅造福英国，还惠及全球。有人可能会反对这一发现，因为它有利于增加人口，但这类人可能更喜欢保护生命和坚持人道原则的地方，而不是减少人口的地方。鉴于詹纳医生通过温和、有效、不具有传染性的接种牛痘疫苗的方式控制可怕的天花，并且不收取任何费用或其他任何的培训费用，他建议，这笔由国王陛下授予詹纳医生的奖励"不超过 1 万英镑"①。

　　与 1802 年一样，大部分议员充分肯定詹纳的发现的贡献。亨利·佩蒂勋爵（Lord Henry Petty，1780 - 1863）认为，有益于国家的重大公共发现还没有授予标准。如果需要任何证据证明詹纳的发现的价值，那么它将受到所有国家的欢迎，包括最不开明、怀有最根深蒂固的偏见的亚洲国家，城乡各地的医学人士通过接受并实施牛痘接种而促进了人类的利益。② 塔尔顿

---

①　Hansard, House of Commons, "Vaccine Inoculation—Reward To Dr Jenner," Vol. 9, 29 July 1807, Column 1009, https：//hansard. parliament. uk/Commons/1807 - 07 - 29/debates/d781d 424 - 4773 - 4b2b - bc2b - 8c7972d4217b/VaccineInoculation% E2% 80% 94RewardToDrJenner? highlight = vaccination # contribution - d03faa 18 - 3730 - 4d55 - 4b4a0 - 451259e332cf. 另见于 House of Commons, *Debates in Parliament Respecting the Jennerian Discovery*, London：W. Phillips, 1808, p. 97。

②　Hansard, House of Commons, "Vaccine Inoculation—Reward To Dr Jenner," Vol. 9, 29 July 1807, Column 1010, https：//hansard. parliament. uk/Commons/1807 - 07 - 29/debates/d781d 424 - 4773 - 4b2b - bc2b - 8c7972d4217b/VaccineInoculation% E2% 80% 94RewardToDrJenner? highlight = vaccination # contribution - d03faa 18 - 3730 - 4d55 - 4b4a0 - 451259e332cf. 另见于 House of Commons, *Debates in Parliament Respecting the Jennerian Discovery*, London：W. Phillips, 1808, p. 97。

将军（General Tarleton）认为牛痘接种挽救了无数军人的生命而彰显其价值，军人最喜欢颂扬伟大的征服者，在他看来，这位拯救了数百万人生命的詹纳先生应该比最成功的征服者得到更多的褒扬。[①] 巴林先生（Mr. Baring）说，詹纳的发现使天花已经在一些国家消失，本国采用詹纳方法的地区也已经取得了同样的结果。[②]

有些议员支持奖励詹纳2万英镑。爱德华·莫里斯（Edward Morris）认为，牛痘接种的价值已经被证明，詹纳医生全心全意致力于牛痘接种造福国家，理应从获益之国得到一笔公帑，余生过上安逸、富裕和独立的生活。他认为，1万英镑太少，建议授予詹纳2万英镑。[③] 许多议员从不同角度支持2万英镑。惠特布雷德先生（Mr. Whitbread）认为，牛痘接种对救济穷人贡献巨大，支持2万英镑。温德姆先生非常赞同牛痘接种制度，认为詹纳的发现惠及四海，福泽深远，其价值难以估量。他提醒议员们不要忘记牛痘接种的走势是完全消灭天花，从而把人类从最可怕的灾难中解救出来，故支持2万英镑

---

① Hansard, House of Commons, "Vaccine Inoculation—Reward To Dr Jenner," Vol. 9, 29 July 1807, Column 1011, https://hansard. parliament. uk/Commons/1807 – 07 – 29/debates/d781d 424 – 4773 – 4b2b – bc2b – 8c7972d4217b/VaccineInoculation% E2% 80% 94RewardToDrJenner? highlight = vaccination # contribution – d03faa 18 – 3730 – 4d55 – b4a0 – 451259e332cf.

② House of Commons, *Debates in Parliament Respecting the Jennerian Discovery*, London: W. Phillips, 1808, p. 132.

③ Hansard, House of Commons, "Vaccine Inoculation—Reward To Dr Jenner," Vol. 9, 29 July 1807, Column 1015, https://hansard. parliament. uk/Commons/1807 – 07 – 29/debates/d781d 424 – 4773 – 4b2b – bc2b – 8c7972d4217b/VaccineInoculation% E2% 80% 94RewardToDrJenner? highlight = vaccination # contribution – d03faa 18 – 3730 – 4d55 – b4a0 – 451259e332cf. 另见于 James Carrick Moore, *The History and Practice of Vaccination*, London: J. Callow, 1817, p. 204。

的奖励。[1] W. 史密斯（W. Smith）认为，詹纳宣传这一发现的花费超出上次奖励他的1万英镑；来自世界各地包括印度的报告纷纷证明牛痘接种的成功，支持2万英镑的提议。赫伯特先生（Mr. Herbert）从牛痘发现的更长远和更有效的角度出发支持2万英镑。富勒先生（Mr. Fuller）也支持2万英镑。[2]

威廉·威尔伯福斯（William Wilberforce，1759－1833）在下院发表长篇大论阐明他的观点，认为1802年投票支持1万英镑是合理的，从三个方面肯定詹纳的贡献。一是詹纳的发现是为公益而非一己私利。詹纳在公之于众之前10年已经知晓这一发现，没有为了一己之私而急匆匆地实施。如果他是为了私利，早已获利颇丰，但他超越了这种利己主义的考虑，一直热情地指导每一个从业者如何实施牛痘接种。詹纳医生把这一发现公之于众，短短10年间已经泽被寰宇，甚至传至土耳其、东印度群岛和中国的广袤领土。詹纳医生如此大公无私地致力于公益，理应得到奖励。二是牛痘接种的功效。牛痘接种在各方面都取得了前所未有的成功，拯救数国数百万人的生命。三是维护英国爱才形象。詹纳在国外大名鼎鼎，抵达英国的外国人经常会打听詹纳的情况。故而，他认为1万英镑的奖励配不

---

[1] Hansard, House of Commons, "Vaccine Inoculation—Reward To Dr Jenner," Vol. 9, 29 July 1807, Column 1015, https：//hansard. parliament. uk/Commons/1807 － 07 － 29/debates/d781d 424 － 4773 － 4b2b － bc2b － 8c7972d4217b/VaccineInoculation% E2% 80% 94 RewardToDrJenner? highlight = vaccination # contribution － d03faa 18 － 3730 － 4d55 － b4a0 － 451259e332cf.

[2] Hansard, House of Commons, "Vaccine Inoculation—Reward To Dr Jenner," Vol. 9, 29 July 1807, Column 1011, 1012, 1015, https：//hansard. parliament. uk/Commons/1807 － 07 － 29/debates/d781d424 － 4773 － 4b2b － bc2b － 8c7972d4217b/VaccineInoculation% E2% 80% 94 RewardToDrJenner? highlight = vaccination # contribution － d03faa18 － 3730 － 4d55 － b4a0 － 451259e332cf.

上詹纳的功绩，詹纳应该得到更多的奖励；他建议授予詹纳1000 英镑的年金，并举行投票。总之，他支持 2 万英镑的奖励，更喜欢他自己的年金方案。①

最终，下院分裂为增加派和减少派，增加派以 60∶47 的票数而获胜。② 詹纳在给友人的信中写道："议会昨晚投票为我公开牛痘接种而赠予我 2 万英镑。辩论持续了两个半小时。"③

下院先后两次为牛痘接种的发现奖励詹纳 3 万英镑，表明官方对詹纳功绩的认可。然而，恰如西格里斯特所评论的："3 万英镑，与詹纳的发现对国家的贡献相比，又算得了什么呢？"④ 在此期间，德国、法国等国出台牛痘接种立法或强制实施牛痘接种，意味着对牛痘接种的官方认可和全面推行，英国的牛痘接种立法几经讨论以流产而告终。

---

① Hansard, House of Commons, "Vaccine Inoculation—Reward To Dr Jenner," Vol. 9, 29 July 1807, Column 1013, https：//hansard. parliament. uk/Commons/ 1807 – 07 – 29/debates/d781d 424 – 4773 – 4b2b – bc2b – 8c7972d4217b/VaccineInoculation% E2% 80% 94RewardToDrJenner？ highlight = vaccination # contribution – d03faa 18 – 3730 – 4d55 – b4a0 – 451259e332cf. 另见于 House of Commons, *Debates in Parliament Respecting the Jennerian Discovery*, London：W. Phillips, 1808, p. 97。

② Hansard, House of Commons, "Vaccine Inoculation—Reward To Dr Jenner," Vol. 9, 29 July 1807, Column 1015, https：//hansard. parliament. uk/Commons/ 1807 – 07 – 29/debates/d781d 424 – 4773 – 4b2b – bc2b – 8c7972d4217b/VaccineInoculation% E2% 80% 94RewardToDrJenner？ highlight = vaccination # contribution – d03faa 18 – 3730 – 4d55 – b4a0 – 451259e332cf. 另见于 House of Commons, *Debates in Parliament Respecting the Jennerian Discovery*, London：W. Phillips, 1808, p. 97；James Carrick Moore, *The History and Practice of Vaccination*, London：J. Callow, 1817, p. 209。

③ C. J. S. Thompson, *Edward Jenner, the Discoverer of Vaccination*, Leyden：E. J. Brill, 1921, p. 217.

④ ［瑞士］亨利·E. 西格里斯特：《伟大的医生：一部传记式西方医学史》，柏成鹏译，商务印书馆 2014 年版，第 257 页。

（二）流产的牛痘接种法

19世纪初，牛痘接种的支持者们呼吁政府出台牛痘接种立法甚至实行强制牛痘接种，理由有二：一是牛痘接种预防天花的效果已经得到证明，天花仍在各地肆虐，预防天花刻不容缓；二是巴伐利亚、丹麦、挪威、波希米亚（Bohemia）、普鲁士和瑞典等欧洲大陆国家和地区已经实行强制牛痘接种，部分医学界人士认为英国没有理由不效仿。①

1802—1815年，牛痘接种成为下院辩论的一个重要内容。议会面对的主要困境是，在对牛痘接种了解有限的情况下，是否应向公众公开牛痘接种实施的程度。1806年，下院议员马修斯医生（Dr. Matthews）强调牛痘接种比人痘接种的巨大优越性。② 也有议员认为，尽管牛痘接种在其他国家深受好评，但也存在抵制牛痘接种的声音。③ 下院议员威廉·威尔伯福斯建议在采取任何公共行动之前，应了解更多的牛痘接种知识，"应谨慎地避免采取强制措施"；如果必须强制牛痘接种，也应明确强制的规则，以自愿牛痘接种为先，减弱公众的反对声浪。他倡导实施多年的检疫法（the laws of quarantine），认为它优点很多。④ 有学者认为，威尔伯福斯不是反牛痘接种派，

① J. B. Tucker, *The Once and Future Threat of Smallpox*, New York: Grove Press, 2001, p. 31.

② *Our Legislators on the Vaccine Question: A Record of Parliamentary and Extra - Parliamentary Utterances and Opinions from 1802 to 1880*, London: Edward W. Allen, 1880, p. 6.

③ 相关内容详见第二章第一节。

④ Hansard, House of Common, "Vaccine Inoculation," Vol. 7, July 2, 1806, Column 887 - 888, https://hansard.parliament.uk/Commons/1806 - 07 - 02/debates/364ff697 - abe7 - 457c - b4bd - eabac75c3f0e/VaccineInoculation? highlight = vaccination#contribution - d9a12c9c - a937 - 41ba - a6d4 - 3fd701ff9156.

只是对现有的牛痘接种功效态度谨慎。① 大多数议员反对威尔伯福斯的观点，也反对草率立法。

1. 1808 年牛痘接种法的流产

牛痘接种的扩大使得牛痘疫苗严重短缺，公众因纯净的牛痘疫苗的供应不足而深受其害。政府有责任保护婴幼儿不受天花侵袭的呼声高涨。詹纳的支持者声称，国家负有积极促进公共安全之责，政府防止疾病传播的职责高于个人自由，甚至超过父母养育孩子的决断权。1807 年，皇家内科医学院一致支持牛痘接种，主张设法免费保护穷人，限制人痘接种者以防止他们传染天花。② 皇家詹纳协会秘书查尔斯·默里（Charles Murray，1768－1847）医生从公共利益和个人权利、为儿童牛痘接种的必要性两方面予以论述。他认为，成本和利益之间存在一种平衡：对少数人的临时限制会使所有人受益。面对牛痘接种根除天花的可能性，个人的权利应让位于公共利益。③ 他强调“每个新生儿都是国家的孩子”，议会有权保护孩子不受天花的侵袭，鉴于牛痘接种的安全性和有效性，人痘接种“应该被法律禁止”④。这种想法并没有转化为英国政府对牛痘接种的支持。

---

① Kaitlyn Akel, "'A Splendid Delusion': Reassessing Vaccination in England, 1796－1853," *International Social Science Review*, Vol. 95, No. 3, 2019, p. 21.

② Peter Baldwin, *Contagion and the State in Europe*, *1830－1930*, New York: Cambridge University Press, 1999, p. 258.

③ Charles Murray, *A Letter to His Royal Highness the Duke of York*, *President*, London: John Murray, 1808, pp. 14－15.

④ Charles Murray, *An Answer to Mr. Highmore's Objections to the Bill before Parliament to Prevent the Spreading of the Infection of the Small Pox*, London: Longman, Hurts, Rees & Orme, 1808, pp. 52－53.

1807 年在讨论奖励詹纳的金额时，亨利·佩蒂勋爵表达了对人痘接种的看法。他认为，自发现牛痘接种以来，天花的死亡人数有所增加；对于那些采取自认为最明智的方式——人痘接种的人，不干涉他们的自由，但他们不应该危及他人的健康。这些人在感染天花时应被限制在自己的家里，以免在社区中传播天花。① 议员富勒先生在强调詹纳的贡献的同时，建议采取措施限制人痘接种，否则牛痘接种难以产生充分的效果。②

1808 年 5 月 30 日，富勒向下院提交《预防天花传播法》(*Bill to Prevent the Spreading of the Infection of Smallpox*)，内容包括：限制并规范人痘接种，持有执照才能从事人痘接种；禁止父母携带生病且未接种牛痘的儿童去往公共场所；对出现自然天花或牛痘天花的房屋做标记，当私人住所不合适时，人痘接种者在政府提供的住所内隔离；对传染天花者予以惩罚，根据情况可酌情减少罚款。③ 该法案的核心是通过限制人痘接种、

---

① Hansard, House of Commons, "Vaccine Inoculation—Reward To Dr Jenner," Vol. 9, 29 July 1807, Column 1010, https：//hansard. parliament. uk/Commons/1807 – 07 – 29/debates/d781d424 – 4773 – 4b2b – bc2b – 8c7972d4217b/VaccineInoculation% E2% 80% 94RewardToDrJenner? highlight = vaccination # contribution – d03faa18 – 3730 – 4d55 – b4a0 – 451259e332cf.

② Hansard, House of Commons, "Vaccine Inoculation—Reward To Dr Jenner," Vol. 9, 29 July, 1807, Column 1015, https：//hansard. parliament. uk/Commons/1807 – 07 – 29/debates/d781d424 – 4773 – 4b2b – bc2b – 8c7972d4217b/VaccineInoculation% E2% 80% 94RewardToDrJcnner? highlight = vaccination # contribution – d03faa18 – 3730 – 4d55 – b4a0 – 451259e332cf. 另见于 House of Commons, *Debates in Parliament Respecting the Jennerian Discovery*, London：W. Phillips, 1808, p. 97。

③ Hansard, House of Commons, "Small Pox Prevention Bill," Vol. 11, 30 May, 1808, Column714, https：//hansard. parliament. uk/Commons/1808 – 05 – 30/debates/23e5fa44 – 8746 – 4f90 – 92ff – 61943596690c/SmallPoxPreventionBill? highlight = infection% 20small% 20pox#contribution – c420facd – 3603 – 4b91 – a815 – 70ca2ad92394.

倡导牛痘接种来减少天花的传染。

在 6 月 9 日的下院辩论中，议员们或多或少承认牛痘接种的价值，但反对该法的内容。财政大臣亨利·佩蒂勋爵认为，众多事例证明牛痘接种的功效，尚无它绝对正确无误的证据，态度审慎。① 托利党的乔治·坎宁（George Canning，1770 - 1827）认为，牛痘接种具有预防天花的重要价值，但反对国家采取任何强制性的措施。威廉·威尔伯福斯认为，外国坚决认可牛痘接种的天花预防功效，失败案例也没有动摇对它的信心，建议成立一个机构调查失败的牛痘接种等核心问题。② 这项法案也遭到部分民众的反对。安东尼·海默尔（Anthony Highmore）等法学家从法律角度反对国家干预，认为对人痘接种的立法限制将剥夺公众的接种自由选择权，隔离天花患者破坏家庭关系，造成公众的恐慌和痛苦。③ 最终，该法案因侵犯个人自由遭下院否决。④

---

① Hansard, House of Commons, "Vaccine Inoculation," Vol. 11, 9 June, 1808, Column 843, https：//hansard. parliament. uk/Commons/1808 - 06 - 09/debates/f2f4ca30 - 1a28 - 4738 - 95a1f88b34005a37/VaccineInoculation? highlight = vaccination#contribution - 1fb44287 - 46be - 4d 25 - ae26 - 958888d4f545. 另见于 James Carrick Moore, *The History and Practice of Vaccination*, London：J. Callow, 1817, pp. 219 - 220。

② Hansard, House of Commons, "Vaccine Inoculation," Vol. 11, 9 June, 1808, Column 844, https：//hansard. parliament. uk/Commons/1808 - 06 - 09/debates/f2f4ca30 - 1a28 - 4738 - 95a1 - f88b34005a37/VaccineInoculation? highlight = vaccination#contribution - c31ca96b - 3894 - 4085 - b5a2 - 30f39252e8ce.

③ Anthony Highmore, *A Statement of Some Objections to the Bill to Prevent the Spreading of the Smallpox*, London：R. Wilks, 1808, 转引自 Deborah Brunton, *The Politics of Vaccination：Practice and Policy in England, Wales, Ireland, and Scotland, 1800 - 1874*, Rochester：University of Rochester Press, 2008, p. 17。

④ Lindsay Paturalski, "'To Bring Them under Control'：Vaccination and Medical Authority in England, India, and Jamaica, c. 1800 - 1910," thesis of Ph. D., Boston College, 2021, p. 27.

第一章　医学进步：从人痘接种到牛痘接种　◁◇

在该法案讨论期间，来自伦敦牛痘疫苗所的一份请愿书引起下院议员的讨论。在请愿书中，伦敦牛痘疫苗所历数在牛痘接种和传播牛痘疫苗方面的贡献，因依靠自愿捐款维持运转，资金匮乏，不得已请求公共援助。富勒斥责这是明目张胆地欺骗公众的把戏；即便不是百分百的欺骗也八九不离十，随后讲述了与他们打交道的遭遇，将他们描绘成招摇撞骗之流。富勒认为，"下院议员应该为与这些人有丝毫关系而感到羞耻"，不应支持"这类招摇撞骗"。T. 特顿（T. Turton）驳斥富勒的指责，为伦敦牛痘疫苗所辩护。他认为，成立于1806年的伦敦牛痘疫苗所由一群贵格会教徒管理，这些人恪守道德、品行端方，愿意为他们作证；自成立之日起，该机构已向8.1万人提供牛痘疫苗。请愿者只是讲述他们的状况，请求在必要之时得到公共资助，完全合情合理。① 最终下院认为，支持伦敦牛痘疫苗所不如成立全国性的牛痘疫苗机构，既能够完美地保存牛痘疫苗并分发各地，所需开支又不多，当时估计每年的支出不足3000英镑。② 这就是前文所述国家牛痘疫苗中心的由来。

从1808年的议会辩论和决策来看，关于牛痘接种的辩论检验了政府对公共卫生责任的局限性。议员们认为，国家有义务保护民众的健康，但不是以任何直接监管的形式，因为这种形式影响民众的行动自由，也影响在牛痘接种和人痘接种之间

① Hansard, House of Commons, "London Vaccine Institution," Vol. 11, 2 June, 1808, Column 804, https: //hansard. parliament. uk/Commons/1808 – 06 – 02/debates/0729ed5c – 9568 – 4f7f – 9c70 – f3de625ce1ef/LondonVaccineInstitution? highlight = vaccine%20inoculation#contribution – f0cfd15e – d0d4 – 4ae1 – 9896 – aec2540583f0.

② James Carrick Moore, *The History and Practice of Vaccination*, London: J. Callow, 1817, p. 218.

的选择权和自由。议会也注意到对牛痘接种的各种质疑，以成立国家牛痘疫苗中心这种切实可行的方式支持牛痘接种。

1813年，博林登勋爵（Lord Boringdon，1772 – 1840）提交限制天花传染的法案后撤回，1814年5月再次提交后又撤回。下院辩论时，博林登强调为了集体安全而采取一些限制是必要的，法律规定任何在鼠疫地区旅行的人都须接受隔离，以防止疾病传播给他人，同理，一个人放火烧自己的房子进而威胁其他人的财产肯定会招来惩罚。但下院议员们认为，"每个人都有权用自己的身体和财产做自己喜欢做的事"，立法规范人痘接种意味着议会剥夺个人的接种选择权，干涉了民众的自由。[①]

1808—1814年的一系列法案未能在议会获得足够的支持，源于下院议员不愿干涉民众的接种自由，对如何有效预防天花尚未达成共识，这在功败垂成的1815年牛痘接种立法中再次体现出来。

2. 功败垂成的1815年牛痘接种法

1815年，博林登勋爵再次提交牛痘接种法案，主要内容依然是禁止人痘接种、实施牛痘接种、惩罚人痘接种造成的天花传播等。这是由一起案件引起的。1815年初，一个母亲被宣判有罪，原因是带着她已接种人痘疫苗的孩子抛头露面，致使11人感染天花，其中8人病危。[②] 这起过失判罚适用的法律基

_____

① Deborah Brunton, *The Politics of Vaccination: Practice and Policy in England, Wales, Ireland, and Scotland, 1800 – 1874*, Rochester: University of Rochester Press, 2008, p. 18.

② John Cross, *A History of the Variolous Epidemic Which Occurred in Norwich in the Year 1819 and Destroyed 530 Individuals*, London: Burgess and Hill, 1820, pp. 218 – 219.

础和定罪原则成为上院讨论的焦点。

5 月 8 日，上院围绕传播天花的处罚问题展开辩论。博林登勋爵回顾前两年流产的法案以表明制定相关法案的重要性。他说，1813 年，他提出的限制人痘接种以避免传染天花的法案被撤回，去年提出的另一项法案也被撤回；对面的贵族和地主老爷们认为接种人痘疫苗致天花传播这一罪行应依据普通法予以惩处，实际上，牛痘接种能够有效预防天花进而防止天花传染。这起母亲带着人痘接种的孩子抛头露面而导致 8 人丧生的案件最近由普通法优先起诉，罪犯被定罪和惩罚，如果人人知晓当事人受到普通法的严厉惩罚，能够遏制他们带着人痘接种的孩子到公共场所的行为，恰恰因为最近的判决没有这种"杀一儆百"的效果，他才有责任提出这一法案。埃伦伯勒勋爵（Lord Ellenborough）爱德华·劳（Edward Law，1790 – 1871）认为，法官是根据普通法的相关规定裁决这类案件，类似罪行并非首次被起诉，应查找同类的其他案件以统一执法标准，议会以后有必要采取适当的预防措施以防止天花的传播。[1]此后的类似案件仍遵循这一判罚标准。

6 月 15 日，下院议员温（Wynn）强调牛痘接种是天花的克星，关乎国家利益，有必要消除下层民众对它的主要偏见。他从"为那些希望接种牛痘疫苗的穷人谋福利"的宗旨出发，提出面向穷人的免费但不强制的济贫牛痘接种体系，为穷人的

---

[1]　Hansard, House of Lords, "Small – Pox Prevention Bill," Vol. 31, 8 May, 1815, Column 1184, https: //hansard. parliament. uk/Lords/1815 – 05 – 08/debates/ f192ad59 – 6566 – 463e – 9e03 – fb85855385e4/Small – PoxPreventionBill? highlight = vaccination％20bill#contribution – 32749693 – 9fe8 – 4152 – bcfb – 3dd213fd9075.

每个孩子接种牛痘疫苗支付半克朗（half－a－crown）的费用。① 班克斯先生明确支持牛痘接种。②

该法案在下院通过后，在上院遇到坚决的反对，以查尔斯·斯坦霍普（Charles Stanhope，1753－1816）为代表。7 月 4 日，斯坦霍普认为，牛痘接种倡导者对牛痘接种的态度有三种不同情形：福音，冷漠，支持免费牛痘接种。他毫不犹豫地认为，免费牛痘接种是"下院有史以来提出的最荒谬的措施"③，打算在明天的二读后否决它。第二天，在上院辩论中，斯坦霍普提议向公众征税 50 万英镑用于牛痘接种以从中获利。他还对比牛痘接种和人痘接种的"优点"给出反向对比：1730 人在伦敦天花接种医院接受人痘接种，1 人死亡，1 万人在户外接种人痘疫苗，只有 10 人死亡，而接种牛痘疫苗的人 1/6 死亡。随后，他继续评论免费牛痘接种制度的几项权宜之计，以讽刺"同样荒谬的措施"竟被下院议员强行采纳。在斯坦霍普的提议下，该法案在二读后被否决，斯坦霍普诚实地投下反对票。④

---

① 半克朗，英国银币名，相当于 2 先令 6 便士。

② Hansard, House of Commons, "Vaccination Bill," Vol. 31, 15 June, 1815, Column 1846, https：//hansard. parliament. uk/Commons/1815－06－15/debates/8a852ebe－4acc－4422－9e93－5b69e13cf2e5/VaccinationBill? highlight = bill% 20smallpox#contribution－d578d60a－2f63－4a4f－89c7－b8d3f11fca2a.

③ Hansard, House of Lords, "Vaccination Bill," Vol. 31, 4 July, 1815, Column 1088, https：//hansard. parliament. uk/Lords/1815－07－04/debates/b5d1eae3－7d0f－4597－bad2－2f751f2a0bc0/HouseOfLords? highlight = vaccination#contribution－0db28ffa－41c3－4bbb－aef0－8877e38a0d5b.

④ Hansard, House of Lords, "Vaccination Bill," Vol. 31, 5 July, 1815, Column 1121, https：//hansard. parliament. uk/Lords/1815－07－05/debates/01ed59c1－76d3－4385－8869－bdc2c9cb5a8f/VaccinationBill? highlight = vaccination#contribution－26baedbd－bed6－4bcb－8dd4－61715d928b7d.

1815 年的牛痘接种法试图通过强调国家干预公共利益的先例证明限制人痘接种的合理性。① 议员们认为，现有的知识不足以信任牛痘接种，致使它流产。1815 年后的很长时间里，议会没有论及牛痘接种立法，但是牛痘接种的功效不断显现，并得到一些议员的多角度认可。

1828 年 3 月 25 日，下院进行《废除终身年金法》（*Life Annuities Repeal Bill*）的三读辩论时，约瑟夫·休姆（Joseph Hume）指出，过去 30 年间，人们的寿命发生了变化，提醒高贵的绅士们"这很大程度上是由于牛痘接种的实施和其他现代医学的进步"，1790 年之前的 40 年总是有某种流行病盛行，过去 30 年摆脱了这类灾害，并不是它们不再卷土重来的理由。② 从休姆的发言可以看出，牛痘接种的功效显而易见，而疾病模式的变化意味着未来的立法应及时调整。③

在 1830 年有关天花的辩论中，下院议员威廉·迪金森（William Dickinson）提交了一份来自医生和其他人的请愿书。请愿书的主要内容是人痘接种加剧了天花的流行，为阻止接种人痘疫苗的儿童到公共场所抛头露面，请求议会采取补救措施，例如禁止人痘接种。约瑟夫·休姆认为，一些从业者的"辛勤劳动"导致天花死亡人数增加，这也有助于说服公众相

① Kaitlyn Akel, "'A Splendid Delusion'：Reassessing Vaccination in England, 1796 – 1853," *International Social Science Review*, Vol. 95, No. 3, 2019, p. 23.

② Hansard, House of Commons, "Life Annuities Repeal Bill," Vol. 18, 25 March, 1828, Column 1347, https://hansard. parliament. uk/Commons/1828 – 03 – 25/debates/ec2f25b2 – 70ad – 4972 – 824e – e9d1c7a02170/LifeAnnuitiesRepealBill?highlight = vaccination#contribution – a28f690 c – e341 – 4c00 – 9a63 – 67f953831fb4.

③ Kaitlyn Akel, "'A Splendid Delusion'：Reassessing Vaccination in England, 1796 – 1853," *International Social Science Review*, Vol. 95, No. 3, 2019, p. 24.

信人痘疫苗"没有任何好处"，主张个人自由选择他们喜欢的
方式接种疫苗。①

牛痘接种问世后的十多年间，英国议会对牛痘接种的态度
左右摇摆。一方面，下院先后两次奖励詹纳，肯定牛痘接种的
发现的深远影响及詹纳的贡献；另一方面，与欧洲大陆各国先
后实施强制免费牛痘接种相比，议会对免费牛痘接种或强制牛
痘接种的态度冷淡，相关立法流产。究其原因，主要有二：一
是议会对牛痘接种的功效持谨慎态度。尽管议会通过了奖励詹
纳的提案，但反对者不乏其人，盛行已久的人痘接种在英国仍
拥有广泛的市场和追随者，牛痘接种并不能百分百地预防天
花，民众对它持有偏见和质疑，② 导致议会不敢贸然干预。二
是政府以自由放任政策为圭臬，免费接种、强制牛痘接种等举
措意味着干涉民众的日常事务，侵犯民众的自由和权利，与英
国的法律和传统背道而驰。这就使得立法机关不愿制定侵犯
"个人的自由和权利"的激进立法。这符合政府一贯的"稳健
执政"的风格，但不符合政府的职能和时代的要求。天花预防
和接种方式的选择不仅仅是个人选择的小事，还是关乎社会稳
定、民众生命的重大社会问题和政治问题。自愿牛痘接种的弊
端越来越显而易见。随着 1817 年、1837 年等年份天花的肆虐，
英国政府最终把天花预防事务纳入立法范畴。

---

① Hansard, House of Commons, "Small pox", Vol. 22, 15 February, 1830, Column 528, https：//hansard. parliament. uk/Commons/1830 - 02 - 15/debates/9bed46a7 - c362 - 4415 - b8a9 - 18014fb5e234/SmallPox？highlight = vaccination#contribution - 6d28bd17 - bf7d - 48e0 - b1fb - f537c50e17c0.

② 关于该机构的详情参见第二章第一节的相关论述。

四　詹纳的生前身后名

作为牛痘接种的发现者，詹纳的后半生掺杂着荣耀与失意，医学圣徒的崇高形象是时间检验之下层累的结果。

（一）荣耀与失意交织的后半生

自 19 世纪初牛痘接种的天花预防效果被认可以来，詹纳声名远播，名扬四海。就他的医学生涯、社会声誉、官方定位、个人生活而言，同行的尊敬和排斥、社会的赞美和谩骂、官方的肯定和质疑、家庭的温馨和不幸交织在一起，使詹纳在荣耀与失意中度过余生。

作为受过专业医学训练、悬壶问世多年、成就斐然的医生，詹纳在世时受到国内外医学人士的尊敬乃至崇拜。19 世纪英国的医学界对詹纳的颂扬不绝。1803 年，亚历山大·斯蒂芬斯医生在《论詹纳医生》的小册子中认为，"牛痘接种具有无与伦比不可估量的价值"，"是前所未有的最重要的发现"。他也注意到牛痘接种的全球性影响，"牛痘接种现在已经在欧洲、亚洲、美洲快速传播，我们为此而与有荣焉。所有国家将争先恐后地努力灭绝天花，并缓解人类的所有灾难"。也正是着眼于全人类与天花的斗争，斯蒂芬斯认为，"在所有公众人物中，詹纳医生公正地赢得传记中臻于至善的赞美，他孜孜不倦地一展长才，最有效地促进了公共利益"，为人类免遭天花的缠斗做出了史无前例的贡献。[1] 苏格兰医学界发现支持牛痘接种的证据"令人信服"，研究员们"不约而同地"选举

---

[1] Alexander Stephens, *Dr. Jenner*, London: Printed for Richard Phillips, by C. Mercier, 1803, pp. 19, 48, 18.

詹纳为苏格兰医学院荣誉研究员。[1] 刚从爱丁堡医学院毕业的年轻人约翰·巴伦于 1808 年在伦敦邂逅詹纳，与他结成"亲密无间"的终身友谊，[2] 并为他撰写首部传记。国家牛痘中心的詹姆斯·卡里克·穆尔医生非常尊敬詹纳，及时向他了解牛痘接种情况并看重他的建议。[3] 约翰·科克利·莱特瑟姆医生是牛痘接种的早期和有影响力的拥护者，认为"唯有新发现的（发现于 1781 年）天王星可与詹纳的发现相媲美"[4]！一个医学委员会调查后得出结论："一致认为，如果普遍实行牛痘接种，它将是最终根除天花的方法。"[5] 另一位医学同行以启蒙时代的语言写道："詹纳的大名，家喻户晓的词汇，以各种各样陌生的语言表述，回响在全世界的茅舍里，豪宅内，宫殿中"，他得到国家的奖励理所应当，因为他的发现降低了天花死亡率（特别是在武装部队中）和痛苦，节省了大量资金。[6]

　　詹纳还获得国际医学同行的尊崇。欧洲大陆对"不朽"詹纳的崇拜生根发芽并开枝散叶，法国接种牛痘疫苗的同行都称

---

① 　Royal College of Physicians of London，*Report of the Royal College of Physicians of London on Vaccination*，London：L. Hansard for Longman，Hurst，Rees，& Orme，1807，p. 9.

② 　John Baron，*The Life of Edward Jenner*，London：Henry Colburn，1827，p. ix.

③ 　Michael Bennett，*War against Smallpox：Edward Jenner and the Global Spread of Vaccination*，Cambridge：Cambridge University Press，2020，p. 352.

④ 　John Coakley Lettsom，*Observations on the cow - pock*，London：Nichols & son for J. Mawman，1801，p. 11.

⑤ 　Medical Committee，*Report of a Medical Committee on the Cases of Supposed Small - pox after Vaccination：Which Occurred in Fullwood's Rents，Holborn，in August and September，1804*，London：S. Highley，1804，pp. 17 - 30.

⑥ 　James Carrick Moore，*The History and Practice of Vaccination*，London：J. Callow，1817，pp. 300，195 - 209.

赞詹纳的天才。[1] 法国医生若阿内斯·德·卡罗（Joannès de Carro，1770－1857）吹嘘他与詹纳的友谊，以詹纳之名为三儿子取名，以被称为"东方的詹纳"为荣。在 1801 年致詹纳的第一封信中，另一位法国医生路易·萨科（Louis Sacco）写道："与医学天才通信，我倍感荣幸。"[2] 詹纳被吸收为法国国家研究所（National Institute of France）的外国助理，得到外国医学机构的认可。

　　声名显赫的詹纳并没有从他的伟大发现中获得经济收益，因为他大部分时间致力于牛痘接种的医学实践和现款支付牛痘疫苗，花费不赀。[3] 他每天耗费很多时间邮寄牛痘疫苗，每天的邮资超过 1 英镑，以至于他称自己为"世界牛痘疫苗员"（Vaccine Clerk to the World）。[4] 反对他的医学同行对他冷嘲热讽，本杰明·莫斯利（Benjamin Moseley，1742－1819）医生讽刺说："牛痘接种不过是苍穹中的一颗新星……首次被发现于穷乡僻壤。它亮晶晶的，其缺点肉眼可见。"[5]

　　对詹纳来说，职业生涯最失意的莫过于仍被排斥在英国专业医学机构之外。1808 年底，詹纳出任新成立的国家牛痘疫苗中心的第一任主任，没多久就挂冠而去，因为他不是皇家内

---

　　① Michael Bennett, *War against Smallpox：Edward Jenner and the Global Spread of Vaccination*, Cambridge：Cambridge University Press, 2020, p. 357.

　　② John Baron, *The Life of Edward Jenner*, London：Henry Colburn, 1827, p. 452.

　　③ Arthur Salusbury MacNalty, "The Prevention of Smallpox：From Edward Jenner to Monckton Copeman," *Medical History*, Vol. 12, No. 1, 1968, p. 9.

　　④ John Baron, *The Life of Edward Jenner*, Vol. 2, London：Henry Colburn, 1827, pp. 367－368；Ian Glynn and Jenifer Glynn, *The Life and Death of Smallpox*, London：Profile Books, 2005, p. 113.

　　⑤ Benjamin Moseley, *Medical Tracts*, London：John Nichols, 1800, p. 162.

科医学院的成员，也不是该机构行政委员会的成员，无权参与该机构的核心事务，主任一职徒有虚名。这表明詹纳作为没有被专业医学组织接纳的"非医学会医生"，被排斥在医学精英的小圈子之外。1813 年 12 月 15 日，从未有过牛津大学教育经历的詹纳被授予牛津大学的医学博士学位，是 70 年来的第一人。受宠若惊的詹纳本以为凭借牛津大学医学博士的名号加入皇家内科医学院顺理成章，因缺少希腊语和拉丁语的专业训练，仍被拒于门外。① 皇家内科医学院只接受牛津大学和剑桥大学的毕业生，1771—1833 年仅 168 名会员，更像是一个贵族俱乐部而不是一个专业协会。② 詹纳终其一生都被拒于门外。

　　作为善良的乡村医生，詹纳向全世界传播了牛痘接种的福音，得到国内外民众的赞誉和感激。1802 年底，詹纳当选为年度"公众人物"（public characters）之一，他的天才和人道主义精神在年度"公共人物"小传中得到恰如其分的概括："消灭一种疾病……人类最可怕的祸害……是人类无可估量的最重要的发现。"③ 法国城市布伦（Boulogne）为詹纳竖立雕像。④ 1801 年，奥地利画家约瑟夫·伊格纳茨·魏德利希（Joseph Ignaz Weidlich，1753 – 1815）创作希腊医学之神埃斯库拉

────────────────

　　①　Hervé Bazin, *The Eradication of Smallpox：Edward Jenner and the First and Only Eradication of a Human Infection*, translated by Andrew Morgan and Glenise Morgan, San Diego：Academic Press, 2000, pp. 80 – 81.

　　②　Nadja Durbach, *Bodily Matters：The Anti - Vaccination Movement in England, 1853 -1907*, Durham and London：Duke University Press, 2005, p. 14.

　　③　Alexander Stephens, *Public Characters of 1802 – 1803*, London：Printed for Richard Phillips, by C. Mercier, 1803, p. 19.

　　④　Ian Glynn and Jenifer Glynn, *The Life and Death of Smallpox*, London：Profile Books, 2005, p. 121.

庇乌斯（Aesculapius）向詹纳的成就致敬的版画，以充满象征和隐喻的方式赞美詹纳（见图1-7）。世界各地的各种荣誉也涌向詹纳。1803年，詹纳被吸纳为美国艺术与科学院（American Academy of Arts and Sciences）的成员，第二年被哈佛大学授予荣誉法学博士学位，还被授予伦敦、都柏林和爱丁堡等城市的荣誉市民。① 部分民众也不掩饰对詹纳的反感，反牛痘接种派和人痘接种的支持者通过漫画等方式讽刺挖苦詹纳。②

　　詹纳的成就还得到上至英国政府乃至外国君主元首的肯定。前文已述英国议会2次拨款3万英镑褒奖他，1821年英国国王乔治四世（George IV，1762-1830）任命他为国王的特别内科顾问。③ 1806年，美国总统托马斯·杰斐逊在致詹纳的一封信中写道："你消除了人类最大的一个痛苦。人们想起你会感到欣慰，人类永远不会忘记你曾经活在这个世上。后代子孙从历史中知道的，只有可厌的天花曾经存在过的事实。"④ 英国与拿破仑激战正酣的1813年底，因2名亲戚在作战中被法军俘虏，詹纳写信请求拿破仑网开一面。拿破仑喃喃地说，"哦，是詹纳啊，我不能拒绝詹纳"，释放了这2人。⑤

---

① Arthur Salusbury MacNalty, "The Prevention of Smallpox: From Edward Jenner to Monckton Copeman," *Medical History*, Vol. 12, No. 1, 1968, p. 9.

② 相关内容详见第二章第一节。

③ Arthur Salusbury MacNalty, "The Prevention of Smallpox: From Edward Jenner to Monckton Copeman," *Medical History*, Vol. 12, No. 1, 1968, p. 9.

④ John Baron, *The Life of Edward Jenner*, London: Henry Colburn, 1827, p. 425; Ian Glynn and Jenifer Glynn, *The Life and Death of Smallpox*, London: Profile Books, 2005, p. 128; [美] 唐纳德·霍普金斯：《天国之花——瘟疫的文化史》，沈跃明、蒋广宁译，上海人民出版社2006年版，第388页。

⑤ Arthur Salusbury MacNalty, "The Prevention of Smallpox: From Edward Jenner to Monckton Copeman," *Medical History*, Vol. 12, No. 1, 1968, p. 9; Ian Glynn and Jenifer Glynn, *The Life and Death of Smallpox*, London: Profile Books, 2005, p. 122.

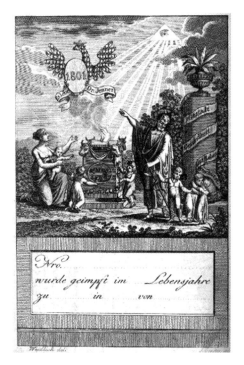

图 1-7　埃斯库拉庇乌斯①向发现牛痘接种的

爱德华·詹纳致敬（版画，1801）

资料来源：Joseph Ignaz Weidlich, "Aesculapius Pays Tribute to Edward Jenner for Introducing Vaccination," engraving, 1801. 奥地利画家约瑟夫·伊格纳茨·魏德利希绘，版画。被牛痘接种的人感谢詹纳，可将名字输入下面的空白表格。画面左上方，一头长着格纹翅膀头戴王冠的雄鹰（摩拉维亚的象征）挥舞着一个小圆盘，圆盘上写着大大的"1801"，飘带上刻有詹纳医生的名讳。上帝的一只眼睛从右上方放射出一束光芒照射在祭坛上。左边，一位母亲和3个孩子献上异教徒的馈赠礼：祭坛上刻着1796年5月14日，即詹纳实施第一例牛痘接种的日期。右边，埃斯库拉庇乌斯扭头示意3名孩童看向右手所指的圆盘。Wellcome Collection 11290i。

———————

①　埃斯库拉庇乌斯：古希腊神话中的医神，专司医疗及医药。

1814 年，反法联盟打败拿破仑后，欧洲大陆的君主们都乐意表达对詹纳的感激之情。普鲁士国王弗雷德里克·威廉三世（Frederick William Ⅲ，1770－1840）是第一个允许自己的孩子接种牛痘的欧洲君主，在柏林建立了一家最先进的牛痘疫苗研究所，每年在詹纳的生日当天举办节日活动。俄罗斯外交官兼医生哈梅尔（Dr. Hamel）亲往切尔特纳姆（Cheltenham）会见詹纳，并敦促他到伦敦觐见沙皇亚历山大一世。6 月 19 日，战胜天花的医生詹纳与打败拿破仑的君主亚历山大一世会面。詹纳亲耳听到了沙俄牛痘接种成功的消息和真诚的感激，谦虚地谢绝"全世界的感激"①。

詹纳显赫的名声与低调的个人生活形成鲜明对比，甚至他的晚年充满悲剧色彩。1810 年，詹纳寄予厚望的长子小爱德华因结核病去世，妻子也在 5 年后死于结核病，唯一幸存的儿子罗伯特在牛津生活，贴心的女儿也嫁人，习以为常的亲密温馨的家庭生活消失了。最终，医学和疾病带来的荣誉和悲伤使詹纳把牛痘接种的医学衣钵传给侄子，而他重拾早年热衷的鸟类研究，从中感受生活为数不多的乐趣。1822 年底，他为邻居送完柴火后中风，于 1823 年 1 月 26 日去世，长眠于伯克利。报纸杂志对詹纳去世的报道敷衍了事，② 与他的赫赫名声形成强烈的反差。

（二）詹纳的身后名

詹纳的功绩如醇酒历时代沧桑而回味悠长。1802 年枢密大

---

① Michael Bennett, *War against Smallpox*：*Edward Jenner and the Global Spread of Vaccination*, Cambridge：Cambridge University Press, 2020, p. 358.

② Michael Bennett, *War against Smallpox*：*Edward Jenner and the Global Spread of Vaccination*, Cambridge：Cambridge University Press, 2020, p. 378.

臣给出的"有史以来人类最伟大或最重要的发现"的评价成为后世对詹纳成就的基本论断，如民族英雄般纪念詹纳的行动却踟蹰不前。1849 年，詹纳诞辰 100 周年之际，考尔德·马歇尔（Calder Marshall）打算为詹纳塑像，随后在欧洲和美国募捐。美国人的反应最迅速、最积极，他们的捐赠数额是英国的 2 倍，与英国在克里米亚（Crimea）激战正酣的沙俄也慷慨捐助。① 1859 年，詹纳雕像被竖立在特拉法加广场（Trafalgar Square）的西南角，1862 年被迁移至肯辛顿花园（Kensington Gardens）不起眼的角落，② 屹立至今（图 1 - 8）。詹纳的故居现辟为詹纳博物馆和会议中心（Jenner Museum and Conference Centre）的所在地，于 1985 年向公众开放。③

　　19 世纪中叶，卫生医官约翰·西蒙（John Simon，1816 - 1904）负责英国的牛痘接种事务，对"1857 年责成我搜集和报告詹纳对人类无与伦比的馈赠的结论性证据深感荣幸"④。有医生反对强制牛痘接种，依然能公正地评价詹纳的贡献："牛痘接种是一项伟大又光荣的发现，并赋予它的著名发现者最伟大的荣耀。"⑤ 詹纳的成就及精神激励了一代又一代的卫

---

　　① Michael Bennett, *War against Smallpox: Edward Jenner and the Global Spread of Vaccination*, Cambridge: Cambridge University Press, 2020, pp. 379 - 380.

　　② John Empson, "Little Honoured in His Own Country: Statues in Recognition of Edward Jenner MD, FRS," *Journal of the Royal Society of Medicine*, Vol. 89, No. 4, 1996, pp. 514 - 518.

　　③ Derrick Baxby, "Edward Jenner's Role in the Introduction of Smallpox Vaccine," in Stanley A. Plotkin, eds., *History of Vaccine Development*, New York: Springer, 2011, p. 25.

　　④ Dorothy Porter and Roy Porter. "The Politics of Prevention: Anti - Vaccination and Public Health in 19th - century England," *Medical History*, Vol. 32, No. 1, 1988, p. 232.

　　⑤ Horace Johnson, *Essay upon Compulsory Vaccination*, Brighton: Fleet & Son, 1856, p. 4.

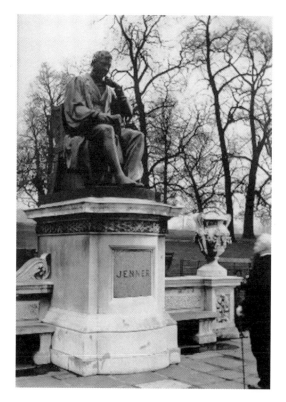

图1-8　肯辛顿花园的詹纳塑像（照片，1920—1940）

资料来源：No Name，"W. Calder Marshall's Statue of Edward Jenner in Kensington Gardens，an Old Man Standing in Front of It，"Photograph，1920-1940，Wellcome Library 560926i。

生从业者，[1] 鼓励他们继续从事划时代的研究，法国细菌学家路易·巴斯德（Louis Pasteur，1822-1895）就是如此。[2] 巴斯

---

[1]　MichaelBennett，*War against Smallpox：Edward Jenner and the Global Spread of Vaccination*，Cambridge：Cambridge University Press，2020，p. 378.

[2]　Arthur Salusbury MacNalty，"The Prevention of Smallpox：From Edward Jenner to Monckton Copeman，"*Medical History*，Vol. 12，No. 1，1968，p. 10.

德用接种预防炭疽热，毫不扭捏地表达对詹纳的敬仰之情："我将牛痘接种的含义作了引申，我希望有一天科学能把这种引申作为我由衷的敬意献给最伟大的英国人之一：你们的詹纳，我敬佩他的伟绩，敬佩他对世人的卓越贡献。今天，能在伦敦这座高贵、好客的城市赞誉詹纳这个不朽的名字，我由衷地高兴。"① 詹纳开创的牛痘接种革命并没有涉及医学理论的重大突破，但为19世纪末天花病毒的发现等细菌革命奠定基础。20世纪30年代，人类在电子显微镜下第一次看到詹纳有效预防的天花病毒的真实样貌，成为现代免疫学的先声。②

19世纪中叶以来，各色人等想到天花就会对詹纳充满怀念和感激。1857年，幽默周刊《庞奇》（*Punch*）刊登《致詹纳的最好纪念》一文。一位年轻的女士被要求向詹纳塑像捐款。她虔诚地回复："不仅如此，我认为我已经有幸被选为向他表示敬意的纪念物"，然后她指了指她美丽的容颜。确实，感谢詹纳的发现，她的脸上没有一丁点被天花毁容的痕迹。沿此观点，该文作者认为，每一位漂亮的女士，不管单身、已婚还是寡居，已经通过接种牛痘成功地保护她们的美丽免遭可怕的天花的蹂躏，请让她们在余生中到特拉法加广场的塑像前站立一小时。因为她们毫无瑕疵的漂亮面容是最美丽动人的，同时也是最适宜的，塑像是向詹纳致意，必定在各时代用以表达所有人的敬意。③ 这不仅是幽默的调侃，还是有远见的预见。亲历

---

① ［美］唐纳德·霍普金斯：《天国之花——瘟疫的文化史》，沈跃明、蒋广宁译，上海人民出版社2006年版，第121页。

② Michael Bennett, *War against Smallpox：Edward Jenner and the Global Spread of Vaccination*, Cambridge：Cambridge University Press, 2020, pp. 369, 376.

③ Horace Mayhew and Shirley Brooks, "The Best Monument to Jenner," *Punch*, 26Sep., 1857, p. 125.

过天花疫情的英国老人不会忘记牛痘接种的功效。"没有人能讲述牛痘接种为国家做了什么，谁不记得以前的可怕景象是多么司空见惯：人毁容，令人恶，以厌恶之情袖手旁观……许多人毫无希望地盲目应对。"[1] 19 世纪末，在政界和医学界享有盛誉的欧内斯特·哈特（Ernest Hart，1835－1898）写道："人终有一死，我们无法让人不死，但是我们可以保护他远离疾病和痛苦，可以通过牛痘接种和二次牛痘接种保护他免遭天花。"[2] 1896 年，《英国医学杂志》为庆祝詹纳试验的百年纪念，用 50 页篇幅回顾了世界各地的牛痘接种成就。[3] 下院议员威廉·O. 普里斯特利（William O. Priestley）认为，天花的破坏比最残酷的战争更猛烈，19 世纪多亏了詹纳才避免了天花的肆虐。[4]

詹纳的生平和功绩引起后人从各角度纪念他和研究他。詹纳去世 4 年后，他的弟子约翰·巴伦医生出版了他的第一本传记《爱德华·詹纳传》，不但将他描绘为圣徒式医生，还成为研究詹纳的参考书。[5] 另一位传记作者在前言中写道："所有的博物学家都记得他是杜鹃鸟的独特活动的发现者；所有国家

---

[1] Annabella Maria Browne, *The Story of Vaccination*, London：Gardner, Darton, & Co., 1896, p. 1.

[2] Ernest Hart, *Vaccination, and What It Does：Simply Explained*, London：Society for Promoting Christian Knowledge, 1896, p. 16.

[3] Ian Glynn and Jenifer Glynn, *The Life and Death of Smallpox*, London：Profile Books, 2005, p. 152.

[4] Hansard, House of Commons, "Vaccination Bill," Vol. 56, 19 April, 1898, Column 435, https：//hansard. parliament. uk/Commons/1898－04－19/debates/2c3a8375－b0cd－42fa－933a－e709cf8b6290/VaccinationBill.

[5] John Baron, *The Life of Edward Jenner*, London：Henry Colburn, 1827, pp. ix－xxiv.

承认对这位几乎从地球上消除天花之人的感激之情。"①

20 世纪以来的史学家们普遍把詹纳描述为一个天才型人物，"总是很难对詹纳客观"②。有学者认为，他的所作所为"实际上激发了一场社会革命"③。阿瑟·艾伦认为，"詹纳的发现超前于时代"④。还有学者认为，詹纳对牛痘接种的医学原理仅有"模糊的想法"，仍成功地将之"转化为医学上的永久运行原则"⑤，对挤牛奶女工故事的调查和对真假牛痘的分析更是"天才之见"⑥。迈克尔·贝内特认为，詹纳是当之无愧的"天才"，是"新式英雄"——人道主义英雄，拯救生命而不是牺牲生命。他孜孜不倦地为推广牛痘接种而奋斗终生，并没有得到什么实质性的回报，⑦ 让人叹惋又萌生敬意。

詹纳的名字和功绩并非转瞬即逝的彗星，而是如恒星永久闪耀在医学的星空。

---

① F. Dawtrey Drewitt, *The Life of Edward Jenner*: *Naturalist, and Discoverer of Vaccination*, London: Longmans, Green and co., 1933. 2nd edn, p. v.

② Derrick Baxby, *Jenner's Smallpox Vaccine*: *The Riddle of Vaccinia Virus and Its Origin*, London: Heinemann Educational Books, 1981, p. 195.

③ [英] 弗雷德里克·F·卡特莱特、迈克尔·比迪斯：《疾病改变历史》，陈仲丹、周晓政译，山东画报出版社 2004 年版，第 91 页。

④ Arthur Allen, *Vaccine*: *The Controversial Story of Medicine's Greatest Lifesaver*, New York: W. W. Norton, 2007, p. 52.

⑤ Grace T. Hallock and C. E. Turner, *Health Heroes*: *Edward Jenner*, Boston: D. C. Heath, 1928, pp. 84 – 85.

⑥ Derrick Baxby, "Edward Jenner's Role in the Introduction of Smallpox Vaccine," in Stanley A. Plotkin, eds., *History of Vaccine Development*, New York: Springer, 2011, p. 18.

⑦ Michael Bennett, *War against Smallpox*: *Edward Jenner and the Global Spread of Vaccination*, Cambridge: Cambridge University Press, 2020, pp. 380, 6, 379.

第二章 政府干预:从免费牛痘接种到强制牛痘接种

19 世纪上半叶,部分民众对牛痘接种的质疑和政府的审慎态度使牛痘接种仍属于个人事务,天花仍不时肆虐于英国。在各种因素的共同作用下,英国在 19 世纪中叶先后出台多部《牛痘接种法》,确立牛痘接种体系,实现从免费牛痘接种到强制牛痘接种的转变。牛痘接种作为国家开展的第一项持续的医疗公共卫生活动,强调科学医学是公共卫生的核心,[1] 开创了政府向公众提供卫生保健的新时代。[2] 这是牛痘接种的功效不断被证实、医学界积极参与政治事务的必然结果,也是政府强制干预医疗事务的开端,拉开国家预防医学的序幕,在产生积极效果的同时,也引发新争议。

第一节 免费牛痘接种的实施

如前文所述,作为比人痘接种更安全有效的天花预防举

---

① Nadja Durbach, *Bodily Matters*: *The Anti - Vaccination Movement in England*, *1853 - 1907*, Durham and London: Duke University Press, 2005, p. 18.

② Royston J. Lambert, "A Victorian National Health Service: State Vaccination 1855 - 71," *Historical Journal*, Vol. 5, No. 1, 1962, p. 1.

措，牛痘接种在 19 世纪初的欧洲大陆诸国先后强制实施，而英国的相关立法流产。随着 19 世纪上半叶英国天花疫情的不断出现，牛痘接种在与人痘接种的竞争中胜出。1837 年的天花疫情则推动 1840 年《牛痘接种法》的出台，开启国家免费牛痘接种事务，成为国家预防医学的起点。

一　难以遏制的天花疫情

19 世纪上半叶，人痘接种和牛痘接种并行，天花疫情严峻。从表2 - 1 可以看出，1801—1837 年，伦敦的天花死亡人数与18 世纪下半叶相差无几。其他城镇和乡村也大致类似，呈现出高低交错的状况，不时出现区域性的严重天花疫情。

表 2 - 1　　　　1801—1837 年伦敦天花死亡人数①　　　（单位：人）

年份	天花死亡人数	总死亡人数	年份	天花死亡人数	总死亡人数
1801	1461	19374	1811	751	17043
1802	1579	19379	1812	1287	18295
1803	1202	19582	1813	898	17322
1804	622	17034	1814	638	19283
1805	1685	17565	1815	725	19560
1806	1158	17938	1816	653	20316
1807	1297	18334	1817	1051	19968
1808	1169	19954	1818	421	19705
1809	1163	16680	1819	712	19928
1810	1198	19983	1820	722	19348

————————

① Charles Creighton, *A History of Epidemics in Britain*: *From the Extinction of Plague to the Present Time*, Vol. II, Cambridge: Cambridge University Press, 1894, p. 568.

续表

年份	天花死亡人数	总死亡人数	年份	天花死亡人数	总死亡人数
1821	508	18451	1830	627	21645
1822	604	18865	1831	563	25337
1823	774	20587	1832	771	28606
1824	725	20237	1833	574	26577
1825	1299	21026	1834	334	21679
1826	503	20758	1835	863	21415
1827	616	22292	1836	536	18229
1828	598	21709	1837	217	21063
1829	736	23524			

　　人痘接种和牛痘接种的实施一度有效控制了天花。18 世纪末至 1805 年间，天花在英国东部的诺维奇（Norwich）"几乎灭绝"，此后又再次流行。卡莱尔在 18 世纪饱受天花肆虐，自 1800 年秋实施牛痘接种至 1812 年 11 月的 12 年内，几乎无人死于天花。纽卡斯尔在 1796 年出现 19 例天花，3 人死亡，1799 年、1800 年、1802 年和 1804 年没有天花病例，其他年份的天花病例也不足 10 例。①

　　1805 年之后，英国的天花病例又出现上升趋势，其中 1807—1809 年诺维奇的天花造成 203 人死亡，1813 年也出现不少天花病例。1812 年夏，伦敦曾出现一周内 60 人死于天花的记录。1817—1819 年，英格兰出现全国性瘟疫，发烧和天

① Charles Creighton, *A History of Epidemics in Britain*：*From the Extinction of Plague to the Present Time*, Vol. II, Cambridge：Cambridge University Press, 1894, pp. 569 – 570.

花病例增多，成年人和少年多死于发烧，婴儿和儿童死于天花者居多。空想社会主义者罗伯特·欧文（Robert Owen，1771 - 1858）管理的新拉纳克（New Lanark）棉纺织厂有 322 人感染天花，其中 251 人已经接种牛痘疫苗，11 人接种人痘疫苗，3 人在得过天花后正打算接种牛痘疫苗，还有 57 人未做任何预防措施。1818 年春，天花在德比郡（Deerby）的社会下层中肆虐一时。[①]

　　针对 1812—1813 年伦敦和诺维奇天花肆虐的情况，时人认为，与"草率和麻烦的人痘接种方式"有关，詹纳将"大伦敦的可怕屠杀"归因于人痘接种员，牛痘接种的游说团体再次敦促限制人痘接种。1814 年夏，国家牛痘疫苗中心主任查尔斯·默里收到帕丁顿（Paddington）的天花报告，源头是索菲娅·万坦迪洛（Sophia Vantandillo）夫人在一家药店给孩子接种人痘疫苗后，带着孩子逛街，造成天花传染。9 月，米德尔塞克斯大陪审团正式起诉万坦迪洛夫人，指控她让被感染的孩子在公共场合抛头露面是违法行为。[②] 时人普遍认为，父母可以自由地为孩子的健康做主，禁止人痘接种使得牛痘接种成为强制措施，几乎没有人赞同查尔斯·默里的"每个新生儿都是国家的孩子"[③] 的主张。

　　① 　Charles Creighton, *A History of Epidemics in Britain：From the Extinction of Plague to the Present Time*, Vol. Ⅱ, Cambridge：Cambridge University Press, 1894, pp. 577, 571, 576.

　　② 　Michael Bennett, *War against Smallpox：Edward Jenner and the Global Spread of Vaccination*, Cambridge：Cambridge University Press, 2020, pp. 363 – 364.

　　③ 　Charles Murray, *An Answer to Mr. Highmore's Objections to the Bill before Parliament to Prevent the Spreading of the Infection of the Small Pox*, London：Longman, Hurts, Rees & Orme, 1808, pp. 52 – 53.

诺维奇在1812年开始由监察员委员会（Board of Guardian）支付孩子牛痘接种的半克朗费用，1812—1818年的相关开支在几十至1000英镑不等。[1] 4年没有天花死亡记录的诺维奇在1818年6月又出现天花病例，1819年达到3000多例，530人死亡，其中不满6岁的儿童为477人，被视为自黑死病以来该城最严重的惩罚。诺维奇的天花疫情"几乎集中在社会底层"，约翰·克罗斯（John Cross，1790－1850）医生调查后发现原因：社会中上层大多接种牛痘疫苗，而赤贫人口没有，[2] 还有2000人在天花疫情期间完成牛痘接种。[3] 该调查强调，尽管1815年以来英国把人痘接种传播天花视为一项错误的行为，并依据普通法予以处罚，但没有法律直接禁止人痘接种，[4] 意味着接种人痘疫苗传播天花的行为仍在继续，无法从根本上遏制天花。

天花的盛行推动了牛痘接种的推广，并未遏制天花的不时出现。纽卡斯尔和曼彻斯特可能是19世纪头25年牛痘接种的典型例子。纽卡斯尔药房（the Newcastle Dispensary）在

---

① Charles Creighton, *A History of Epidemics in Britain: From the Extinction of Plague to the Present Time*, Vol. Ⅱ, Cambridge: Cambridge University Press, 1894, p. 584.

② John Cross, *A History of the Variolous Epidemic which Occurred in Norwich in the Year 1819 and Destroyed 530 Individuals*, London: Burgess and Hill, 1820, pp. 5 – 6, 24.

③ Charles Creighton, *A History of Epidemics in Britain: From the Extinction of Plague to the Present Time*, Vol. Ⅱ, Cambridge: Cambridge University Press, 1894, p. 585.

④ John Cross, *A History of the Variolous Epidemic which Occurred in Norwich in the Year 1819 and Destroyed 530 Individuals*, London: Burgess and Hill, 1820, pp. 218 – 219.

1786—1801 年人痘接种 3268 人，1801—1825 年牛痘接种
20264 人。纽卡斯尔和伦敦等地新生儿的免费牛痘接种数至多
占当年新生儿的半数。1825 年伦敦的天花疫情尤为严峻，天
花医院收治的患者几乎与 18 世纪最严重的三次天花大流行不
相上下，并主要集中在社会下层。1826—1837 年，伦敦的天
花死亡人数不多，而曼彻斯特相对严重，1826 年 6—12 月，一
个墓地为 112 名儿童举行了葬礼，占所有葬礼的 1/4。①

　　1837—1840 年，英格兰和威尔士又出现严重的天花疫情。
当 1837 年 7 月 1 日登记总署（General Register Office）开始分
门别类记录死亡数字时，天花已经在利物浦、巴思和埃克塞特
露面，1838 年进入东部各郡以及农村地区，② 1840 年主要集中
在兰开郡的制造业城镇。1837—1840 年伦敦的天花死亡规模
自牛痘接种以来未曾有过，③ 共约 6400 人死于天花，④ 其中
1837 年 2100 人死亡，比过去 30 年中任何一年都多。流行病学
家威廉·法尔（William Farr，1807－1883）出离愤怒，把天花
的暴发比作连续数月孩子们被从伦敦大桥日日抛下。⑤ 从 1837

---

　　① Charles Creighton, *A History of Epidemics in Britain: From the Extinction of Plague to the Present Time*, Vol. Ⅱ, Cambridge: Cambridge University Press, 1894, pp. 582－583, 586, 593.

　　② Charles Creighton, *A History of Epidemics in Britain: From the Extinction of Plague to the Present Time*, Vol. Ⅱ, Cambridge: Cambridge University Press, 1894, p. 604.

　　③ Derrick Baxby, "The End of Smallpox," *History Today*, Vol. 49, No. 3, 1999, pp. 14－16.

　　④ F. B. Smith, *The People's Health, 1830－1910*, London: Croom Helm, 1979, p. 156.

　　⑤ ［美］唐纳德·霍普金斯：《天国之花——瘟疫的文化史》，沈跃明、蒋广宁译，上海人民出版社 2006 年版，第 112－113 页。

年 7 月 1 日登记总署开始登记之日到 1840 年 12 月 31 日，天花在英国共造成 41644 人死亡，仍主要集中在婴幼儿和少儿中。[①]部分制造业城镇的天花疫情持续到 1841 年。[②]

天花也出现在监狱中。1835 年和 1838 年，诺斯利奇监狱（Northleach Prison）先后出现天花疫情，各有 1 人死亡，监狱配备的外科医生竭尽所能为其他囚犯接种牛痘疫苗，隔离天花患者。1840 年，伊普斯威奇监狱（Ipswich Prison）出现 12 例天花病例，有几例非常严重，但无人死亡，囚犯都二次接种了牛痘疫苗，还有一些病人以怀疑的态度看待牛痘接种。汤顿监狱（Taunton Prison）出现 10 例天花病例，1 例死亡。1848 年，伦敦米尔班克监狱（Millbank Prison）出现 13 例天花病例，只有 1 例致死。各监狱医务人员努力实施牛痘接种，但遭到部分囚犯的拒绝。[③]

19 世纪上半叶，伦敦天花接种医院接种牛痘疫苗者的天花死亡率是 8%，而其他情形的天花死亡率为 41%。[④] 因部分民众更倾向于人痘接种，怀疑牛痘接种的有效性，无力遏制天花的一再肆虐。这是英国人对牛痘接种的认知存在争议的体现和结果。

---

① Charles Creighton, *A History of Epidemics in Britain*：*From the Extinction of Plague to the Present Time*, Vol. Ⅱ, Cambridge：Cambridge University Press, 1894, pp. 605 – 606.

② F. B. Smith, *The People's Health*, *1830 – 1910*, London：Croom Helm, 1979, p. 157.

③ Peter McRorie Higgins, "Medical Care in English Prisons 1770 – 1850," thesis of Ph. D., The Open University, 2004, pp. 89, 91 – 92.

④ Herman J. Loether, *The Social Impacts of Infections Disease in England*, *1600 to 1900*, New York：the Edwin Mellen Press, 2000, p. 141.

二 围绕牛痘接种的争议

自 1798 年詹纳公开牛痘接种的发现以来，欧洲大多数国家很快用牛痘接种取代人痘接种。1803 年，普鲁士禁止人痘接种而全面实施牛痘接种。① 当牛痘接种在欧洲大陆风靡时，詹纳在英国正为捍卫他新发现的价值而奋斗。1807 年，伦敦天花接种医院废除门诊的人痘接种业务，只实行牛痘接种，1821 年适用于住院病人。② 1821 年，英国皇家内科医学院正式拒绝人痘接种，并将牛痘接种作为唯一安全有效的天花预防法。③ 医学界对牛痘接种的充分认可也没有改变各种天花预防方式并存的局面，围绕牛痘的来源、牛痘接种的功效等问题仍存在反对的声音，双方的论战持续到 1840 年才见分晓。

（一）继续存在的人痘接种

19 世纪初的主流医学界和社会中上层认为牛痘接种比人痘接种在天花预防方面更有效，但传统偏方和人痘接种在许多地区仍有市场和拥趸，尤其受到社会下层的偏爱。1807 年，皇家内科医学院向议会提交的牛痘接种报告认为，"自实施牛痘接种以来，每年仍有许多人接受人痘接种"④。1818 年春，德

① John Cross, *A History of the Variolous Epidemic which Occurred in Norwich in the Year 1819 and Destroyed 530 Individuals*, London：Burgess and Hill, 1820, pp. 242 - 245.

② Ann Beck, "Issues in the Anti - Vaccination Movement in England," *Medical History*, Vol. 4, No. 3, 1960, p. 310.

③ Noname, "Vaccination," *The Times*, 18 May, 1821, p. 3.

④ Royal College of Physicians of London, *Report of the Royal College of Physicians of London on Vaccination*, London：L. Hansard for Longman, Hurst, Rees, & Orme, 1807, p. 7.

比郡的社会下层中出现许多天花危重病例，许多人按照加热疗法给孩子饮用藏红花，把孩子包在毯子里放在强火前烤。① 这种民间偏方也出现在诺维奇，一位老妇人是穷人中最受欢迎的行医者。她让发烧的患者靠近强火发汗。当不止一个孩子患天花时，他们被放在一张床上，用层层的铺盖包裹，发烧和出痘使衣服粘在一起，味道相当难闻；② 未换过的亚麻布床单变硬，患者身体上出现脓疮。③ 1819 年，诺福克郡（Norfolk）和萨福克郡的 91 位外科医生中有 38 位实施人痘接种，其中 5 人在拒绝了许多私人的人痘接种邀请后，受济贫机构委托继续接种人痘疫苗。④

人痘接种的实施者来自各行各业。东部不少郡的人痘接种工作由兽医、铁匠、收税人、鞋匠和妇女等充任，⑤ 还有的"由当地的家庭医生，聪明的女性，传教士或走街串巷的江湖郎中来实施"⑥。1821 年 11 月，奇切斯特（Chichester）的济

① Charles Creighton, *A History of Epidemics in Britain: From the Extinction of Plague to the Present Time*, Vol. II, Cambridge: Cambridge University Press, 1894, p. 576.

② F. B. Smith, *The People's Health, 1830 – 1910*, London: Croom Helm, 1979, p. 158.

③ Mary Wilson Carpenter, *Health, Medicine and Society in Victorian England*, Santa Barbara: ABC – CLIO, LLC, 2010, p. 96.

④ Charles Creighton, *A History of Epidemics in Britain: From the Extinction of Plague to the Present Time*, Vol. II, Cambridge: Cambridge University Press, 1894, p. 591.

⑤ Charles Creighton, *A History of Epidemics in Britain: From the Extinction of Plague to the Present Time*, Vol. II, Cambridge: Cambridge University Press, 1894, p. 591.

⑥ F. B. Smith, *The People's Health, 1830 – 1910*, London: Croom Helm, 1979, pp. 161 – 162.

贫机构雇佣一名医生为教区的穷人孩子接种人痘疫苗，其他教区的人蜂拥而至，1821—1822 年冬春之际人痘接种 1000 人次。不久，他还有了三个流动的竞争对手，一个磨刀工，一个白铁匠，一个鱼贩子，纷纷声称已经接种 1000 人。附近的外科医生也投身这一生意，6—8 个星期内人痘接种人数从 12 人猛增至 1300 人。在距离剑桥 11 英里的一个教区，几百号人在 1824 年接受人痘接种。①

1839 年，诺丁汉郡的拉丁顿（Ruddington）出现天花时，"中产阶级和富人"通过接种牛痘疫苗保护自己，而穷人冷漠以对。当他们的孩子奄奄一息时，他们慢腾腾地去没有医学从业资格的人那里接种付费的人痘疫苗，而不信赖免费的牛痘接种。② 此种情况一直持续到 1840 年立法禁止人痘接种才停止。③

（二）反对牛痘接种的原因

与欧洲大陆相比，英国人痘接种的存在严重影响了牛痘接种的推广。④ 詹纳在 1815 年无奈地写道："环顾欧洲你会发现，欧洲其他地方的人一直在与天花战斗，并战胜了怪物，而我们

---

① Charles Creighton, *A History of Epidemics in Britain: From the Extinction of Plague to the Present Time*, Vol. Ⅱ, Cambridge: Cambridge University Press, 1894, p. 594.

② F. B. Smith, *The People's Health, 1830 – 1910*, London: Croom Helm, 1979, pp. 158 – 159.

③ Michael Bennett, "Inoculation of the Poor against Smallpox in Eighteenth – century England," in A. Scott, ed., *Experiences of Poverty in Late Medieval and Early Modern England and France*, Farnham: Ashgate, 2012, p. 223.

④ Ann Beck, "Issues in the Anti – Vaccination Movement in England," *Medical History*, Vol. 4, No. 3, 1960, p. 310.

一直在与反牛痘接种派论战。"① 詹纳和他的支持者们通过王室和贵族的影响，在国内营造了一种支持牛痘接种的氛围，但仍存在强大的反牛痘接种声浪，这是解释 19 世纪上半叶英国天花频发、政府加强牛痘接种立法的重要背景。史学界对此并没有明确的阐释，大致而言，反对者主要从经济、偏见、功效、是否二次牛痘接种等方面予以质疑。

其一，牛痘接种的出现影响了某些从业人员"获利"②。人痘接种的费用约为半克朗或 1 克朗，而牛痘接种的标准费用是 1 先令，不到前者的一半。③ 1817—1819 年天花流行期间，许多从事人痘接种者反对牛痘接种，"如果大家接受牛痘接种，会断送他们有利可图的生意"。大多数牛痘接种员并不是在医学院学会牛痘接种技术的，技术欠佳，而对人痘接种驾轻就熟，还能获得较高的收入。④ 北安普敦郡（North Amptonshire）的托马斯（Thomas）一直从事人痘接种，并计划根据经验写本书宣传他的人痘接种方式。出于对牛痘接种的怀疑，他为 60 人接种了牛痘疫苗，发现他们不易感染天花后，意识到人痘接种生意注定难以为继。他在一封信中写道："没有人比我更有理由为牛痘疫苗的引入而哀叹，它不仅剥夺了我维持家人舒适

---

① Richard B. Fisher, *Edward Jenner 1749 – 1823*, London：Andre Deutsch, 1991, p. 245.

② 获利一直是天花预防中的一个棘手问题。1864 年，比尔斯顿（Bilston）出现天花，当地医生因薪水低拒绝牛痘接种，在监察员把薪水从 1 先令 6 便士提高到 2 先令 6 便士后才继续接种。参见 F. B. Smith, *The People's Health 1830 – 1910*, London：Croom Helm, 1979, p. 165。

③ Michael Bennett, *War against Smallpox：Edward Jenner and the Global Spread of Vaccination*, Cambridge：Cambridge University Press, 2020, p. 100.

④ F. B. Smith, *The People's Health*, *1830 – 1910*, London：Croom Helm, 1979, p. 163.

生活的谋生方式，还迫使我离开我所珍视的地方和人脉。"①

其二，对牛痘疫苗的来源存在偏见。

许多医生和民众对牛痘接种来源于"牛痘"心存忧虑和反感。查尔斯·布朗（CharlesBrown，1797－1883）是研究瘰疬的年轻外科医生，② 为了在伦敦声名鹊起，提醒家家户户不要让感染牛痘躁狂症的外科医生给他们的孩子接种"如此可怕的疾病（指牛痘）"③。切尔西医院（Chelsea Hospital）的本杰明·莫斯利医生在西印度热带病研究方面卓有建树，出版相关医学专著，④ 在西印度和欧洲进行数千例的人痘接种，认为人痘接种能够预防天花，旗帜鲜明地反对牛痘接种成为他的一贯立场。他认为，牛痘接种将"动物液体"注入人体，无法保证会出现什么变异，牛痘与天花不相容，劝导人们要冷静。⑤ 部分医生的此类观点增加了父母的焦虑。

在人痘接种的天花预防效果被普遍认可的情况下，"一些不懂医学的人不能完全相信患一种病能使人对另一种不同的病获得免疫"⑥。许多医生认为人痘疫苗比牛痘疫苗更容易获得，

---

① Michael Bennett, *War against Smallpox*：*Edward Jenner and the Global Spread of Vaccination*，Cambridge：Cambridge University Press，2020，pp. 99－100.

② Charles Brown，*A Treatise on Scrophulous Diseases*，London：M. Allen，1798.

③ Michael Bennett，*War against Smallpox*：*Edward Jenner and the Global Spread of Vaccination*，Cambridge：Cambridge University Press，2020，p. 99.

④ Benjamin Moseley，*A Treatise on Tropical Diseases*；*on Military Operations*；*and on the Climate of the West－Indies*，London：G. G. and J. Robinson，1795.

⑤ Benjamin Moseley，*Medical Tracts*，London：John Nichols，1800，pp. 182－184.

⑥ ［美］唐纳德·霍普金斯：《天国之花——瘟疫的文化史》，沈跃明、蒋广宁译，上海人民出版社 2006 年版，第 108 页。

因为人痘来自"人"，是"真材实料"①，而牛痘来自"牛"，有谣言称牛痘是牛的一种性病，把牛的邪恶液体注入人体让很多人难以接受。约翰·林（John Ring，1752－1821）医生在他的著作中讲述了一名妇女的见闻，她发现刚接种过牛痘疫苗的女儿"像母牛一样咳嗽"，还"全身毛发丛生"②。这类传闻成为漫画家喜爱的一个主题。他们毫无遮拦地描绘着接种牛痘的人头上长犄角、身后长尾巴、类似牛的模样。③ 漫画家詹姆斯·吉尔雷（James Gillray，1756－1815）用生动形象的漫画讽刺牛痘接种的奇闻。从创作于1802年的《牛痘，或新接种方式的奇妙效果》的漫画（图2－1）④ 可以看到，画面正中是酷似爱德华·詹纳的医生用柳叶刀将牛痘疫苗注入一名女性的右臂，身后围满已经接种牛痘的人。这些人都出现副作用，"奶牛的器官纷纷从他们的手臂、腿部、鼻子和头顶长出来"，而门口挤满排队等待接种牛痘的人。站在医生旁边的小男孩捧着一个壶，上面写着："产自牛的热乎乎的牛痘。"夸张而又生动的漫画讽刺了那些对牛痘接种一无所知的人，也讽刺了牛痘接种的支持者，因为画面正上方悬挂着一幅金牛图，挖苦他们一窝蜂地崇拜牛痘，对于反对派的质疑和焦虑视而不见。⑤

---

① John Baron, *Report of the Section Appointed to Enquire into the Present State of Vaccination*, London: J. Churchill, Sherwood, Gilbert, and Piper; Worcester: Deighton, 1840, p. 29.

② John Ring, *A Treatise on the Cow - pox*, Vol. 1, London: J. Richardson, 1801 - 1803, p. 83.

③ ［美］唐纳德·霍普金斯：《天国之花——瘟疫的文化史》，沈跃明、蒋广宁译，上海人民出版社2006年版，第108页。

④ James Gillray, "The Cowpox—or—The Wonderful Effects of the New Inoculation," Coloured etching, 1802, Wellcome Library 11755i.

⑤ Kaitlyn Akel, "'A Splendid Delusion': Reassessing Vaccination in England, 1796 - 1853," *International Social Science Review*, Vol. 95, No. 3, 2019, p. 14.

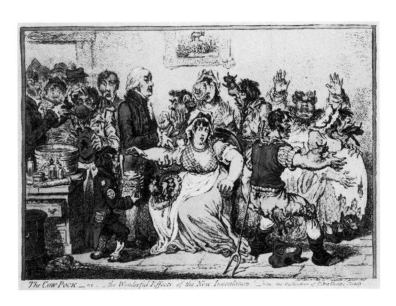

图 2 - 1　牛痘，或新接种方式的奇妙效果（彩色蚀刻，1802）

资料来源：James Gillray, "The Cowpox—or—The Wonderful Effects of the New Inoculation," Coloured etching, 1802, Wellcome Library 11755i。

吉尔雷的漫画是这类想法的夸张描述，也催生了类似的想象。莱斯特的一家书店的橱窗里摆满了男男女女头上长牛角的图片。1806 年的一幅漫画描绘了一个因患天花而头上长牛角的女人安·戴维斯（Ann Davis）的形象（见图 2 - 2）。为了帮助读者理解，漫画中还有几行简短对话："问：她接种过牛痘吗？答：看得见，可证明，比牛的记号更明显；与罗利医生（Dr. Rowley）的 440 个案例中的大多数具有同样的权威性。"①

────────────

① Thomas Woolnoth, "Ann Davis, A Woman with Smallpox and Horns Growing Out of Her Head," Stipple engraving, 1806, Wellcome Collection 11759i.

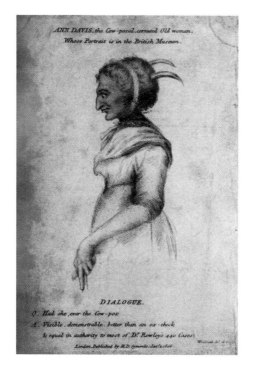

图 2 - 2 安・戴维斯：患天花而头上长牛角的女人

（点彩雕刻，1806）

资料来源：Thomas Woolnoth，"Ann Davis，A Woman with Smallpox and Horns Growing Out of Her Head，" Stipple engraving，1806，Wellcome Collection 11759i。

其三，牛痘接种的功效问题。牛痘接种为什么能预防天花？[①] 这是医学分歧的核心争议，也是许多观望者的疑问。此

[①] John Baron，*Report of the Section Appointed to Enquire into the Present State of Vaccination*，London：J. Churchill，Sherwood，Gilbert，and Piper；Worcester：Deighton，1840，p. 29.

时牛痘接种的效果基于众多的经验证据，而不是源于此后无懈可击的细菌学和免疫学的严密论证。詹纳对于分析天花的起源及牛痘接种预防天花的医学机理没有兴趣，[1] 无法从医学理论上给出有说服力的回答。此外，詹纳对牛痘接种的研究和推广源于他渴望结束天花的肆虐，[2] 对质疑他或牛痘接种效果的人不屑一顾。这样的现实和态度为怀疑牛痘接种的功效提供了空间，引发 1810—1850 年无休止的争论。[3]

1804—1805 年伦敦的天花疫情使詹纳对人痘接种者非常愤怒，认为他们在城市的生意加剧了天花的传染。[4] 与此同时，威廉·戈尔德松（William Goldson）医生发现港口城市普利茅斯（Plymouth）附近出现 10—20 例接种牛痘疫苗几年后依然感染天花的情况，尽管其症状通常要轻缓得多。[5] 此后，反牛痘接种的医生不断刊文论证牛痘接种的无效。药剂师和政治激进分子约翰·盖尔·琼斯（John Gale Jones, 1769 – 1838）以笔名"罗伯特·斯奎勒尔"（Robert Squirrell）著书认为，人痘接种完全有效，接种的牛痘是淋巴结核，用实例证明它并不能预

---

① Ann Beck, "Issues in the Anti – Vaccination Movement in England," *Medical History*, Vol. 4, No. 3, 1960, p. 313.

② John A. Dern, "Beyond Vaccination: Edward Jenner and the Problem of Contingency," *Interdisciplinary Literary Studies*, Vol. 14, No. 2, 2012, p. 176.

③ Hervé Bazin, *Vaccination: a History, From Lady Montagu to Genetic Engineering*, London: John Libbey Eurotext Limited, 2008, p. 103.

④ Michael Bennett, *War against Smallpox: Edward Jenner and the Global Spread of Vaccination*, Cambridge: Cambridge University Press, 2020, p. 111.

⑤ John Ring, *An Answer to Mr. Goldson; Proving that Vaccination is a Permanent Security against the Small – pox*, London: J. Murray, 1804, p. 5.

防天花。① 威廉·罗利（William Rowley，1742－1806）医生根据同行的实践，以 218 例牛痘接种者患天花证明它无法预防天花，② 于去世前不久出版的第三版新增许多病例，又用"500多个失败病例"证明牛痘接种的无效。③ 前文提及的本杰明·莫斯利医生在新作中将牛痘描述为一种危险的疾病，即"牛梅毒"，介绍了牛痘接种后出现严重疾病的情形。他谴责接种牛痘是"一种医学试验"，违背理性，完全没有效果，最终的天花复发是对文明开化世界人民的人格侮辱。④ 他还驳斥皇家内科医学院支持牛痘接种的报告，批评牛痘接种员失职又无能，认为牛痘接种无法预防天花。⑤

更多的医生支持牛痘接种的天花预防效果。约翰·林医生力证牛痘接种确保永远免遭天花，皇家詹纳协会开放 14 个免费的牛痘接种站。⑥ 罗伯特·威兰（Robert Willan，1757－1812）医生是研究皮肤病的权威，支持牛痘接种的天花预防功效，驳斥它引起其他皮肤病的说法。他注意到，伦敦圣乔治医院分发牛痘疫苗时贴上标签并记录在案，从 250 例早先接种牛

① Robert Squirrell［John Gale Jones］，*Observations Addressed to the Public in General on the Cow－pox*，London：W. Smith & son，1805.

② William Rowley，*Cow－pox Inoculation no Security against Small－pox Infection*，London：J. Barfield，1805，1st. edn，pp. 38－64.

③ William Rowley，*Cow－pox Inoculation no Security against Small－pox Infection*，London：J. Barfield，1806，3rd. edn，p. ix.

④ Benjamin Moseley，*A Treatise on the Lues Bovilla*，*or*，*Cow Pox*，London：Longman，Hurst，Rees，and Orme，1805，p. 152.

⑤ Benjamin Moseley，*A Review of the Report of the Royal College of Physicians of London*，*on Vaccination*，London：Longman，1808，p. 86.

⑥ John Ring，*An Answer to Mr. Goldson*；*Proving that Vaccination is a Permanent Security against the Small－pox*，London：J. Murray，1804，p. 1.

痘疫苗的患者中选择 60 多例参与调查，让他们通过睡眠、玩耍、护理等方式与天花患者接触，发现他们并没有感染天花。[1]查尔斯·默里医生依据伦敦天花接种医院的天花死亡数据，总结出人痘接种的死亡率是 1∶25，而牛痘接种的死亡率是 1∶1399。他认为，人痘接种无异于谋杀，父母如果选择谋杀他们自己的孩子，也无权谋杀他们的邻居。[2] 约翰·克罗斯医生调查 1819 年诺维奇的天花疫情后认为，牛痘接种才是预防天花、挽救生命的最有效的方式。[3] 1836 年，伦敦的詹姆斯·格雷戈里（James Gregory，1810 – 1860）医生记录到，193 名未接种牛痘疫苗的天花患者中 73 人死亡，而 128 名接种牛痘疫苗的天花患者中只有 10 人死亡。[4]

　　医学人士对牛痘接种的否定为民众质疑乃至拒绝牛痘接种提供证据。1807 年，当詹纳被下院授予 2 万英镑的国家奖励时，据说公众愤怒不已，有人偷偷给詹纳传话，建议他"离开伦敦，因为没人知道被激怒的群众会做出什么来"[5]。这一插曲在 1808 年艾萨克·克鲁克香克（Isaac Cruikshank，1756？

---

① Robert Willan, *On Vaccine Inoculation*, London: Richard Phillips, 1806, p. 17.

② Charles Murray, *A Letter to His Royal Highness the Duke of York*, *President*, London: John Murray, 1808, pp. 10, 12, 14 – 15.

③ John Cross, *A History of the Variolous Epidemic which Occurred in Norwich in the Year 1819 and Destroyed 530 Individuals*, London: Burgess and Hill, 1820, pp. 246 – 251.

④ F. B. Smith, *The People's Health*, *1830 – 1910*, London: Croom Helm, 1979, p. 160.

⑤ Charles Creighton, *A History of Epidemics in Britain: From the Extinction of Plague to the Present Time*, Vol. Ⅱ, Cambridge: Cambridge University Press, 1894, p. 590.

–1811？）的漫画中生动形象地呈现出来：尽管詹纳和他的支持者把反对派赶走，躺在他们脚下的天花死者表明牛痘接种似乎并没有使他们幸免于难。（见图 2 – 3）①

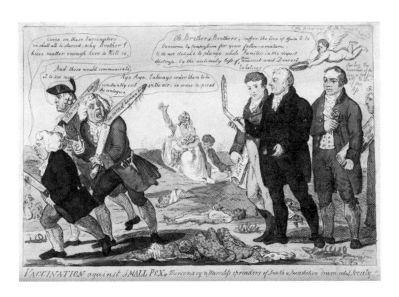

图 2 – 3　爱德华·詹纳和 2 位同事赶走 3 名反牛痘接种者，死去的

天花受害者杂乱地躺在他们的脚边（彩色蚀刻，1808）

资料来源：Isaac Cruikshank，"Edward Jenner and Two Colleagues Seeing off Three Anti – Vaccination Opponents，the Dead Smallpox Victims are Littered at Their Feet，" Coloured etching，1808，Wellcome Collection 11758i.

1811 年，10 年前接种牛痘疫苗的罗伯特·格罗夫纳勋爵（Lord Robert Grosvenor）感染天花，这一事件引起的"喧嚣和

———————

① Isaac Cruikshank，"Edward Jenner and Two Colleagues Seeing off Three Anti – Vaccination Opponents，the Dead Smallpox Victims are Littered at Their Feet，" Coloured etching，1808，Wellcome Collection 11758i.

混乱"使牛痘接种暂停。为了给出合理的解释，詹纳查阅格罗夫纳勋爵的病历后发现他在患天花之前得了百日咳，他的哥哥也接种了牛痘疫苗，没有感染天花。据此，詹纳认为，即便牛痘接种不能提供绝对的安全，也提供了一些保护，因为它使天花的症状温和。这类事件使詹纳倍感压力，暂时"不再考虑公众的公益"①。国家牛痘疫苗中心也对格罗夫纳勋爵家、亨利·马丁爵士（Sir Henry Martin）家及其他病例进行调查。亨利·马丁爵士家的情况大致类似，爵士的儿子 1 岁时接种牛痘疫苗，10 年后，刚从百日咳康复后的第三天出现天花症状，10 天后天花症状消失，再次证明牛痘接种的总体效果比人痘接种更好。② 官方报告也没有完全消除民众对牛痘接种的疑虑。1812 年，乔治·克鲁克香克（George Cruikshank，1792 –1878）创作漫画《牛痘的悲剧》（见图 2 – 4），③ 沿用夸张的方式表达民众的情绪：在牛痘接种无法预防天花的情况下，许多人攻击支持牛痘接种的皇家内科医学院。

　　还有人对牛痘接种的外在环境不满。1805 年 10 月，一位伦敦人在信中写道："诸多失败的牛痘接种病例引发社会下层的吵闹，坚决要求在公共机构接受人痘接种。"④ 有人认为，

---

① John Baron, *The Life of Edward Jenner*, London: Henry Colburn, 1827, pp. 156 – 158, 161.

② National Vaccine Establishment, *Report of the National Vaccine Establishment on the Occurrence of Smallpox after Vaccination in the Families of Lord Grosvenor and Sir Henry Martin, with Other Cases*, London: publisher not identified, 1811, pp. 4 – 5, 16.

③ George Cruikshank, "The Cowpox Tragedy," *Coloured etching*, 1812, Wellcome Collection 11757i.

④ Charles Creighton, *A History of Epidemics in Britain: From the Extinction of Plague to the Present Time*, Vol. Ⅱ, Cambridge: Cambridge University Press, 1894, p. 590.

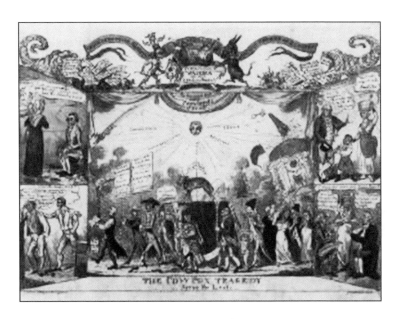

图 2 - 4　牛痘的悲剧（彩色蚀刻，1812）

资料来源：George Cruikshank, "The Cowpox Tragedy", Coloured etching, 1812, Wellcome Collection 11757i.

牛痘接种是用"一把肮脏、生硬、脓肿的柳叶刀和一块碎玻璃"完成的，"任何一间牛痘接种站毫不在意牛痘疫苗的选择和仪器的肮脏，让人大吃一惊"①。

　　第四，是否需要二次牛痘接种（Re - Vaccination）的问题。起初，詹纳和他的同行坚信一次牛痘接种，保护终身。然而，早在 1804 年就不断有证据表明，牛痘接种的功效在几年内逐渐消失，并不像詹纳所保证的那样万无一失，此类病例不

---

　　① 转引自 Janine Arnott, "The Social Construction of Vaccine Controversies," thesis of Ph. D. , The University of Manchester, 2007, p. 88。

断增多。詹纳错误地争辩说，任何牛痘接种免疫力的丧失都是由牛痘接种手术的偏差或牛痘疫苗本身的缺陷造成的，完美的真牛痘接种才是抵抗天花的最佳办法，二次牛痘接种是完全没必要的。欧洲大陆广泛实施二次牛痘接种以加强其功效，而英国在很长一段时间内毫无反应。一次牛痘接种再次感染天花的情形也一直是反牛痘接种派最强有力的证据，认为牛痘接种即便不是真实有害的，至少是无效的。① 1829 年二次牛痘接种引入英国，也没有得到广泛实施。国家牛痘疫苗中心在 1851 年依然认为二次牛痘接种是不必要的，直至 1871—1872 年严重的天花疫情期间才大规模推行，② 并于 1871 年应用于海军。③

从以上的论述可以看出，19 世纪上半叶，英国人对牛痘接种的态度和看法多种多样，很大程度上取决于他们的性格、社会地位和职业。社会下层喜欢沿袭传统的人痘接种而非免费的牛痘接种，也是他们成为天花主要受害者的原因之一。詹纳坚持维护牛痘接种的有效性和完整性，在牛痘接种的分歧问题上并非无可指责，他脾气暴躁，态度傲慢，④ 也是当时发展中的医学从业人员的职业自信的一种表现。这种支离破碎、不受监管和自行其是的医学从业风格很难适应时代的需求，疾病来袭

---

① Peter Baldwin, *Contagion and the State in Europe*, *1830 – 1930*, New York: Cambridge University Press, 1999, pp. 316 – 317.

② Charles Creighton, *A History of Epidemics in Britain*: *From the Extinction of Plague to the Present Time*, Vol. Ⅱ, Cambridge: Cambridge University Press, 1894, p. 612.

③ Peter Baldwin, *Contagion and the State in Europe*, *1830 – 1930*, New York: Cambridge University Press, 1999, p. 317.

④ Michael Bennett, *War against Smallpox*: *Edward Jenner and the Global Spread of Vaccination*, Cambridge: Cambridge University Press, 2020, pp. 103, 379.

时，医学还不是一个天然"停靠港"，还需要用专业可靠的职业形象和业务能力赢得患者的信任和尊敬。①

有学者认为，19 世纪初英国反牛痘接种的最终贡献是从医疗多元化转向标准化，是政府、医学界、社会各界逐渐深度参与天花防治并表达观点的一种展现。② 也许，正是这样的多样化和争议才促使政府有必要制定统一的天花防治标准，掀起一场医学的"社会革命"③，从而将天花防治从私人事务纳入国家医学范畴。

三　国家预防医学的开端：《1840 年牛痘接种法》

19 世纪初，当欧洲大陆国家实行强制牛痘接种时，英国议会曾于 1808 年、1813 年和 1814 年讨论限制人痘接种、推行牛痘接种的立法，最终以失败而告终。1840 年，英国议会再次围绕牛痘接种立法展开辩论，并予以通过，这就是《1840 年牛痘接种法》。该法不但确立了牛痘接种的法律地位，还拉开了国家干预私人医疗事务的序幕，对随后的天花防治及预防医学的发展都产生了重要影响。

（一）《1840 年牛痘接种法》的背景

该法的出台是形势与政策交织的必然结果，主要体现在三方面。

---

① Janine Arnott, "The Social Construction of Vaccine Controversies," thesis of Ph. D., The University of Manchester, 2007, p. 88.

② Kaitlyn Akel, "'A Splendid Delusion': Reassessing Vaccination in England, 1796 – 1853," *International Social Science Review*, Vol. 95, No. 3, 2019, p. 6.

③ ［英］弗雷德里克·F. 卡特莱特、迈克尔·比迪斯：《疾病改变历史》，陈仲丹、周晓政译，山东画报出版社 2004 年版，第 91 页。

第一，1837—1840 年全国性天花疫情的刺激。[①] 19 世纪上半叶，英国天花疫情不断，1837—1839 年间造成 41644 人死亡，[②] 带来巨大的人力物力损失，引起包括议会在内的各方的密切关注。[③]

第二，医学界强调牛痘接种是预防天花的有效方法。19 世纪上半叶，英国的天花防治呈现传统偏方、人痘接种与牛痘接种并存的局面，"一些轻率的人在天花的危险迫在眉睫时态度冷漠，对牛痘接种的保护能力持不合理的不信任态度"[④]，城市和人口密集的矿区的赤贫之家的儿童普遍没有接种牛痘疫苗，[⑤] 造成许多不必要的人员死亡。尽管存在反牛痘接种的声音，主流医学观点坚定不移地相信牛痘接种的天花预防功效。[⑥] 下院议员托马斯·沃克利（Thomas Walkley）是《柳叶刀》的编辑，毫不留情地指责人痘接种，认为假如禁止人痘接种，1819 年诺维奇的天花就不会暴发。[⑦] 到 1840 年，"富人和中产

---

① Stuart M. Fraser, "Leicester and Smallpox: The Leicester Method," *Medical History*, Vol. 24, No. 3, 1980, pp. 323 – 324.

② Charles Creighton, *A History of Epidemics in Britain: From the Extinction of Plague to the Present Time*, Vol. II, Cambridge: Cambridge University Press, 1894, p. 605.

③ A. J. Mercer, "Smallpox and Epidemiological – Demographic Change in Europe: The Role of Vaccination," *Population Studies*, Vol. 39, No. 2, 1985, pp. 298 – 305.

④ Janine Arnott, "The Social Construction of Vaccine Controversies," thesis of Ph. D., The University of Manchester, 2007, p. 85.

⑤ Edward Seaton, *A Handbook of Vaccination*, London: Macmillan, 1868, p. 341.

⑥ Stuart M. Fraser, "Leicester and Smallpox: The Leicester Method," *Medical History*, Vol. 24, No. 3, 1980, pp. 323 – 324.

⑦ F. B. Smith, *The People's Health, 1830 – 1910*, London: Croom Helm, 1979, p. 160.

阶级"已经接受了牛痘接种的益处，并且在他们的孩子未满1岁之前"始终如一"地为他们牛痘接种。[1] 威廉·法尔于1840年在《柳叶刀》撰文指出，假如每天有5个孩子被扔下伦敦桥，人们会感到愤怒；如果伦敦还没有接种牛痘疫苗的人都接种，一周内就不再出现死于天花的情形。[2] 随着牛痘疫苗接种数据的增多，议员们承认牛痘接种比人痘接种更优越，逐渐达成强制牛痘接种的理念共识。[3]

第三，社会各界呼吁英国政府应该像欧洲大陆那样制定牛痘接种立法。自1815年的牛痘接种议案被否决以来，议会此后多年没有讨论天花和牛痘接种，采取自由放任的政策。[4] 英国政府在天花的应对方面完全被动，与它在抗击瘟疫和霍乱方面的作用形成了鲜明对比，[5] 其他国家的强制牛痘接种政策取得良好效果也提供了跨国横向对比。约翰·克罗斯医生在总结1819年诺维奇的天花疫情时，也援引欧洲大陆国家作为对比。譬如，瑞典早在1803年就制定了牛痘接种的法律。巴伐利亚（1807）、丹麦（1810）和普鲁士（1816）等国先后实施强制

[1] 转引自 F. B. Smith, *The People's Health*, *1830 – 1910*, London：Croom Helm, 1979, p. 160。

[2] Derrick Baxby, "The End of Smallpox," *History Today*, Vol. 49, No. 3, 1999, pp. 14 – 16.

[3] Kaitlyn Akel, "'A Splendid Delusion'：Reassessing Vaccination in England, 1796 –1853," *International Social Science Review*, Vol. 95, No. 3, 2019, p. 6.

[4] Janine Arnott, "The Social Construction of Vaccine Controversies," thesis of Ph. D., The University of Manchester, 2007, p. 85.

[5] Romola Davenport, "Cultures of Contagion and Containment? The Geography of Smallpox in Britain in the Pre – vaccination Era," in Véronique Petit, Kaveri Qureshi, Yves Charbit and Philip Kreager, eds., *The Anthropological Demography of Health*, Oxford：Oxford University Press, 2020, p. 81.

牛痘接种，天花死亡率迅速下降。普鲁士立法强制牛痘接种，并实行资格限制，未接种牛痘疫苗且没得过天花的人禁止参军、入学、当学徒、结婚等，天花死亡人数从之前的平均每年4000 人降至 1818 年的 2940 人。克罗斯认为牛痘接种是预防天花、挽救生命最有效的方式，请求英国政府就牛痘接种立法。[1]1837 年天花疫情后，要求政府出台欧洲大陆式措施（规范人痘接种，要求牛痘接种等）的呼声日益高涨。

　　1837 年天花疫情使牛痘接种成为议会两院政治话语中司空见惯的组成部分，并在医学界的督促下寻求变革。英国医学会（British Medical Association）[2] 的前身地方医学和外科协会（the Provincial Medical and Surgical Association）在年会上成立一个委员会"调查英格兰当前的牛痘接种状况"，由詹纳的朋友和传记作家约翰·巴伦担任主席。委员会统计了"英国许多地区因牛痘接种不完善"而导致的天花病例，发现并没有适合穷人的牛痘接种规定。[3] 2 年后，委员会的报告指出，天花盛行主要源于牛痘接种覆盖面较低和人痘接种的存在，在较贫穷的阶层中尤其如此；承认存在牛痘接种之后感染天花的情形，但症状温和；呼吁立法建立一个全国性的从业人员网络，禁止未经培训的个人从事人痘接种；倡导大规模组织穷人牛痘接种。[4]

---

[1]　John Cross, *A History of the Variolous Epidemic which Occurred in Norwich in the Year 1819 and Destroyed 530 Individuals*, London：Burgess and Hill, 1820, pp. 242 - 251.

[2]　1840 年更为现名。

[3]　Kaitlyn Akel, "'A Splendid Delusion'：Reassessing Vaccination in England, 1796 - 1853," *International Social Science Review*, Vol. 95, No. 3, 2019, p. 25.

[4]　Deborah Brunton, *The Politics of Vaccination：Practice and Policy in England, Wales, Ireland, and Scotland, 1800 - 1874*, Rochester：University of Rochester Press, 2008, p. 21.

地方医学和外科协会采纳了这份报告，草拟了一份请愿书，于
1839 年提交给议会，请求立法限制人痘接种，确立为所有人
提供牛痘接种的公共预防体系。①

（二）《1840 年牛痘接种法》的内容

该请愿书于 1840 年 3 月 10 日经兰斯多恩侯爵（The Mar-
quess of Lansdowne）之手提交上院。兰斯多恩侯爵发言指出，
请愿者是来自医疗行业的 1200 名医生，这一主题不仅是公共
事业和权宜之计，也关系到许多贵族的私人职权，因为它影响
了他们的家庭感情。他还介绍总结请愿书的主要内容和建议，
请愿书认为，近年来天花增多，一是由于该国许多地区牛痘接
种的不完美现状，人痘接种故意传播天花，成为一种公共妨
害；二是没有医疗资格者从事人痘接种，为此，请愿书建议雇
用人员为本国的穷人接种牛痘疫苗，通过这种简单的补救措施
减轻和消除人类的最大灾害之一。诺曼比侯爵（Marquess of
Normanby）康斯坦丁·菲普斯（Constantine Phipps）表示将开
展相关调查。②

两天后，埃伦伯勒勋爵将根据请愿书起草的牛痘接种法案
提交上院，主要内容是允许济贫监察员利用充足的政府资金为
穷人接种牛痘疫苗，目的是在天花发病率较低的社区提高牛痘
接种率。他发言强调，这项法案目前只适用于英格兰和威尔

---

① Edward Seaton, *A Handbook of Vaccination*, London：Macmillan, 1868,
p. 342.

② Hansard, House of Lords, "Vaccination," Vol. 52, 10 March, 1840, Col-
umn 1110 – 1112, https：//hansard. parliament. uk/Lords/1840 – 03 – 10/debates/
85bfc06c – cd45 – 4f07 – b59b – 5933aaa611af/Vaccination? highlight = vaccination#con-
tribution – aa9f9541 – 15e8 – 44c7 – 8d40 – 0b871c8ab4f0.

士，但他已经准备了可以增添的条款，以便将来扩大到爱尔兰，估计适用于苏格兰有难度。① 该法案在上院通过一读。

该法案二读后，上院围绕法案的条款和适用范围展开辩论。伦敦主教查尔斯·詹姆斯·布洛姆菲尔德（Charles James Blomfield，1780－1859）认为，穷人和农业地区居民对牛痘接种颇有成见，② 更关注经验医学而不是教区的建议；除非对接种人痘疫苗者予以惩罚，否则该法案事倍功半。埃伦伯勒勋爵认为，如果该法包括爱尔兰，也会在那里受到欢迎，可以消除忽视爱尔兰的指责。他完全清楚该法目前还没实施，若不适用于爱尔兰他也能够接受；他的原则是向人们展示此举可能产生的好处，引导人们做应做之事，而不是通过惩罚迫使他们执行。③ 最终，埃伦伯勒勋爵确认该法在苏格兰实施会存在各种难题。④ 3月24日，该法案在上院通过二读。

当上院议员们在辩论牛痘接种法时，他们没有提到不受控

① Hansard, House of Lords, "Vaccination," Vol. 52, 12 March, 1840, https：//hansard. parliament. uk/Lords/1840 － 03 － 12/debates/1d6aae08 － a0dc － 4607 － 8ae1 － b4793219d8c1/Vaccination? highlight = vaccination # contribution － c4948995 － 2758 － 4928 － 86ce － 69f4eea59ab8。另见于 Edward Seaton, *A Handbook of Vaccination*, London：Macmillan, 1868, p. 343。

② Charles Creighton, *A History of Epidemics in Britain：From the Extinction of Plague to the Present Time*, Vol. Ⅱ, Cambridge：Cambridge University Press, 1894, p. 606.

③ Hansard, House of Lords, "Vaccination," Vol. 52, 16 March, 1840, Column 1194 － 1195, https：//hansard. parliament. uk/Lords/1840 － 03 － 16/debates/b4a3b198 － 1139 － 4ae7 － 9599 － 0eea7b34f441/Vaccination? highlight = vaccination # contribution － 48b14480 － 33db － 4601 － 811c － fd3b7d346121.

④ Hansard, House of Lords, "Vaccination," Vol. 52, 23 March, 1840, Column 1317, https：//hansard. parliament. uk/Lords/1840 － 03 － 23/debates/0bb68e24 － 6593 － 49d3 － 9fbd － 6dcbd7757898/Vaccination? highlight = vaccination#contribution － 344d1924 － d398 － 4a2e － 83d9 － 894e0e0aaac2.

制的天花的危险或最近的天花疫情造成的死亡，也没有提到其他欧洲国家引入牛痘接种的规章和强制性牛痘接种，也没有讨论将牛痘接种规定囊括所有人。他们还没有意识到这是一场提升人口数量的更广泛运动的一部分。①

下院关于牛痘接种的立法由 J. 格雷厄姆爵士（Sir J. Graham）主导。1840 年 5 月 15 日，当下院收到牛痘接种法案、牛痘接种重新成为下院议程时，关于国家的适当角色的想法已经发生了根本变化。格雷厄姆爵士拟议的法案主要内容包括：建议穷人阶层为孩子接种牛痘疫苗，由纳税人支付费用，牛痘接种的职责交给济贫法当局，而不是一个单独的从业人员网络；规范人痘接种，只能由具备资格的人痘接种员从事相关业务，违者最多监禁一个月。②

6 月 17 日，下院围绕两份法案展开辩论，一份是芬斯伯里（Finsbury）的议员提出的牛痘接种法，另一份是格雷厄姆爵士最初提交的天花预防法。二者的主要区别有二，一是前者完全禁止人痘接种，违者判处 7 天至 3 个月的监禁，后者不完全禁止人痘接种，把它置于各种规章和限制之下；二是前者不信任济贫制度，建议由不同的监察员委员会负责牛痘接种事务，由济贫专员负责监督；芬斯伯里法案作为格雷厄姆爵士法案的第 11 条和第 12 条修正案进行投票表决。③

①　Deborah Brunton, *The Politics of Vaccination: Practice and Policy in England, Wales, Ireland, and Scotland, 1800 – 1874*, Rochester: University of Rochester Press, 2008, p. 23.

②　Deborah Brunton, *The Politics of Vaccination: Practice and Policy in England, Wales, Ireland, and Scotland, 1800 – 1874*, Rochester: University of Rochester Press, 2008, pp. 19, 21.

③　Hansard, House of Commons, "Vaccination," Vol. 54, 17 June, 1840, Column 1249, https://hansard.parliament.uk/Commons/1840 – 06 – 17.

　　下院议员托马斯·沃克利用国内外的数据论证停止人痘接种而采取牛痘接种的必要性。他认为，波及全国的天花疫情实际上是人痘接种造成的，建议加强对人痘接种人员的监管，指责政府坐视不管工人阶级对牛痘接种和济贫委员会的"偏见"。过去两年里，英格兰和威尔士每年因天花死亡 1.2 万人，若计入苏格兰和爱尔兰，达到 1.7 万人。为什么要让人痘接种这种可怕的疗法继续存在下去？葡萄牙的法律禁止人痘接种，无人死于天花；法国虽然天花盛行，但禁止人痘接种。英国人如此迷恋一种错误的方法，难道以每年牺牲 1.7 万人的生命为代价来维持它吗？医学界普遍认为，如果停止人痘接种而采用牛痘接种，将完全控制住天花。故而，他提议用牛痘接种取代人痘接种。桑登子爵（Viscount Sandon）认为，本国乃至全世界的预防医学观点都支持牛痘接种，现在是时候完全禁止人痘接种了。①

　　格雷厄姆爵士认为，主要的问题不是人痘接种是否应该禁止，而是是否能尽最大可能提供设施来满足牛痘接种的需求，是由伦敦的济贫委员会还是私人医生负责全国牛痘接种实践的监督和管理。达比（Darby）认为，人痘接种是有害的，长期的经验已经证明接种牛痘疫苗的天花预防效果；当接种人痘疫苗者造成其他人感染天花时，立法机关有权予以干预和阻止。②还有议员认为，即便牛痘接种并不能完全预防天花，但在预防

————————

　　① Hansard, House of Commons, "Vaccination," Vol. 54, 17 June, 1840, Column 1246, 1249, https：//hansard. parliament. uk/Commons/1840 – 06 – 17.

　　② Hansard, House of Commons, "Vaccination," Vol. 54, 17 June, 1840, Column 1250, 1258, https：//hansard. parliament. uk/Commons/1840 – 06 – 17.

天花方面与人痘接种一样有效，在减少死亡人数方面还占优势。[1] 下院对法案一和法案二投票，以 56∶39 通过芬斯伯里的 2 条修正案，这意味着人痘接种被明令禁止。[2]

1840 年 7 月 23 日下院通过的《1840 年牛痘接种法》（*The Act of Vaccination of 1840*，3&4 Vict. c. 29）主要内容包括：教区的济贫监察员与医疗官（Medical Officer）或其他负责牛痘接种的医学从业人员保持联系，设立牛痘接种站为"所有居民"接种牛痘疫苗，费用由当地的济贫税承担；济贫联盟（Poor Law Unions）与公共牛痘接种员签订合同，牛痘接种 1 次付费 1 先令 6 便士；禁止业余者或江湖医生实施旧的人痘接种；医疗官定期报告牛痘接种人数，合同的副本呈送济贫委员会；拒绝牛痘接种并感染天花者监禁 1 个月。[3]

（三）《1840 年牛痘接种法》的影响

德博拉·布伦顿认为，该法在很多方面都是一项出乎意料的立法，公众并没有要求采取行动来应对天花，也没有议会任命的特别委员会或皇家委员会进行调查，医生也不认为，这是一种需要国家干预的紧急情况。[4] 无论历史情境如何，历史地

---

① *Our Legislators on the Vaccine Question：A Record of Parliamentary and Extra - Parliamentary Utterances and Opinions from 1802 to 1880*，London：Edward W. Allen，1880，p. 7.

② 议员观点及投票详情参见 Hansard, House of Commons, "Vaccination," Vol. 54, 17 June, 1840, Column 1250, 1252, 1254, 1257 - 1261, https：//hansard. parliament. uk/Commons/1840 - 06 - 17.

③ Danby P. Fry, *The Vaccination Acts and Instructional Circulars, Orders, and Regulations：with Introduction, Notes, and Index*, London：Knight, 1869, 4th edn., pp. 101 - 102.

④ Deborah Brunton, *The Politics of Vaccination：Practice and Policy in England, Wales, Ireland, and Scotland, 1800 - 1874*, Rochester：University of Rochester Press, 2008, p. 20.

看，该法在医学史、公共卫生史上都具有重要地位。

首先，该法明确禁止了人痘接种，确立起牛痘接种的法律地位，为有效防治天花提供了基础。1840年后天花死亡率有所下降，从1840年的29.0%降至1841年的18.5%，1842年降至7.8%。[①]

其次，该法开启了英国的预防医学立法。该法是英国实施公共卫生活动的第一部牛痘接种法，是第一次免费的、普遍的公共卫生举措，是在社会和经济快速变化时期对公共卫生问题的务实反应，[②] 为后来所有的牛痘接种立法奠定基础，[③] 迈出国家医学的第一步。该法所确立的免费公共牛痘接种服务在英格兰和威尔士的全部人口中一直持续到19世纪末。[④] 它把牛痘接种置于济贫法的管理和监督之下，而非授予医学界，[⑤] 促进公共卫生的同时不扩大医学界的权力，是国家立法走向成熟的一部分。[⑥]

---

① Joan Lane, *A Social History of Medicine: Health, Healing and Disease in England, 1750—1950*, London: Routledge, 2001, p. 145.

② Janine Arnott, "The Social Construction of Vaccine Controversies," thesis of Ph. D., The University of Manchester, 2007, p. 119.

③ Lindsay Paturalski, "'To Bring Them under Control': Vaccination and Medical Authority in England, India, and Jamaica, c. 1800 – 1910," thesis of Ph. D., Boston College, 2021, p. 27.

④ Deborah Brunton, *The Politics of Vaccination: Practice and Policy in England, Wales, Ireland, and Scotland, 1800 – 1874*, Rochester: University of Rochester Press, 2008, pp. 35, 20.

⑤ Lindsay Paturalski, "'To Bring Them under Control': Vaccination and Medical Authority in England, India, and Jamaica, c. 1800 – 1910," thesis of Ph. D., Boston College, 2021, p. 27.

⑥ John Simon, *English Sanitary Institutions: Reviewed in Their Course of Development, and in Some of Their Political and Social Relations*, London: John Murray, 1897, p. 286.

最后，该法也存在争议和不足之处。该法实行免费的自愿牛痘接种原则，降低了英国的天花死亡率，但每年仍有 5000 多人死于天花。[①] 此外，由既不是专家也不对这类公共卫生事务感兴趣的济贫委员会官员管理牛痘接种事务引来诸多争议。第一，免费牛痘接种本身并不具有济贫色彩，因济贫机构负责牛痘接种事务，使穷人把牛痘接种与对新济贫法的厌恶联系起来，[②] 视牛痘接种为"一个可怕的对象"，激起他们的抵制。第二，引发专业医护人员与济贫机构的专业职责和行政管理问题。德博拉·布伦顿认为，牛痘接种员的工作不应受到济贫机构的外行的审查和管理。19 世纪 40 年代中期，英国的济贫医疗官和公共牛痘接种员的数量大致相当，有 2614 名牛痘接种员和 2680 名医疗官。然而，个别社区雇用的牛痘接种员的数量差别巨大，苏塞克斯雇用一名牛痘接种员负责 14 平方英里的牛痘接种事宜。[③] 济贫机构小题大做地管理公共牛痘接种，导致医生对法律的执行和费用极为不满。法案规定医生每次牛痘接种成功可以从济贫税中获得 1 先令 6 便士的报酬，而医生们要求 2 先令且从国家税收中支付，受到医疗媒体的严厉谴责。[④] 这样的薪资与他们的技能和知识不成比例，影响了他们

① Edward Seaton, *A Handbook of Vaccination*, London：Macmillan, 1868, p. 348.

② Royston J. Lambert, "A Victorian National Health Service：State Vaccination 1855 – 1871," *Historical Journal*, Vol. 5, No. 1, 1962, p. 12.

③ Deborah Brunton, *The Politics of Vaccination：Practice and Policy in England, Wales, Ireland, and Scotland, 1800 – 1874*, Rochester：University of Rochester Press, 2008, p. 33.

④ F. B. Smith, *The People's Health, 1830 – 1910*, London：Croom Helm, 1979, p. 161；Deborah Brunton, *The Politics of Vaccination：Practice and Policy in England, Wales, Ireland, and Scotland, 1800 – 1874*, Rochester：University of Rochester Press, 2008, p. 33.

的工作积极性。①

（四）牛痘接种费用的新法规

1841 年 2 月 19 日，下议院议员威廉·史密斯·奥布赖恩（William Smith O'Brian）提交一份反对《1840 年牛痘接种法》的请愿书，理由是该法赋予济贫委员会太多权力。② 6 月 21 日，议会通过《扩大牛痘接种法修正法》（*An Act to Amend an Act to Extend the Practice of Vaccination*，4&5 Vict. c. 32）明确规定，牛痘接种的费用不由教区救济资金支付。③

1841 年 3 月至 1842 年 3 月，济贫委员会总共支付 33104 英镑的牛痘接种费用，这意味着超过 37.8 万次牛痘接种。它还堵住了 2 个漏洞：牛痘接种费用不由济贫资金支付，牛痘接种也不是狭隘的救济。这意味着任何接受免费牛痘接种的人都没有被取消投票资格，可以接受所有其他救济，④ 但并没有达到鼓励穷人自愿牛痘接种的预期目的。

第二节　强制牛痘接种的推行

19 世纪中叶英国所实行的强制卫生立法是一项政治革新，

① Deborah Brunton, *The Politics of Vaccination*：*Practice and Policy in England*, *Wales*, *Ireland*, *and Scotland*, *1800 – 1874*, Rochester：University of Rochester Press, 2008, p. 38.

② Hansard, House of Commons, "Vaccination," Vol. 54, 19 February, 1841, Column 742, https：//hansard. parliament. uk/Commons/1841 – 02 – 19/.

③ Danby P. Fry, *The Vaccination Acts and Instructional Circulars*, *Orders*, *and Regulations*：*with Introduction*, *Notes*, *and Index*, London：Knight, 1869, 4th edn. p. 106.

④ Deborah Brunton, *The Politics of Vaccination*：*Practice and Policy in England*, *Wales*, *Ireland*, *and Scotland*, *1800 – 1874*, Rochester：University of Rochester Press, 2008, p. 33.

以公共卫生的名义第一次有效地向传统的公民自行其是的领域扩展国家权力。这种扩展在两个立法领域内表现最为明显，一个是针对天花制定强制牛痘接种立法，另一个是在 4 个军事要塞城镇针对患有性病的妓女采用强制检查、隔离和治疗体系。[①]19 世纪中后期出台的一系列牛痘接种法，确立起英国的强制牛痘接种体系，使天花防治成效显著，推动了国家医学的发展。在此过程中，医学界积极参与并促进公共卫生的医疗化和国家医学事务，以此塑造职业新形象和提升社会影响力。

一　强制牛痘接种的序幕：1853 年《牛痘接种法》

《1840 年牛痘接种法》意味着英国形成全国免费牛痘接种体系，并没有达到预期目标，原因有二，一是采用自愿的方式；[②] 二是与济贫机构的关系影响了它的声望，加之济贫资金有限，牛痘接种的数量受到制约。威廉·法尔声称，"每天有 5 人在大都市死于天花，他们死亡是因为济贫机构决定挽救每条生命的花费不超过 18 便士"。《泰晤士报》的一篇社论"强烈抗议"这种"悲惨的制度"，认为济贫委员会制定如此不合理的低费用证明他们缺乏判断力，不能胜任这项工作。[③]

在此情形下，强制牛痘接种的呼声依然高涨，某些部门、

---

①　Dorothy Porter and Roy Porter, "The Politics of Prevention: Anti - Vaccination and Public Health in 19th - century England," *Medical History*, Vol. 32, No. 1, 1988, p. 231.

②　Royston J. Lambert, "A Victorian National Health Service: State Vaccination 1855 - 1871," *Historical Journal*, Vol. 5, No. 1, 1962, pp. 1 - 2.

③　Deborah Brunton, *The Politics of Vaccination: Practice and Policy in England, Wales, Ireland, and Scotland, 1800 - 1874*, Rochester: University of Rochester Press, 2008, p. 34.

某些地区已经实行强制牛痘接种，并取得良好效果。譬如，
1811年，亨格福德（Hungerford）镇威胁把拒绝牛痘接种、如
今生病的穷人转到鼠疫隔离医院，并于1824年提高处罚，拒
绝救济那些拒绝牛痘接种者。① 到19世纪50年代，免费牛痘
接种的执行情况及其效果成为各界关注的问题。

为应对1848—1849年的霍乱流行，约翰·西蒙联合其他
知名医生在1850年创立伦敦流行病学学会（Epidemiological
Society of London）。该协会每月聚会一次，成员约200名，主
要由关注疾病和公共卫生问题的卫生医官和军队的医务人员组
成。为扩大影响力，它吹嘘得到伦敦的医疗精英的支持，如本
杰明·布罗迪爵士（Sir Benjamin Brodie，1783－1862）和理查
德·布赖特（Richard Bright，1789－1858），还邀请大量的通
讯成员，其中不少人住在国外。它成立之初因缺资金而勉力
维持。②

伦敦流行病学学会的目标是"根据现代科学考察导致流行
病出现和传播的所有原因"，从而使公共卫生更符合"teach-
ings of science"③，具体而言，通过医学知识和政治影响力推进
对流行病各方面的研究——它们的历史、性质、原因、预防和
治疗。成员们开会汇报、听取和讨论研究论文，随后发表在该

① Peter Baldwin, *Contagion and the State in Europe, 1830 - 1930*, New York: Cambridge University Press, 1999, p. 255.

② Deborah Brunton, *The Politics of Vaccination: Practice and Policy in England, Wales, Ireland, and Scotland, 1800 - 1874*, Rochester: University of Rochester Press, 2008, p. 40.

③ Epidemiological Society of London, Epidemiological Society of London, *The Commemoration Volume, Containing an Account of the Foundation of the Society and of the Commemoration Dinner*, London: Shaw & Sons, 1902, pp. 3 - 4.

协会的期刊上。① 该协会的政治目标是督促国家更关注影响人口卫生的问题，更致力于控制疾病，检查卫生立法的各方面，为此，他们延请关注公共卫生事务的沙夫茨伯里勋爵（Lord Shaftesbury，1801 - 1885）出任该协会的首任主席，试图通过这种方式"与政府和立法机构沟通流行病预防问题"②。作为促进医学研究而成立的一个专业协会，它的建立反映了 19 世纪中期医学领域日益增长的专业化。③

　　该协会还设立各类委员会负责调查和报告各种流行病学问题以及流行病期间的护理。④ 1850 年，7 人组成的天花牛痘接种委员会（Small - pox and Vaccination Committee）调查英格兰和威尔士的牛痘接种现状，主席理查德·D. 格兰杰（Richard D. Grainger，1801 - 1865）是圣托马斯医院（St. Thomas Hospital）的医生，也是城镇卫生协会（Health of Towns Association）的成员，秘书爱德华·西顿（Edward Seaton，1815 - 1880）当时还是一个名不见经传的年轻医生。这 7 位成员除了对公共卫

---

① Epidemiological Society of London, *The Commemoration Volume*, *Containing an Account of the Foundation of the Society and of the Commemoration Dinner*, London：Shaw & Sons, 1902, pp. 4 - 7; Dorothy Watkins, "The English Revolution in Social Medicine," thesis of Ph. D., University of London, 1984, pp. 277 - 279.

② Epidemiological Society of London, *The Commemoration Volume*, *Containing an Account of the Foundation of the Society and of the Commemoration Dinner*, London：Shaw & Sons, 1902, p. 7.

③ Lindsay Granshaw, "'Fame and Fortune by Means of Bricks and Mortar'：The Medical Profession and Specialist Hospitals in Britain, 1800 - 1948," in Lindsay Granshaw and Roy Porter, eds., *The Hospital in History*, London：Routledge, 1989, pp. 199 - 220.

④ Epidemiological Society of London, *The Commemoration Volume*, *Containing an Account of the Foundation of the Society and of the Commemoration Dinner*, London：Shaw & Sons, 1902, p. 10.

生感兴趣外，几乎没有什么共同点。①

　　1851—1852 年英国又出现严重的天花疫情，1851 年死亡 6997 人，1852 年增至 7320 人。济贫委员会要求工作人员向持怀疑态度的人群宣传牛痘接种的好处，② 议会也举行听证会，牛痘接种委员会则开始调查牛痘接种水平和天花死亡率，分析牛痘接种的保护程度及对这种做法的普遍反对意见。在 1851 年致帕默斯顿勋爵（Lord Palmerston）亨利·约翰·坦普尔（Henry John Temple，1784 – 1865）的一封信中，爱德华·西顿哀叹，1840 年牛痘接种体系的诸多弊端导致存在大量规避牛痘接种的情形，只有约 53% 的婴儿接种牛痘疫苗。"下层阶级和未受过教育的阶级"没有充分接受牛痘接种的根源在于"懒惰和冷漠"。每当天花的警报响起时，他们才直接跑去牛痘接种员那里接种牛痘疫苗。③

　　上院议员乔治·威廉·利特尔顿勋爵（Lord George William Lyttelton，1817 – 1876）是济贫监察员委员会主席，对公共卫生问题没有特别的兴趣，但倡导济贫法改革，独立起草一项强制性牛痘接种法，④ 于 1853 年 2 月提交上院。它是激进派和保

---

　　① Deborah Brunton, *The Politics of Vaccination: Practice and Policy in England, Wales, Ireland, and Scotland, 1800 – 1874*, Rochester: University of Rochester Press, 2008, p. 41.

　　② Deborah Brunton, *The Politics of Vaccination: Practice and Policy in England, Wales, Ireland, and Scotland, 1800 – 1874*, Rochester: University of Rochester Press, 2008, p. 41.

　　③ F. B. Smith, *The People's Health, 1830 – 1910*, London: Croom Helm, 1979, p. 165.

　　④ Peter Gordon, "Lyttelton, George William, Fourth Baron Lyttelton and Fourth Baron Westcote (1817 – 1876)," in H. C. G. Matthew and Brian Harrison, eds. , *Oxford Dictionary of National Biography*, Vol. 34, Oxford: Oxford University Press, 2004, pp. 963 – 965; Lawrence Goldman, *Science, Reform, and Politics in Victorian Britain: The Social Science Association, 1857 – 1886*, Cambridge: Cambridge University Press, 2002, pp. 243 – 248.

守派的混合体，最激进之处是要求所有新生儿在 6 个月内或抵
达英国 2 个月内接种牛痘疫苗，对违背该法的父母处以罚款或
监禁。① 利特尔顿勋爵没有在关于该法的辩论中解释他的灵感
来源，起草法案的动机尚不清楚。不少学者认为，他的措施是
受到伦敦流行病学学会天花牛痘接种委员会的报告的启发。②
事实上，该法是在天花牛痘接种委员会完成其报告之前提交给
上院的。利特尔顿勋爵会见该协会的一个代表团后，同意将他
提交的法案保存至复活节休会后，以便有足够的时间接受该协
会可能提出的任何建议。

　　1853 年 3 月 26 日，天花牛痘接种委员会向流行病学学会
提交调查结果——《英格兰和威尔士及其他国家天花牛痘接种
状况及强制牛痘接种报告》，在客观描述英国和欧洲大陆的牛
痘接种的同时，提出全面实施强制接种疫苗的观点。它首先指
出，天花是人人可能罹患的疾病，牛痘接种是预防天花的有效
措施，在奥地利、巴伐利亚、汉诺威、瑞典等实施强制性的国
家，天花死亡人数明显减少，用图表表明英国各城市的天花死
亡人数减少有限，以此形成鲜明的对比。它认为天花患者是
"传染中心"，任何一个未牛痘接种者都是"疾病定居和传播

<hr />

① Deborah Brunton, *The Politics of Vaccination: Practice and Policy in England, Wales, Ireland, and Scotland, 1800 – 1874*, Rochester: University of Rochester Press, 2008, p. 41.

② 参见 E. P. Hennock, "Vaccination Policy against Smallpox, 1835 – 1914: A Comparison of England with Prussia and Imperial Germany," *Social History of Medicine*, Vol. 11, No. 1, 1998, pp. 54 – 55; Anthony S. Wohl, *Endangered Lives: Public Health in Victorian Britain*, Cambridge: Cambridge University Press, 1983, p. 133; Naomi Williams, "The Implementation of Compulsory Health Legislation: Infant Smallpox Vaccination in England and Wales, 1840 – 1890," *Journal of Historical Geography*, Vol. 20, No. 4, 1994, p. 398。

的中心"，"只有强制性牛痘接种才能确保社会机构的健康"；《1840 年牛痘接种法》未能普及婴儿牛痘接种的最大障碍是"无知和偏见"，而非公共牛痘接种管理的任何失败。该报告还支持利特尔顿勋爵的观点，认为人人都不能危及他人的生命，只有"全国实施强制牛痘接种"，并惩罚不遵守规定的行为，才能有效保护英国人民免受天花的蹂躏。① 这份至关重要的报告作为议会文件被重印并分发给议员，也促使利特尔顿勋爵"实实在在地修改"他的法案，并被下院议员充分领会和借用，形成一种"不谋而合"的共识。②

1853 年 3 月 6 日晚，考珀（Cowper）在下院提出《扩大和强制牛痘接种法》（*Further Extend and Make Compulsory the Practice of Vaccination*）。7 月 20 日，该法在下院进行二读辩论。战争大臣约翰·帕金顿爵士（Sir John Pakington）在承认牛痘接种功效的基础上，援引天花牛痘接种委员会的资料以及欧洲大陆的做法，强调自愿制度的不足和强制的必要性。他肯定这份报告的重要性，认为这份报告通过对比牛痘接种之前 10 年和之后 10 年天花死亡人数强调牛痘接种的功效。除英国和法国之外，几乎所有欧洲国家（共 13 个）都实行强制牛痘接种制度，并导致各国的天花死亡率差异。他还以英国的数据为例

---

① Epidemiological Society of London, Small – pox and Vaccination Committee, *Report on the State of Small – Pox and Vaccination in England and Wales and Other Countries, and on Compulsory Vaccination*, London: H. M. S. O., 1853, pp. 3 – 10, 34, 35 – 37.

② Deborah Brunton, *The Politics of Vaccination: Practice and Policy in England, Wales, Ireland, and Scotland, 1800 – 1874*, Rochester: University of Rochester Press, 2008, p. 43.

进行说明，譬如，1851 年伯明翰的 17700 名新生儿中只有 6174 人接种牛痘疫苗，仅为 1/3，再次强调自愿原则不足、只能采用强制原则的必要性。此时已经出任内政大臣（Home Secretary）的帕默斯顿勋爵发言指出，天花是折磨人类的最大祸害之一，而牛痘接种已经彰显天花预防功效，明确支持该法的原则。[①]

反对该法案的是乔治·斯特里克兰（George Strickland）和弗勒旺（Frewen）。斯特里克兰支持自愿制度，认为下院在强制立法方面做得太过分了，如果牛痘接种遵循自愿原则，天花差不多也会被根除。弗勒旺先生从实际执行角度予以反对，认为违反一次罚款 5 先令，如何向穷人执行这个惩罚呢？牛痘接种又如何"正确管理"呢？[②]

议员们普遍认为，穷人的偏见致使自愿体系不足以有效防治天花，强制牛痘接种是保护人民生命免受天花侵害的唯一手段。该法案几乎没有遇到强烈的反对就在下院通过，这与 19 世纪六七十年代的议会氛围不同。[③] 1853 年 8 月 20 日，《牛痘接种法》（*The Act of Vaccination*，16&17 *Vict.* c. 100）正式颁

[①]　Hansard, House of Commons, "Vaccination Extension Bill," Vol. 129, 20 July, 1853, Column 471 – 473, https：//hansard. parliament. uk/Commons/1853 – 07 – 20/debates/79c60625 – c0fa – 4d06 – 8447 – 9608290f707e/VaccinationExtensionBill? highlight = vaccination#contribution – 521faf06 – 2aa9 – 4cf2 – ba9e – 0a259b2709be.

[②]　Hansard, House of Commons, "Vaccination Extension Bill," Vol. 129, 20 July, 1853, Column 474 – 475, https：//hansard. parliament. uk/Commons/1853 – 07 – 20/debates/79c60625 – c0fa – 4d06 – 8447 – 9608290f707e/VaccinationExtensionBill? highlight = vaccination#contribution – 521faf06 – 2aa9 – 4cf2 – ba9e – 0a259b2709be.

[③]　Deborah Brunton, *The Politics of Vaccination*：*Practice and Policy in England*, *Wales*, *Ireland*, *and Scotland*, *1800 – 1874*, Rochester：University of Rochester Press, 2008, p. 44.

布，主要内容包括四方面。

首先，关于牛痘接种程序的规定。此法通过的 6 个月内，各教区的检查员（inspector）和监督者（overseer）负责教区的牛痘接种事宜。未满 13 岁的儿童，1853 年 8 月 1 日之前出生于英格兰和威尔士的婴儿，应在该法通过的 4 个月之内接种牛痘疫苗。婴幼儿在牛痘接种后的第八天由医疗官或牛痘接种员确认接种效果，若接种成功，获得由登记总署开具的牛痘接种成功证书；若已经牛痘接种的儿童接种效果不佳，医疗官在 2 个月内邮寄证书，具有同样的效力；若公共牛痘接种员检查后发现牛痘接种无效，将重新为婴儿接种，父母应于再次接种的 7 天后带孩子到公共牛痘接种站复查，如有必要如此反复，直至确保孩子被成功接种。若 2 个月内 3 次接种不成功，牛痘接种员为该儿童开具牛痘接种无感性证明，并在签发日起一年内有效。①

其次，关于牛痘接种费用的规定。按合同支付检查员费用，任何人在特定区域内或在最近的公共道路的 2 英里之内从事牛痘接种，收费不低于 1 先令 6 便士；在超出 2 英里的任何地方成功牛痘接种，收费不低于 2 先令 6 便士。牛痘接种员每牛痘接种一个儿童收入 3 便士。各区域的出生死亡、牛痘接种等数据由登记总署负责。

再次，关于违法者的处罚条款。违背法案者由当地的两名

① *An Act*（16 & 17 Vict. c. 100.）*Further to Extend and Make Compulsory the Practice of Vaccination*，London：Printed by George E. Eyre and William Spottiswoode，1853，pp. 6 - 7；George S. Gibbs，*The Evils of Vaccination：with a Protest against Its Legal Enforcement*，London：John Chapman，1856，p. 7.

治安官提起诉讼，地方陪审团有权传唤验尸官查验死于天花的婴幼儿遗体，若查明死者未牛痘接种，对其父母或检查员予以处罚；如果婴幼儿未牛痘接种或未获得牛痘接种无感性证书，对其父母或监护人处以 20 先令以下的罚款，继续拒绝或忽视期间每天罚款 5 先令。[1]

最后，关于牛痘接种事宜的管理职责。学校，工作场所，精神病院和监狱等机构的负责人负责本区域内的儿童牛痘接种，一经发现未接种者及时指导他们接种牛痘疫苗。移民官任命的医疗从业人员在港口确认移民或乘船人员的牛痘接种情况，移民局（Immigration Office）有权过问牛痘接种事宜。[2]

史学界从各角度强调 1853 年《牛痘接种法》的重要性。罗伊斯顿·J.兰伯特认为该法体现出国家政策的免费性和强制性，拉开了英格兰强制牛痘接种的序幕；[3] 安东尼·沃尔和多萝西·波特强调该法在向普通民众引入国家医疗和公布其他强制性卫生措施方面的多重意义；[4] 还有学者认为该法是英国天

---

[1] *An Act* (16 & 17 Vict. c. 100.) *Further to Extend and Make Compulsory the Practice of Vaccination*, London: Printed by George E. Eyre and William Spottiswoode, 1853, pp. 8 – 12; George S. Gibbs, *The Evils of Vaccination: with a Protest against Its Legal Enforcement*, London: John Chapman, 1856, pp. 8 – 9; Danby P. Fry, *The Vaccination Acts and Instructional Circulars, Orders, and Regulations: with Introduction, Notes, and Index*, London: Knight, 1869, 4th edn., pp. 107 – 118.

[2] George S. Gibbs, *The Evils of Vaccination: with a Protest against Its Legal Enforcement*, London: John Chapman, 1856, pp. 7 – 8.

[3] Royston J. Lambert, "A Victorian National Health Service: State Vaccination 1855 – 71," *Historical Journal*, Vol. 5, No. 1, 1962, p. 10.

[4] Anthony S. Wohl, *Endangered Lives: Public Health in Victorian Britain*, Cambridge: Cambridge University Press, 1983, p. 133; Dorothy Porter, *The History of Public Health and the Modern State*, Netherlands: Rodopi Editions, 1994, pp. 128 – 129.

花死亡率下降的一座里程碑。[①] 德博拉·布伦顿认为它是英国最重要的一部防控天花立法。[②] 该法的重要性表现在：

第一，该法拉开英国强制牛痘接种的序幕，迈出普及婴儿牛痘接种的重要一步。[③] 有学者认为，"强制牛痘接种是人们第一次为消除疾病做出的大规模行动"[④]，并在实际执行中不断调整，相关机构积极配合。据《泰晤士报》报道，登记总署草拟和分发了数百万份统计册和表格，包括 300 万份成功牛痘接种证书，75 万份无感性或不适合牛痘接种证书和 150 万份接种牛痘疫苗通知单。这份功业"让那些认为没有任何政府机构迅速坚决地予以执行的人震惊不已"[⑤]。

1850 年天花牛痘接种委员会调查时认为需要对穷人强制牛痘接种，因为他们是置若罔闻、冷漠又疏忽的父母。[⑥] 1853 年《牛痘接种法》明确加强对穷人和工人阶级婴儿的强制普遍牛痘接种，延续了《1840 年牛痘接种法》确定的原则——未牛

---

① Ian Glynn and Jenifer Glynn, *The Life and Death of Smallpox*, London: Profile Books, 2005, p. 138; Naomi Williams, "The Implementation of Compulsory Health Legislation: Infant Smallpox Vaccination in England and Wales, 1840 – 1890," *Journal of Historical Geography*, Vol. 20, No. 4, 1994, pp. 400 – 401.

② Deborah Brunton, *The Politics of Vaccination: Practice and Policy in England, Wales, Ireland, and Scotland, 1800 – 1874*, Rochester: University of Rochester Press, 2008, p. 39.

③ Deborah Brunton, *The Politics of Vaccination: Practice and Policy in England, Wales, Ireland, and Scotland, 1800 – 1874*, Rochester: University of Rochester Press, 2008, p. 52.

④ [英] 弗雷德里克·F. 卡特莱特、迈克尔·比迪斯：《疾病改变历史》，陈仲丹、周晓政译，山东画报出版社 2004 年版，第 91 页。

⑤ "Compulsory Vaccination Act," *The Times*, 5 October, 1853, p. 8.

⑥ Nadja Durbach, *Bodily Matters: The Anti – Vaccination Movement in England, 1853 – 1907*, Durham and London: Duke University Press, 2005, p. 23.

痘接种的婴儿"抛头露面有传染性"[1]。这是"一项至关重要的举措"，意味着婴儿牛痘接种的"所有价值被认可"[2]。1856年，有议员在下院发言时用数据强调该法的效果，1855年，61.3万登记在册的新生儿仅20.1万接种了牛痘疫苗；2年后，62.3万名新生儿中42.8万人接种牛痘疫苗。[3] 1857年，约翰·西蒙宣称，大约50%出生在英国城镇的孩子完成牛痘接种，"有教养的阶层"几乎已经忘记天花长什么样子。[4] 1857—1858年，多塞特、萨默塞特（Somerset）和格洛斯特郡牛痘接种的儿童比例超过了当年新生儿数量，北安普敦郡1855年记录8000份牛痘接种，是新生儿数量的105%。[5] 圣潘克拉斯的卫生医官托马斯·希利尔（Thomas Hillier）在1859年的年度报告中写道："牛痘接种的重要性现在几乎得到普遍承认，它的价值建立在最无可争议的数据的基础上。"[6]

　　第二，国家强制干预医疗事务开启了公共卫生的医疗化。

---

① Charles Creighton, *A History of Epidemics in Britain: From the Extinction of Plague to the Present Time*, Vol. II, Cambridge: Cambridge University Press, 1894, p. 610.

② Edward Seaton, *A Handbook of Vaccination*, London: Macmillan, 1868, p. 351.

③ Hansard, House of Commons, "Vaccination Bill," Vol. 141, 31 March, 1856, Column 272–273, https://hansard.parliament.uk/Commons/1854–07–18/.

④ Peter Baldwin, *Contagion and the State in Europe, 1830–1930*, New York: Cambridge University Press, 1999, p. 260.

⑤ Deborah Brunton, *The Politics of Vaccination: Practice and Policy in England, Wales, Ireland, and Scotland, 1800–1874*, Rochester: University of Rochester Press, 2008, p. 52.

⑥ Lindsay Paturalski, " 'To Bring Them under Control': Vaccination and Medical Authority in England, India, and Jamaica, c. 1800–1910," thesis of Ph. D., Boston College, 2021, p. 41.

牛痘接种作为预防传染病传播的第一项医疗技术，体现了医学
应用于公共卫生的前景。1853年《牛痘接种法》不是议会通
过的第一部卫生立法，但拓展维多利亚时代公共卫生政策的医
学转向，① 为更广泛的集体利益而直接挑战个人在公共卫生问
题上的权利，② 成为公共卫生医疗化的缩影。利特尔顿勋爵在
上院发言指出，牛痘接种作为预防天花的一种必要举措以这一
观点为前提，即医学从业人员在支持公共卫生措施方面完全
一致。③

这部立法明确规定了牛痘接种员和医疗官的收入，一定程
度上有利于提高他们的工作积极性。公共牛痘接种员也许是为
了确保他们的收入，积极履行他们发放牛痘接种证书的新职
责。④ 济贫院的医疗官负责儿童的牛痘接种和收费，依据
《1840年牛痘接种法》并不获得额外收入，因为这属于他们的
分内之事。1847年，理查德·格里芬（Richard Griffin，
1806－1869）在致下院议员的信中讲述医疗官面临的各种难

---

① Royston J. Lambert, " A Victorian National Health Service: State Vaccination
1855－71," *The Historical Journal*, Vol. 5, No. 1, 1962, pp. 1－18; Dorothy Porter
and Roy Porter, "The Enforcement of Health: the British Debate," in E. Fee and D. M.
Fox, eds., *AIDS: The Burdens of History*, Berkeley: University of California Press,
1988, pp. 97－120.

② Naomi Williams, "The Implementation of Compulsory Health Legislation: Infant
Smallpox Vaccination in England and Wales, 1840－1890," *Journal of Historical Geography*, Vol. 20, No. 4, 1994, p. 396.

③ *Our Legislators on the Vaccine Question: A Record of Parliamentary and Extra －
Parliamentary Utterances and Opinions from 1802 to 1880*, London: Edward W. Allen,
1880, p. 51.

④ Deborah Brunton, *The Politics of Vaccination: Practice and Policy in England,
Wales, Ireland, and Scotland, 1800－1874*, Rochester: University of Rochester Press,
2008, p. 49.

题，从而使 1853 年《牛痘接种法》规定他们可以与牛痘接种员一样从牛痘接种中获得收入，提高了他们的工作积极性。① 为了推动牛痘接种，普鲁士等国家还允许外科医生、牧师、教师和助产士为儿童接种疫苗。② 1858 年《公共卫生法》（*Public Health Act*，1858，21&22 Vict. c. 97）允许枢密院决定官方牛痘接种员的资格，并在第二年进行充分的专业培训。③

第三，加强了议会和医学界的互动，是医学界积极参与国家医学的重要表现。

利特尔顿勋爵接受拥有专业知识的医学协会提供的建议是创新之举，是专家和专业人员在政府中发挥作用的早期例子。④ 这也使得 1853 年《牛痘接种法》将预防医学与国家相结合，使议会与有组织的医生担任牛痘接种管理员的角色，⑤ 议会成为专业化医学的政治预言家。法国学者米歇尔·福柯认为医生都积极致力于"把医学与国家命运联系起来"，以此"确定医学的政治地位，建构国家层次的医学意识"，医学提供的信息、监督和控制"既与医学本身有关，也同样与公共安全有关"⑥。

---

① Richard Griffin, *The Grievances of the Poor Law Medical Officers*, London：Simpkin, Marshall & Co., 1858, p. 53.

② Naomi Williams, "The Implementation of Compulsory Health Legislation：Infant Smallpox Vaccination in England and Wales, 1840 – 1890," *Journal of Historical Geography*, Vol. 20, No. 4, 1994, p. 398.

③ W. G. Lumley, *The New Sanitary Laws：Namely, the Public Health Act, 1848, the Public Health Act, 1858, and the Local Government Act, 1858*, London：Shaw and Sons, 1859, p. 220.

④ Deborah Brunton, *The Politics of Vaccination：Practice and Policy in England, Wales, Ireland, and Scotland, 1800 – 1874*, Rochester：University of Rochester Press, 2008, p. 42.

⑤ Kaitlyn Akel, " 'A Splendid Delusion'：Reassessing Vaccination in England, 1796 – 1853," *International Social Science Review*, Vol. 95, No. 3, 2019, p. 25.

⑥ ［法］米歇尔·福柯：《临床医学的诞生》，刘北成译，译林出版社 2011 年版，第 38、28 页。

医生和他们的专业组织，如医疗官协会（the Association of Medical Officers）和英国医学会在将公众的健康变成一种科学明确的医疗目标方面发挥更积极的作用。医生们渴望捍卫他们在保护公共卫生方面的新角色，开始密切关注他们的权威性。[1] 19 世纪 50 年代末，议会帮助创建了公共卫生这一医疗职业，并赋予了它监督国家健康状况的权力。医学专业人员在专业架构和法律框架之下以提高医学和医学专业人员的地位和影响为目标，与传统疗法保持距离的同时，努力创造由经验丰富的医生传播知识的医疗等级制度和社会秩序。[2]

历史地看，该法因缺乏足够的保障机制和受到各种因素的制约，依然存在遗留问题。

其一，社会下层继续以各种理由抵制济贫机构主导的强制牛痘接种，并没有改变牛痘接种现状。[3] 因济贫委员会继续负责牛痘接种事务，社会下层依然认为把孩子带到公共牛痘接种员那里是接受教区救济，[4] 中产阶级担忧或怀疑国家授权济贫医生对他们的家庭进行一种新型侵犯。[5] 政府对工人阶级居所的卫生条件进行近乎强迫的调查，导致工人阶级和国家之间的关系变得越来越紧张，加剧了工人阶级不信任政府的心态。[6]

---

[1] Nadja Durbach, *Bodily Matters：The Anti - Vaccination Movement in England，1853 - 1907*, Durham and London：Duke University Press, 2005, p. 24.

[2] Janine Arnott, "The Social Construction of Vaccine Controversies," thesis of Ph. D., The University of Manchester, 2007, p. 95.

[3] ［英］弗雷德里克·F. 卡特莱特、迈克尔·比迪斯：《疾病改变历史》，陈仲丹、周晓政译，山东画报出版社 2004 年版，第 88 页。

[4] Peter Baldwin, *Contagion and the State in Europe，1830 - 1930*, New York：Cambridge University Press, 1999, p. 260.

[5] F. B. Smith, *The People's Health，1830 - 1910*, London：Croom Helm, 1979, p. 161.

[6] Kaitlyn Akel, "'A Splendid Delusion'：Reassessing Vaccination in England, 1796 - 1853," *International Social Science Review*, Vol. 95, No. 3, 2019, p. 27.

当父母们意识到强制机制完全无效时，让孩子接种牛痘疫苗的冲动就消失了。[1] 1854 年以后，儿童接种的数量比该法之前增加并不多。[2] 关于牛痘疫苗质量的唯一规定是必须雇用一名"胜任的"医生参与牛痘疫苗的获取，并不能保证牛痘疫苗是有效的，甚至是安全的。[3]

其二，该法加剧医学界的不满和意见分歧。19 世纪 50 年代，医学界普遍认为当时的牛痘接种制度不尽如人意，但对强制的必要性存在分歧。圣潘克拉斯的卫生医官托马斯·希利尔在他 1859 年的报告中更喜欢"道德说教"而不是"强迫"的方式推动牛痘接种。[4] 还有医生认为，小册子、传单、卫生奖励和教育是增加牛痘接种的最佳方法。[5]

当强制牛痘接种成为法律政策时，部分医务人员意识到强制牛痘接种会激起反抗，使牛痘接种成为"一个可怕的主题"。也有些医务人员同意伦敦流行病学学会的结论，即强制牛痘接种作为一种务实的措施是必要的：自愿牛痘接种率达不到群体免疫需要的比率，无论多么不可取，强制都是唯一的选择。此

---

[1] Deborah Brunton, *The Politics of Vaccination: Practice and Policy in England, Wales, Ireland, and Scotland, 1800－1874*, Rochester: University of Rochester Press, 2008, p. 39.

[2] Janine Arnott, "The Social Construction of Vaccine Controversies," thesis of Ph. D., The University of Manchester, 2007, p. 93.

[3] Naomi Williams, "The Implementation of Compulsory Health Legislation: Infant Smallpox Vaccination in England and Wales, 1840－1890," *Journal of Historical Geography*, Vol. 20, No. 4, 1994, p. 398.

[4] Thomas Hillier, *Report of the Medical Officer of Health*, St. Pancras, London: No qualified press, 1860, p. 9.

[5] T. B. Chappell, *Report of the Medical Officer of Health for Hanover Square*, St. George, London: George Phipps, 1861, p. 14.

外，该法在普通医生和一小撮被委任的医学专家之间形成一个新分歧：普通医生反对新的牛痘接种法，理由是它没有保护医学界的地位和利益，而伦敦流行病学学会的医学专家试图通过加强与政府的联系提升自身的地位，并提出一系列观点证明该法的重要性。这也使得该法在得到伦敦流行病学学会广泛支持的同时，遭到医疗媒体几乎一致的反对。《柳叶刀》和以往一样领导了这场战斗，关于该法的第一篇社论直言这是"一项更让人反感的措施，我们用不着关注"①。

　　具体的牛痘接种问题也引发不满。牛痘接种体系由现有的机构和执行者——公共牛痘接种员、济贫法监察员和生死与婚姻登记员拼凑而成，其运作并没有达到原有的效果。② 除中央政府的干预外，还有公共牛痘接种员的其他牢骚。包括，当地监察员分配给他们的工作环境糟糕，工作期间往往必须承担相当沉重的情感成本和经济成本。③《柳叶刀》认为该法"让医学职业受辱和难堪"，不重视从业者的服务，也没有"尊重他们作为绅士的感情"。医生一直站在控制疾病的最前沿，但他们唯一的回报是"慢慢饿死"。该法生效后，相关医务人员重申了他们的愤怒，即该法以起诉相威胁要求医生填写并返回两

---

① 　Deborah Brunton, *The Politics of Vaccination*: *Practice and Policy in England*, *Wales*, *Ireland*, *and Scotland*, *1800 – 1874*, Rochester: University of Rochester Press, 2008，pp. 46，39，45.

② 　Peter Baldwin, *Contagion and the State in Europe*, *1830 – 1930*, New York: Cambridge University Press, 1999，p. 259.

③ 　Logie Barrow, "In the Beginning Was the Lymph: The Hollowing of Stational Vaccination in England and Wales, 1840 – 1898," in Steve Sturdy ed. *Medicine*, *Health and the Public Sphere in Britain*, *1600 – 2000*, London: Routledge, 2002，p. 210.

份牛痘接种证书，但没有为他们付出的时间和服务付费。①

其三，缺乏中央的配套和具体执行举措。议会原本认为，强制牛痘接种立法足以确保政府的遵照执行，但他们低估了公众关注的程度和执行该政策所需的资源。在缺少中央化的卫生机构或立法的情况下，伦敦市政府很难证明天花威胁伦敦人的生命，牛痘接种事务也很难处于他们的监督下。② 该法所列的明确的罚款规定实际上并未实施，地方当局也没有任何形式的经济起诉。③

该法的出台还引出一些值得思考的问题。

一是缺乏关于强制的争论。该法迎合了人们对健康问题越来越重视的想法。19 世纪四五十年代，议员们就应对城市环境状况、疾病和死亡率水平的措施进行辩论，通过了一系列旨在保护的卫生措施，牛痘接种立法也属于此类。自愿牛痘接种未能保护公众免受天花的感染，而强制只是待选项。强制牛痘接种被许多医生和议员认为是一种务实的选择。医务人员和立法者认识到，强制被视为对个人自由的侵犯——利特尔顿勋爵和沙夫茨伯里勋爵都为此寻找历史依据以证明采取这种激进的措施是合理的，是否意味着对普通公民生活的干预，下院并没有就此展开辩论。德博拉·布伦顿研究后认为，强制牛痘接种

---

① Deborah Brunton, *The Politics of Vaccination: Practice and Policy in England, Wales, Ireland, and Scotland, 1800－1874*, Rochester: University of Rochester Press, 2008, pp. 47, 49.

② Graham Mooney, "'A Tissue of the Most Flagrant Anomalies': Smallpox Vaccination and the Centralization of Sanitary Administration in Nineteenth－Century London," *Medical History*, Vol. 41, No. 2, 1997, p. 290.

③ Royston J. Lambert, "A Victorian National Health Service: State Vaccination 1855－71," *Historical Journal*, Vol. 5, No. 1, 1962, p. 3.

是一种侵犯自由的观点并不是不证自明的，而是在随后被构建和阐明的。①

二是医务人员在天花防治中的作用的定位问题。伦敦流行病学学会的天花牛痘接种委员会参与该法的制定，普通从业者继续通过请愿书向议会呼吁，但未能说服下院考虑该行业的观点，② 这也使得医学界的政治参与、职业提升、民众服务等维度的侧重点日趋明显，加快了医学界内部的分化。

二　医学界与牛痘接种的实践

娜嘉·杜尔巴赫认为，1853 年《牛痘接种法》对国家医学的发展至关重要，不但推动公共卫生的医疗化，还加快医疗权威的崛起，③ 使医学界在国家医学中的分量不断提升。爱德华·西顿、约翰·西蒙等人不但是伦敦流行病学学会的权威，也在 19 世纪中叶一系列牛痘接种立法和国家医学发展中起到重要作用。

医生和国家之间关系的变化在 19 世纪 30 年代已初露端倪。1832 年的《解剖法》（*Anatomy Act*，1832，2&3 Will. 4，c. 75）以牺牲穷人为代价加强了医学和国家之间的关系。它明确规定，死在济贫院或慈善医院且"无人认领"的尸体移交给

---

① Deborah Brunton, *The Politics of Vaccination*：*Practice and Policy in England*, *Wales*, *Ireland*, *and Scotland*, *1800 – 1874*, Rochester：University of Rochester Press, 2008, pp. 44, 52.

② Deborah Brunton, *The Politics of Vaccination*：*Practice and Policy in England*, *Wales*, *Ireland*, *and Scotland*, *1800 – 1874*, Rochester：University of Rochester Press, 2008, p. 53.

③ Nadja Durbach, *Bodily Matters*：*The Anti – Vaccination Movement in England*, *1853 – 1907*, Durham and London：Duke University Press, 2005, p. 17.

解剖学家用于解剖。① 这意味着将贫困定为犯罪，赤贫者的尸体成为国家的财产，引起工人阶级对医学和国家之间关系的焦虑。②

19 世纪中叶是英国公共卫生改革的起点，公共卫生的范围也从市政卫生改革扩大到公共卫生的医疗管理。以埃德温·查德威克（Edwin Chadwick，1800 – 1890）为代表的公共卫生改革家们致力于工人阶级的卫生化和借助政府的权力来推动英国的卫生。③ 19 世纪 50 年代是制定牛痘接种政策和早期反对牛痘接种政策至关重要的 10 年。④ 此时英国出现了一种不同风格的公共卫生管理呼声和国家医学建设理论，主要来自杰出的医务人员，如积极推行医疗改革实践的威廉·法尔和任职于枢密院医疗署（Medical Office）的约翰·西蒙，而进行理论论述的代表是来自切尔特纳姆的亨利·拉姆齐（Henry Rumsey，1809 – 1876）。

拉姆齐在 19 世纪中叶致力于 "国家医学" 的群体中声名显赫。⑤ 他于 1856 年出版的《论国家医学》一书是几年前公

---

① Great Britain, *The Anatomy Act*, *1832*；the Pharmacy Act，*1852*；*the Pharmacy Act*，*1869*；*the Anatomy Act*，*1871*，London：H. M. S. O.，1832 – 1871，pp. 902 – 906.

② Nadja Durbach, *Bodily Matters*：*The Anti – Vaccination Movement in England*，*1853 –1907*，Durham and London：Duke University Press，2005，p. 15.

③ Edwin Chadwick, *The Sanitary Condition of the Labouring Population of G. T. Britain*，M. W. Flinn，ed.，Edinburgh：Edinburgh University Press，1965.

④ Nadja Durbach, *Bodily Matters*：*The Anti – Vaccination Movement in England*，*1853 –1907*，Durham and London：Duke University Press，2005，p. 36.

⑤ Roy MacLeod, "The Anatomy of State Medicine：Concept and Application，" in F. N. L. Poynter, ed., *Medicine and Science in the 1860s*，London：Wellcome Institute of the History of Medicine，1968，pp. 199 – 227.

开演讲的 6 篇文章的合集，从"国家调查""卫生法规"和
"行政机构"三方面论述他的国家医学理论和实践。① 拉姆齐
批评负责卫生总会（General Board of Health）的几名律师是外
行，无法应对卫生问题，对疾病的原因和可能的防治手段了解
有限，导致以往的卫生理念不包括医学，缺乏一个全面的医疗
保健愿景。他还注意到，以往的预防体系是基于简单的概括，
并没有调查疾病的多重决定因素，遂以欧洲大陆模式为蓝本，
提出有关英国国家医学干预和医学监督的一揽子疾病预防行政
方案。②

拉姆齐认为，公共卫生应该由医学专家负责，并实行等级管
理：伦敦设立中央机构，由一名大臣领导，一个医疗委员会提供
建议；地方一级应有一名全职工作人员与地方卫生委员会合作。
这些专家负责卫生的方方面面，不仅仅是疾病的预防；国家负责
调查医疗问题，预防和治疗疾病，并管理卫生保健和医学教
育。③ 这份方案是当时最清晰、最全面的公共卫生医疗方案；
这种等级医学结构也可能是国家医学最雄心勃勃的愿景。④ 拉
姆齐敏锐地意识到英国人对医学监督的抵制，费心尽力向那些
第一眼看到监督字眼就打着自由的旗号抗议的人作保。⑤ 拉姆

① Henry Rumsey, *Essays on State Medicine*, London: John Churchill, 1856.
② Dorothy Porter, *Health, Civilization and the State: A History of Public Health from Ancient to Modern Times*, London: Routledge, 1999, p. 121.
③ Dorothy Porter, *Health, Civilization and the State: A History of Public Health from Ancient to Modern Times*, London: Routledge, 1999, pp. 121 - 122.
④ Deborah Brunton, *The Politics of Vaccination: Practice and Policy in England, Wales, Ireland, and Scotland, 1800 - 1874*, Rochester: University of Rochester Press, 2008, p. 56.
⑤ Patrick E. Carroll, "Medical Police and the History of Public Health," *Medical History*, Vol. 46, No. 4, 2002, p. 486.

齐对公共牛痘接种也提出自己的看法：每 6 万人的地区设立一个牛痘接种站，负责供应牛痘疫苗，由外科医生进行牛痘接种；当地公共卫生事务的医疗机构负责检查每个接种牛痘疫苗的儿童，任何人都可以参加每年一次的大规模牛痘接种。①

拉姆齐的观点从未直接应用于维多利亚时代的卫生管理中，但在医学政治中很有影响力，② 反映了利物浦和伦敦的卫生医官们的预防疾病方法。此外，拉姆齐是 1857 年成立的社会科学协会（The Social Science Association）的成员。该机构是重要的公共卫生管理游说团体，也是讨论法律、刑事、教育、社会和公共卫生等政策的场所，成员包括重要的政治人物和管理人员，其中拉姆齐负责公共卫生部门。③

多萝西·波特（Dorothy Porter）认为，19 世纪中叶的公共卫生改革是双向发展，一方面是立法的无政府主义增长，另一方面是由枢密院的约翰·西蒙制定的精准管理的发展。正是前者的主导地位使英国的公共卫生改革转变为国家医学的实践，④ 最具有影响力的公共卫生人物是约翰·西蒙。⑤ 西蒙是第一个

---

① Deborah Brunton, *The Politics of Vaccination: Practice and Policy in England, Wales, Ireland, and Scotland, 1800 – 1874*, Rochester: University of Rochester Press, 2008, p. 56.

② Dorothy Porter, *Health, Civilization and the State: A History of Public Health from Ancient to Modern Times*, London: Routledge, 1999, p. 121.

③ Goldman Lawrence, *Science, Reform, and Politics in Victorian Britain: The Social Science Association 1857 – 1886*, Cambridge: Cambridge University, 2002, pp. 1 – 2, 31, 177 – 193.

④ Dorothy Porter, *Health, Civilization and the State: A History of Public Health from Ancient to Modern Times*, London: Routledge, 1999, p. 125.

⑤ Lindsay Paturalski, "'To Bring Them under Control': Vaccination and Medical Authority in England, India, and Jamaica, c. 1800 – 1910," thesis of Ph. D., Boston College, 2021, p. 37.

接受政府高级职位任命的医生，致力于将国家医学理论转化为维多利亚中期实用的改革方案。① 1853 年《牛痘接种法》继续把牛痘接种与济贫委员会联系在一起成为它的弊端之一，促使1854 年的《牛痘接种法修正案》（*Vaccination Act Amendment*）进行修正，被下院否决。②

在约翰·西蒙的努力下，1856 年 3 月 7 日，卫生总会向下院提交新的《牛痘接种法的加强与修正案》（*Bill to Consolidate and to Amend the Laws relating to Vaccination*），要求 13 岁以下的儿童必须接种牛痘疫苗；政府资助的监狱、济贫院或收容所的囚犯，以及任何计划乘坐移民船抵达英国的易感者都需要接种牛痘疫苗；授权监察员按比例起诉；明确牛痘接种员的资格标准。③ 下院议员考珀先生认为现有的牛痘接种状况并不完全令人满意，建议把目前公共牛痘接种员的收费标准从 1 先令 6 便士提高到 2 先令 6 便士。④

反牛痘接种的观点以来自博德明（Bodmin）的下院议员威廉·米歇尔（William Michell）医生为代表。他坚决反对该法，认为它"使谋杀合法化"而力主撤销。他给出的证据是：自从接种牛痘疫苗以来，天花有增无减，原因在于以前人们避开这

① Dorothy Porter, *Health, Civilization and the State: A History of Public Health from Ancient to Modern Times*, London: Routledge, 1999, p. 121.

② Hansard, House of Commons, "Vaccination Act Amendment," Vol. 135, 18 July, 1854, Column 369 – 372, https://hansard.parliament.uk/Commons/1854 – 07 – 18.

③ Deborah Brunton, *The Politics of Vaccination: Practice and Policy in England, Wales, Ireland, and Scotland, 1800 – 1874*, Rochester: University of Rochester Press, 2008, p. 69.

④ Hansard, House of Commons, "Vaccination Bill," Vol. 141, 31 March, 1856, Column 272 – 273, https://hansard.parliament.uk/Commons/1854 – 07 – 18.

种疾病，现在他们认为自己安全，毫不犹豫地出入可能被感染的地方。① 3 月 31 日，米歇尔在该法案二读时重申牛痘疫苗不能预防天花且危险，经常致人死亡，还传播"瘰疬、麻风病和其他疾病"②。最终，该法案在二读后被撤销。

1857 年，约翰·西蒙发起一项调查，"竭尽所能展现文明社会牛痘接种的历程以及指责它的合理性"，以卫生总会的名义出版的《论牛痘接种的历史及实践》③ 成为支持牛痘接种实践的权威文本，并在此后议会关于强制伦理的辩论中一再被引用。④ 议会不得不任命一个专门委员会调查牛痘接种的价值所在，以说服民众。⑤

1853 年法案因没有明确规定由谁对罪犯提起和进行诉讼而成为一纸空文，其不足在 1858 年 8 月 2 日通过的《公共卫生法》（*The Public Health Act*，1858，21&22 Vict. c. 97）中得到修正。它的主要内容包括：卫生总会的相关权力转至枢密院；枢密院负责公共牛痘接种事宜，议会支付国家牛痘接种中心或供应牛痘疫苗的费用；枢密院下设一个新的医疗部门——医疗署（Medical Office），任命一名医疗官（Medical Officer），由议

① Hansard, House of Commons, "Vaccination Bill," Vol. 141, 12 March, 1856, Column 24, https：//hansard. parliament. uk/Commons/1856 – 03 – 12.

② Hansard, House of Commons, "Vaccination Bill," Vol. 141, 31 March, 1856, Column 275, https：//hansard. parliament. uk/Commons/1856 – 03 – 31.

③ General Board of Health, *Papers Relating to the History and Practice of Vaccination*, London：HMSO, 1857.

④ Rob Boddice, "Sympathy, Liberty, and Compulsion：Vaccination," in Rob Boddice, ed., *The Science of Sympathy*：*Morality*, *Evolution and Victorian Civilization*, Urbana – Champaign：University of Illinois Press, 2016, p. 102.

⑤ Royston J. Lambert, "A Victorian National Health Service：State Vaccination 1855 – 71," *Historical Journal*, Vol. 5, No. 1, 1962, p. 15.

会支付薪水、工资、津贴等；医疗官每年3月1日前向枢密院汇报公共卫生事务或与之相关的事务，年度报告应在14天内提交议会；枢密院有权调查各地与公共卫生相关的事务，并依据该法发布相关的规章和指示，在应对突发疾病时，医疗署应派一名检查员予以调查，根据具体情况向地方当局提供具体意见；1859年8月1日起生效。① 这意味着国家牛痘疫苗中心转归枢密院医疗署管理，牛痘接种事务也从济贫委员会转归枢密院医疗署负责。

约翰·西蒙作为医疗署的首任医疗官，是该部门唯一由政府任命的官员。他有权雇用临时工和兼职员工，定期向枢密院汇报卫生状况。② 执掌医疗署的10年间，西蒙一手创建一个约40名官员和督察的部门，利用调查推动相关立法，为随后的卫生政策奠定了基础。③ 医疗署的职能之一是确保合格人员出任公共牛痘接种员，完全由公共牛痘接种员实施牛痘接种，明确公共牛痘接种员的监督责任。④ 为了加强牛痘接种事务的集中管理，西蒙对改善牛痘疫苗质量、规范牛痘接种供应、提高牛痘接种技术、确定牛痘接种时间地点等具体事宜进行稳妥安排，并公开招募公共牛痘接种员，颁发牛痘接种资格证，加强

---

① Danby P. Fry, *The Vaccination Acts and Instructional Circulars*, *Orders*, *and Regulations*; *with Introduction*, *Notes*, *and Index*, London: Knight, 1869, 4th edn., pp. 122 – 124.

② Deborah Brunton, *The Politics of Vaccination*: *Practice and Policy in England*, *Wales*, *Ireland*, *and Scotland*, *1800 – 1874*, Rochester: University of Rochester Press, 2008, p. 65.

③ Dorothy Porter, *Health*, *Civilization and the State*: *A History of Public Health from Ancient to Modern Times*, London: Routledge, 1999, p. 125.

④ Edward Seaton, *A Handbook of Vaccination*, London: Macmillan, 1868, p. 359.

对牛痘接种服务人员的管理。① 1858 年 7 月 14 日的《牛痘接种法》（*The Vaccination Act*, 1958, 21 Vict. c. 25）规定，登记总署将牛痘接种名册等传递给医疗官等相关人员，无须付费。②

在具体的牛痘接种服务方面，西蒙坚持认为，臂对臂牛痘接种优于储存牛痘疫苗，这对公共牛痘接种的组织具有重要意义。该技术要求牛痘接种员于一周前从接种牛痘疫苗的儿童的手臂上提取牛痘疫苗，视之为最优质、最可靠的疫苗来源。这使得牛痘接种只能在人员齐备的牛痘接种站点进行，以便医生可以确保牛痘疫苗的提供者和接种婴儿同时在场。③ 全国牛痘疫苗中心的牛痘接种人数从 1839 年的 13000 人降至 1858 年的不足 7000 人，但发放的牛痘疫苗数量从 16.5 万份增至 20 多万份。1858 年，全国牛痘疫苗中心开始从曼彻斯特的一个牛痘疫苗接种站获得牛痘疫苗，此后，伯明翰、赫尔、利兹、谢菲尔德、纽卡斯尔、利物浦、考文垂（Coventry）、牛津和索尔福德（Salford）的牛痘接种站点也加入了这个系统，从而使全国牛痘疫苗中心在伦敦的站点从 17 个减至 9 个。④

1859 年，西蒙颁布牛痘接种条例，并制作两卷本《牛痘

---

① Royston J. Lambert, "A Victorian National Health Service: State Vaccination 1855 – 71," *Historical Journal*, Vol. 5, No. 1, 1962, pp. 5 – 6.

② Danby P. Fry, *The Vaccination Acts and Instructional Circulars*, *Orders*, *and Regulations*: *with Introduction*, *Notes*, *and Index*, London: Knight, 1869, 4th edn., p. 121.

③ Deborah Brunton, *The Politics of Vaccination*: *Practice and Policy in England*, *Wales*, *Ireland*, *and Scotland*, *1800 – 1874*, Rochester: University of Rochester Press, 2008, p. 67.

④ Deborah Brunton, *The Politics of Vaccination*: *Practice and Policy in England*, *Wales*, *Ireland*, *and Scotland*, *1800 – 1874*, Rochester: University of Rochester Press, 2008, p. 67.

接种员操作指南》（*Instructions for Vaccinators*），提升牛痘接种员的业务水平和确保牛痘疫苗的安全有效性。1859 年底，伦敦和布里波特（Bridport）出现天花疫情后，爱德华·西顿受命调查，第二年又调查 41 个牛痘疫苗接种率特别低的济贫机构。西蒙据此于 1860 年发起一项公开的公共牛痘疫苗接种的全国调查。他宣称，整个公共牛痘疫苗接种系统是一个公共卫生问题：强制卫生立法未能确保所有儿童都接种牛痘疫苗、免于天花，有必要进行国家检查，以确定根源是牛痘疫苗接种的运输或供应，还是牛痘接种员的任何"过错或疏忽"[①]。

到 1860 年，约翰·西蒙已经建立了一个复杂的系统来监督公共牛痘接种的方方面面——牛痘疫苗的供应和牛痘接种的实施，并制定适用于所有公共牛痘接种员的培训标准，于 1860 年设立的牛痘接种官（vaccination officer）负责牛痘接种的监督和诉讼。[②] 面对突发疾病，枢密院医疗署可以派遣检查员调查问题，并根据当地情况提供建议。检查人员必须遵守卫生工作的地方当局的政策和举措。枢密院医疗署对公共牛痘接种的管理在一定程度上达到了专家管理的愿景，但也存在一些问题。譬如，医疗署设有检查员（inspector），但没有地方一级的相关工作人员来执行其政策：西蒙和他的检查员必须说服济贫机构通力合作才能确保政策的执行。为了保证工作时间和态

---

① Deborah Brunton, *The Politics of Vaccination: Practice and Policy in England, Wales, Ireland, and Scotland, 1800 – 1874*, Rochester: University of Rochester Press, 2008, pp. 65, 68.

② Naomi Williams, "The Implementation of Compulsory Health Legislation: Infant Smallpox Vaccination in England and Wales, 1840 – 1890," *Journal of Historical Geography*, Vol. 20, No. 4, 1994, p. 399.

度，普通牛痘接种员偶尔会要求提高工资，这也符合西蒙和他的同事们的个人利益，他们认为自己是最能够推行国家医学政策的人。①

医学界也逐渐推行安全有效规范的牛痘接种程序。1868年，西顿出版《牛痘接种指南》，目的有二：一是为从事牛痘接种的年轻医学同行和医学生提供理论和实践的指导；二是为牛痘接种体系的管理者提供参考。该工具书对牛痘的特性，牛痘疫苗的供应、分发和存储，牛痘接种的实施，二次牛痘接种，牛痘接种对天花预防的效果，对牛痘接种的抵制和牛痘接种可能存在的风险，《1867年牛痘接种法》以及其他相关规章的规定等进行了较为详细的论述。作者认为，在新生儿中严格执行牛痘接种和精心照顾是完美实施牛痘接种的一部分，有助于降低天花死亡率，二次牛痘接种也是必要的，需要像初次接种那样护理。新设的牛痘接种官一职应由地方当局委任，目的是协调通报和强制牛痘接种的运行，从登记总署获得新生儿的信息安排牛痘接种时间，并上报半年内违反者的名单。他还强调，为了获得更多牛痘疫苗，牛痘接种员需采集由他接种的儿童的牛痘疫苗，交给中央办公室（Central Office），随后免费分发给合适的申请人。西顿将拒绝牛痘接种的原因归结为：声称牛痘接种带来新疾病，导致其他疾病的死亡率升高，造成皮肤疾病、腺体疾病和性病。②

---

① Deborah Brunton, *The Politics of Vaccination: Practice and Policy in England, Wales, Ireland, and Scotland, 1800 - 1874*, Rochester: University of Rochester Press, 2008, pp. 69 - 70.

② Edward Seaton, *A Handbook of Vaccination*, London: Macmillan, 1868, pp. v - vii, 267, 268 - 275, 396, 359 - 360, 295 - 338.

　　恰如彼得·鲍德温（Peter Baldwin）对欧洲牛痘接种立法的比较研究和 E. P. 亨诺克对德国各州的研究所表明的那样，不同形式的公共牛痘接种实践和不同的政策倾向不能仅从政治角度予以解释。① 德博拉·布伦顿认为，英国和欧洲大陆公共牛痘接种规定方面的差异主要源于两大因素：一是通过济贫提供医疗救济。在英国，公共牛痘接种是济贫机构的职责，通过济贫院和家庭向穷人提供医疗服务。二是医生与国家之间的关系不同，并引发一场论战。19 世纪 50 年代，医学从业人员支持政府任命少数医务人员帮助制定公共卫生政策，而围绕谁应该为政府提供建议却出现激烈的辩论，并集中在牛痘接种领域。许多医生——大多是普通医生——拒绝政府应该遵循一些专家的建议的想法，认为医学专家并不一定代表该行业的主流观点，并可能仅出于谋取私利。这些医务人员认为，议会应尊重医学专业的统一性，而政府任命公共牛痘接种员分裂了医学行业，并剥夺了病人自由选择医生的权利，应该允许所有医生接种牛痘疫苗，并由济贫当局支付费用。②

　　医学界对医学与国家、医学界内部的权力分配的争论意味着他们政治参与意识的提升以及内部关系的重塑。这也是医学专业化的表现和结果，并成为 1858 年《医疗法》（*Medical*

---

① Peter Baldwin, *Contagion and the State in Europe, 1830 – 1930*, New York: Cambridge University Press, 1999, pp. 244 – 354; E. P. Hennock, "Vaccination Policy and Smallpox, 1835 – 1914: A Comparison of England with Prussia and Imperial Germany," *Social History of Medicine*, Vol. 11, No. 1, 1998, pp. 49 – 71.

② Deborah Brunton, *The Politics of Vaccination: Practice and Policy in England, Wales, Ireland, and Scotland, 1800 – 1874*, Rochester: University of Rochester Press, 2008, pp. 3 – 4.

Act）出台的背景。该法成立医学教育和注册总理事会（General Council of Medical Education and Registration），负责医学人员的注册，向巩固医学的权威性、医学专业化迈进了一步，[1] 并在上述的牛痘接种事务的管理中表现出来。

三 强制牛痘接种的拓展

强制牛痘接种因各种现实因素而没有达到预期效果，促使议会不断强化强制牛痘接种的执行和惩处力度，并引发多重影响。

（一）《1867 年牛痘接种法》的出台

爱德华·西顿医生的论述截至 1861 年，把天花死亡率下降归因于强制牛痘接种。[2] 1862—1864 年，英国又出现天花疫情，始于 1862 年秋伦敦东区的怀特佩尔（White Chapel）、东圣乔治（East – St. George）等贫民窟，直到 1864 年才控制住。[3] 1863 年天花共造成 5964 人死亡，1864 年升至 7684 人，这是 24 年来天花最严重的年份。[4] 1862 年 11 月至 1868 年 7 月的 5 年 9 个月中，伦敦天花医院接收 8376 名天花患者。[5]

与天花疫情的不断出现并行的是议会不断完善牛痘接种相

---

[1] Nadja Durbach, *Bodily Matters*：*The Anti – Vaccination Movement in England*, *1853 –1907*, Durham and London：Duke University Press, 2005, p. 17.

[2] Marylebone Anti – Compulsory Vaccination League, *Compulsory Vaccination*：*Report of a Public Meeting*, London：Watson Bros, 1870, p. 16.

[3] William Munk, J. F. Marson, *Small – pox and Vaccination Hospital*：*Medical Report for 1868*, London：The Hospital, 1869, p. 4.

[4] Marylebone Anti – Compulsory Vaccination League, *Compulsory Vaccination*：*Report of a Public Meeting*, London：Watson Bros, 1870, p. 17.

[5] William Munk, J. F. Marson, *Small – pox and Vaccination Hospital*：*Medical Report for 1868*, London：The Hospital, 1869, p. 5.

关法规。1861 年 8 月 1 日，议会通过 1861 年《牛痘接种法修正案》（*The Vaccination Acts Amendment Act*，1861，24 & 25 Vict. c. 59）。该法规定：任何社区或教区的监察员或检查员必须任命具体人员负责执行该法，包括处罚未牛痘接种儿童的家长；地方政府有权起诉不负责任的父母，交地方法院裁决；被处罚的父母若未缴纳罚金，可出售他的财物充抵罚金。该法明确了对未牛痘接种者的处罚，但是否起诉和处罚由当地政府、地方法官决定，致使各地的执行情况不一。1865 年 7 月 29 日颁布的《联合收费法》（*The Union Chargeability Act*，28 & 29 Vict. c. 79）规定，自 1866 年 3 月 25 日起，各教区负责各自的济贫费用，济贫支出、穷人的安葬费、牛痘接种及登记等花费都由公共资金支付。[①] 这样一来，牛痘接种费用与济贫脱钩，纳入公共卫生事业支出。

在此基础上，1867 年 8 月 12 日颁布的《1867 年牛痘接种法》（*The Vaccination Act of 1867*，30 & 31 Vict. c. 84）进一步规范牛痘接种事务。该法共 37 条，于 1868 年 1 月 1 日起实施，在七个方面进行了明确规定。

第一，重新划分牛痘接种区。监察员在征得济贫委员会的同意后重新划分牛痘接种区，若济贫委员会不同意可采取其他方案，若同意，监察员负责牛痘接种的实施并留意区域的调整。各登记员（registrar）登记本区域的牛痘接种情况，费用每半年向教区提交 1 次，相关费用由监察员委员会支付。

---

① Danby P. Fry, *The Vaccination Acts and Instructional Circulars*, *Orders*, *and Regulations*：*with Introduction*, *Notes*, *and Index*, London：Knight, 1869, 4th edn., pp. 126 – 128.

第二，关于牛痘接种员的相关规定。由枢密院及其制定的相关规章确定牛痘接种员的资格；明确公共牛痘接种员或副手的任职资格，向公共牛痘接种员发放津贴；公共牛痘接种员在辖区之外的牛痘接种不领取费用；明确牛痘接种不是教区救济。

第三，关于牛痘接种的相关规定。牛痘接种免费；根据契约确保人人及时牛痘接种，父母应在 3 个月内为新生儿接种牛痘疫苗；明确二次牛痘接种的规定；牛痘接种费用不从济贫税或任何其他公共基金中支付，除非济贫委员会同意；牛痘接种成功后将相关证明邮寄至登记总署并将 1 份复印件交予婴幼儿的父母或监护人；牛痘接种所需的相关证明免费。

第四，关于登记总署的相关条款。向新生儿父母或监护人发布新生儿牛痘接种通知；将收到的成功牛痘接种证书登记整理并对公众开放。

第五，关于被牛痘接种人员的相关条款。父母或其他任何人在 3 个月内为婴幼儿完成牛痘接种，应把医疗从业人员的成功牛痘接种证书送交当地的登记员。

第六，相关处罚。对未满 14 岁儿童的牛痘接种置若罔闻的父母等相关人员予以最高 20 先令的罚款，可累计处罚；对传送牛痘接种证明置若罔闻的牛痘接种员和父母以及签署虚假证明的个人予以处罚，对未接种牛痘疫苗者予以处罚。

第七，一些术语和适用条款的相关规定，包括儿童不适宜牛痘接种和儿童牛痘接种的无感受性条款等内容。①

---

① Danby P. Fry, *The Vaccination Acts and Instructional Circulars*, *Orders*, *and Regulations*: *with Introduction*, *Notes*, *and Index*, London: Knight, 1869, 4th edn., pp. 23 –46.

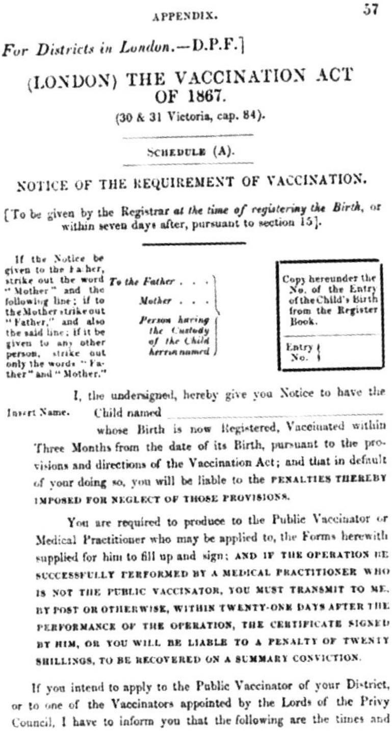
APPENDIX. 57

For Districts in London.—D.P.F.]

(LONDON) THE VACCINATION ACT OF 1867.

(30 & 31 Victoria, cap. 84).

SCHEDULE (A).

NOTICE OF THE REQUIREMENT OF VACCINATION.

[To be given by the Registrar *at the time of registering the Birth*, or within seven days after, pursuant to section 15].

If the Notice be given to the Father, strike out the word "Mother" and the following line; if to the Mother strike out "Father," and also the said line; if it be given to any other person, strike out only the words "Father" and "Mother."

To the Father . . .
Mother . . .
Person having the Custody of the Child herein named

Copy hereunder the No. of the Entry of the Child's Birth from the Register Book.

Entry No.

I, the undersigned, hereby give you Notice to have the Child named ______ whose Birth is now Registered, Vaccinated within Three Months from the date of its Birth, pursuant to the provisions and directions of the Vaccination Act; and that in default of your doing so, you will be liable to the PENALTIES THEREBY IMPOSED FOR NEGLECT OF THOSE PROVISIONS.

Insert Name.

You are required to produce to the Public Vaccinator or Medical Practitioner who may be applied to, the Forms herewith supplied for him to fill up and sign; AND IF THE OPERATION BE SUCCESSFULLY PERFORMED BY A MEDICAL PRACTITIONER WHO IS NOT THE PUBLIC VACCINATOR, YOU MUST TRANSMIT TO ME, BY POST OR OTHERWISE, WITHIN TWENTY-ONE DAYS AFTER THE PERFORMANCE OF THE OPERATION, THE CERTIFICATE SIGNED BY HIM, OR YOU WILL BE LIABLE TO A PENALTY OF TWENTY SHILLINGS, TO BE RECOVERED ON A SUMMARY CONVICTION.

If you intend to apply to the Public Vaccinator of your District, or to one of the Vaccinators appointed by the Lords of the Privy Council, I have to inform you that the following are the times and

图 2－5　伦敦牛痘接种要求通知

资料来源：Danby P. Fry, *The Vaccination Acts and Instructional Circulars, Orders, and Regulations*: *with Introduction, Notes, and Index*, London: Knight, 1869, 4th edn., pp. 57－58.

《1867 年牛痘接种法》使当时的牛痘接种率达到顶峰。①

① Naomi Williams, "The Implementation of Compulsory Health Legislation: Infant Smallpox Vaccination in England and Wales, 1840－1890," *Journal of Historical Geography*, Vol. 20, No. 4, 1994, p. 403.

1868 年，1026 人收治在伦敦天花医院，其中 113 人死亡，死亡率为 11%。这 1026 名患者中，989 人是天花患者，37 人患其他疾病。989 名天花患者中 189 人未牛痘接种，802 人已经牛痘接种，1 例人痘接种。牛痘接种病例占全部人数的 81%。① 这源于该法更具体的牛痘接种规定，把国家强制干预提高到前所未有的程度。② 根据 1853 年《牛痘接种法》，所有的婴儿在 3 个月内接种牛痘疫苗，违反的父母需支付一次性罚款或接受为期 1 个月的监禁。《1867 年牛痘接种法》强制 14 岁以下的儿童都必须牛痘接种，并鼓励医生上报违法的父母，对违规的父母明确实行连续累计惩罚，除非父母给孩子牛痘接种，否则被传唤至地方法院；地方法官对于是否受理诉讼拥有绝对判决权，③ 而每一次审判都意味着罚款的加码，意味着一次又一次的罚款或监禁。该法的不公在于，家境富裕的父母可以坚持自己的信念，承担多次罚款，而贫穷的父母没有财力支付多次罚款。④

对于这一立法的优缺点，恰如亨利·朱尔斯·布朗爵士（Sir Henry Jules Blanc，1831 - 1911）所认为的，强制是"极

---

① William Munk，J. F. Marson，*Small - pox and Vaccination Hospital*：*Medical Report for 1868*，London：The Hospital，1869，p. 3.

② Dorothy Porter and Roy Porter，"The Politics of Prevention：Anti - Vaccination and Public Health in 19th - century England，" *Medical History*，Vol. 32，No. 1，1988，p. 233.

③ 父母被惩罚不是因为没有牛痘接种，而是因为没有遵守地方法官的命令。参见 Peter Baldwin，*Contagion and the State in Europe*，*1830 - 1930*，New York：Cambridge University Press，1999，p. 271。

④ Dorothy Porter and Roy Porter，"The Politics of Prevention：Anti - Vaccinationism and Public Health in Nineteenth Century England，" *Medical History*，Vol. 32，No. 1，1988，p. 233.

端"和"讨人厌"的举措，但在当前的情况下，"它不仅正确而且必要"，否则"不可能根除威胁人类的最大的祸害之一"。他也注意到牛痘疫苗应"纯正而完美"，事实上并没有做到。在他看来，只有加强强制牛痘接种，提供更优质的牛痘疫苗，让人们意识到牛痘接种的好处，才能削弱强制的色彩，才不负詹纳这一伟大发现。① 他的观点在此后的牛痘接种立法中得到体现。

（二）1871 年《牛痘接种法》

1869 年和 1871—1872 年，严重的天花疫情凸显牛痘接种的不到位，也为进一步强化相关立法提供最直接的背景。

表 2 - 2　　　1838—1869 年间英格兰和威尔士每百万人的

死亡人数②　　　　　　　　　（单位：人）

时间	1838—1842	1847—1849	1850—1854	1855—1859	1860—1864	1865—1869
所有死亡人数	22069	24204	22317	22085	22263	22754
天花死亡人数	571	303	274	198	190	145

1869 年出现全欧洲天花大流行，英国死亡 44079 人，伦敦几乎占死亡人数的 1/4，平均死亡人数是每 10 万人死亡 148 人，而在牛痘接种前估计每 10 万人死亡 400—500 人。③

① Henry Blanc, *Compulsory Vaccination: An Inquiry into the Present Unsatisfactory Condition of Vaccine Lymph and a Remedy Proposed*, London: John Churchill & Sons, 1869, pp. 5 - 7, 32.

② 1871 年 5 月 8 日登记总署的统计记录。详见 House of Commons, *Report from the Select Committee on the Vaccination Act (1867); together with the Proceedings of the Committee, Minutes of Evidence, Appendix and Index*. London: HMSO, 1871, p. 427。

③ Anthony S. Wohl, *Endangered Lives: Public Health in Victorian Britain*, Cambridge: Cambridge University Press, 1983, p. 133.

1871—1872 年的天花疫情出现在 1868—1870 年猩红热疫情之后，伦敦尤其严重。安妮·哈迪认为，1870—1872 年天花疫情是 19 世纪最严重的一次，是伦敦天花史上的分水岭。[1] 查尔斯·克赖顿计算出 1871—1872 年伦敦的病死率是 1/6，在随后的一些年里是 1/7。农村地区如白金汉郡（Buckinghamshire）、萨福克郡、多塞特郡、坎伯兰郡（Cumberland）等地死亡率较低，约为 1/9。[2]

1871—1872 年的天花疫情与 1837—1840 年相比存在几方面的不同：更突然更猛烈，两年内杀死的人数相当于 1837—1840 年 4 年的人数；集中在城镇和工业郡而非村庄和农业郡；集中在伦敦而非其他郡；以青壮年而不是婴幼儿和儿童为主。农村和城市人口发病率变化可以从表 2-3 中看出，带星号（＊）的各郡主要是纯农业区，1871—1872 年天花死亡人数较少；带井号（＃）的兰开郡和约克郡北区是工业郡，主要盛行于工人阶级群体中。[3]

1871 年 2 月 13 日，自由党议员威廉·爱德华·福斯特（William Edward Forster，1818-1886）在下院提议成立专门委员会调查《1867 年牛痘接种法》。他认为，无知、冷漠、视若

① Anne Hardy, *The Epidemic Streets: Infectious Disease and the Rise of Preventive Medicine, 1856-1900*, Oxford: Clarendon Press, 1993, p. 126.

② 19 世纪 90 年代是 1/10。大致而言，病人越年轻，死亡的概率越大。参见 Charles Creighton, *A History of Epidemics in Britain: From the Extinction of Plague to the Present Time 1891-1894*, Vol. II, Cambridge: Cambridge University Press, pp. 571-572。

③ Charles Creighton, *A History of Epidemics in Britain: From the Extinction of Plague to the Present Time*, Vol. II, Cambridge: Cambridge University Press, 1894, p. 615.

无睹等因素造成天花防治效果不佳，考虑到那些反对牛痘接种的父母的感情才应该进一步调查，进而"有必要制定强制性法律"①。下院议员莱昂·普莱费尔（Lyon Playfair，1818－1898）指出，去年当他得知天花大流行正在从欧洲大陆蔓延到英国时，他反对调查的原因是担心任何做法都可能动摇国家对牛痘接种的信心，现如今面对伦敦疫情最严重的现状，他认为有必要调查为什么牛痘接种没有达到预期效果。②

表 2－3   1837—1840 年和 1871—1872 年英格兰和威尔士
各郡的天花死亡人数③   （单位：人）

区域	1837—1840	1871—1872	区域	1837—1840	1871—1872
英格兰和威尔士	41253	42084	英格兰和威尔士	41253	42084
伦敦	6421	9698	格洛斯特郡*	1072	323
萨里*	383	231	赫特福德郡*	191	34
肯特*（Kent）	817	537	什罗普郡*（Shropshire）	345	161
苏塞克斯*	161	126	伍斯特郡*（Worcestershire）	1002	529
汉普郡（Hampshire）	348	1103	斯塔福德郡（Stafford）	1328	3050

---

①　Hansard，House of Commons，"Vaccination Act（1867），" Vol. 204，13 February，1871，Column 222－223，https：//hansard. parliament. uk/Commons/1871－02－13.

②　Hansard，House of Commons，"Vaccination Act（1867），" Vol. 204，13 February，1871，Column 230，https：//hansard. parliament. uk/Commons/1871－02－13.

③　Charles Creighton，*A History of Epidemics in Britain：From the Extinction of Plague to the Present Time*，Vol. Ⅱ，Cambridge：Cambridge University Press，1894，p. 615.

续表

区域	1837—1840	1871—1872	区域	1837—1840	1871—1872
伯克郡*（Berkshire）	450	46	沃里克郡*（Warwickshire）	957	785
米德尔塞克斯郡*	418	306	兰开斯特郡（Lancaster）	528	622
赫特福德郡*	260	157	拉特兰郡（Rutland）	8	7
白金汉郡*	268	53	林肯郡（Lincolnshire）	482	498
牛津郡*	199	109	诺丁汉郡（Nottingham – shire）	562	983
北安普敦郡	399	563	德比郡*	329	297
亨廷顿郡*（Huntingdon – shire）	65	14	柴郡*（Cheshire）	1141	310
贝德福郡（Bedford – shire）	125	128	兰开郡#	7105	4151
剑桥郡*	400	175	约克郡西区	2858	2609
埃塞克斯*（Essex）	773	583	约克郡东区	480	452
萨福克*	506	348	约克郡北区#	236	405
诺福克*（Norfolk）	1038	895	达拉谟（Durham）	798	4767
威尔特郡*（Wiltshire）	548	85	诺森伯兰（Northumberland）	569	1512
多塞特*	329	163	坎伯兰*	549	366
德文郡*（Devonshire）	1097	838	威斯特摩兰*（Westmorland）	98	41

续表

区域	1837—1840	1871—1872	区域	1837—1840	1871—1872
康沃尔* （Cornwall）	767	531	蒙茅斯郡 （Monmouth‑shire）	672	904
萨默塞特* （Somerset）	1466	412	威尔士*	2699	2314

最终，下院通过这项动议，成立专门调查委员会"调查《1867 年牛痘接种法》的执行情况，并报告是否应修订该法"。三天后，调查委员会的 15 位委员名单确定，包括威廉·爱德华·福斯特、莱昂·普莱费尔和雅各布·布赖特（Jacob Bright）等下院议员。① 调查委员会从 1871 年 2 月 28 日到 5 月 19 日进行调查，出版《〈1867 年牛痘接种法〉专门委员会报告》，内容包括委员们的开会记录，相关证据，348 条问题，15 份附录和索引等。② 调查对象包括对牛痘接种持各种态度的知名人物和普通人，体现出调查的广泛性和样本的多元化，相关问题的回答也为此后强制牛痘接种立法的强化和反牛痘接种运动的兴起提供了一些观点和资料。

居住在曼彻斯特米德尔顿（Middleton）的威廉·休姆－罗瑟里牧师（William Hume‑Rothery）是坚决的反牛痘接种派，回答了 16 条问题。在被问到为何反对牛痘接种时，他回答说：

---

① Hansard, House of Commons, "Vaccination Act (1867)," Vol. 204, 13 February, 1871, Column 230, https://hansard.parliament.uk/Commons/1871 – 02 – 13.

② House of Commons, *Report from the Select Committee on the Vaccination Act (1867); together with the Proceedings of the Committee, Minutes of Evidence, Appendix and Index*, London: HMSO, 1871, p. iii.

"我的妻子曾认为牛痘接种对孩子来说像衣食一样必不可少。看到医生注射婴儿健康的胳膊，她认为这是非自然的和错误的事情。我深思熟虑后也认为荒谬至极。"委员会问："你的孩子在牛痘接种后有什么不好的症状吗？"牧师回答："3个月后，我发现，孩子身上有一些疮，是我从未在其他婴儿身上看到的。我认为，这是牛痘接种的结果，持续了大概五六个星期。因孩子强壮，也没有出现其他症状。"① 普莱费尔问："你说按目前的做法牛痘接种是一种欺诈，你是何意？"牧师认为，牛痘接种按照詹纳的定义是从牛身上直接提取的疫苗，随后强调国家无权强制父母为孩子牛痘接种，就像国家无权完全禁酒一样。在具体解释的时候，他认为，牛痘接种毒害孩子的血液，导致他们终身患病或死亡，这都是犯罪行为，当然，他也承认自己是英国国教牧师，没有接受过医学教育，只是自学了一些医学知识，并承认自己是良心反对者（conscientious objections）。②

约翰·西蒙被提问3个问题，他对于《1867年牛痘接种法》的详细修改建议附在调查报告的附录12中。他从地方机制，一般权威，合法程序，大都市的牛痘接种权威，出生记录五方面陈述，建议强制任命牛痘接种官，所有的牛痘接种相关证书由统计员发送，牛痘接种官每月应向统计员报告所在区域

---

① House of Commons, *Report from the Select Committee on the Vaccination Act* (*1867*)；*together with the Proceedings of the Committee*，*Minutes of Evidence*，*Appendix and Index*，London：HMSO，1871，pp. 137－152.

② House of Commons, *Report from the Select Committee on the Vaccination Act* (*1867*)；*together with the Proceedings of the Committee*，*Minutes of Evidence*，*Appendix and Index*，London：HMSO，1871，pp. 142，151.

新生儿名单及死亡婴儿名单；医疗官负责向天花疫情区提供牛痘接种设施。他还建议，如果父母不遵守儿童牛痘接种规定致使儿童感染天花的，予以特别处罚；大都市的牛痘接种设施由监察员委员会负责等。①

专门调查委员会的共识是：牛痘接种几乎绝对保护人们免于天花，未接种牛痘疫苗的人罹患天花将是最可怕最具破坏性的疾病，②并将调查报告提交下院。6 月 12 日，威廉·爱德华·福斯特向下院提交《1867 年牛痘接种法修正案》。③下院围绕未牛痘接种的处罚、牛痘接种官的管理归属等内容展开激烈辩论，最终以 57：12 的票数得以通过该修正案。④

8 月 21 日，议会颁布 1871 年《牛痘接种法》（*The Vaccination Act*，*1871*），和《1867 年牛痘接种法》合称为《1867 年和 1871 年牛痘接种法》（*The Vaccination Act，1867 and 1871*），自 1872 年 1 月 1 日起实施。该法第四条明确规定"父母（parent）是拥有一个孩子监护权的任何一方"。第五条对牛痘接种官的任命和职能进行了明确界定。新设立的地方政府委员会（Local Government Board）取代济贫委员会和枢密院负责

---

① House of Commons，*Report from the Select Committee on the Vaccination Act* (*1867*)；*together with the Proceedings of the Committee，Minutes of Evidence，Appendix and Index*，London：HMSO，1871，pp. 326，440.

② House of Commons，*Report from the Select Committee on the Vaccination Act* (*1867*)；*together with the Proceedings of the Committee，Minutes of Evidence，Appendix and Index*，London：HMSO，1871，p. iii.

③ Hansard，House of Commons，"Vaccination Act（1867），" Vol. 206，12 June，1871，https：//hansard. parliament. uk/Commons/1871 – 06 – 12.

④ Hansard，House of Commons，"Vaccination Act（1867）Amendment Bill—Bill 191，" Vol. 208，15 August，1871，https：//hansard. parliament. uk/Commons/1871 – 08 – 15.

牛痘接种事宜，授权其必须任命牛痘接种官；每个教区或每个区域都应任命一位及以上的领薪牛痘接种官，其职责包括登记出生和死亡，查找并确认婴儿是否接种牛痘疫苗，竭尽所能劝说他们牛痘接种；向监察员上报违反案例；牛痘接种证书由牛痘接种员邮寄给牛痘接种官，最终交予父母，成功牛痘接种证书也应在 7 日内发放给父母。该法的处罚内容包括：任何阻止公共牛痘接种员为儿童接种牛痘疫苗者、父母未允许儿童牛痘接种者，均予以 20 先令以下的罚款，拒绝支付罚款者处以监禁。① 该法在《1867 年牛痘接种法》的基础上从执行力度和违法惩处两方面进一步加强了牛痘接种的强制色彩。②

四 强制牛痘接种的多面影响

自 1853 年《牛痘接种法》以来，一系列牛痘接种法的强制性色彩和惩罚力度不断强化，产生多方面的影响。

（一）加大牛痘接种的执行力度，提升天花预防成效

1871 年是英国牛痘接种的高峰年，821856 名新生儿人中93％接种了牛痘疫苗。③《柳叶刀》忍不住赞叹强制牛痘接种制度"圆满成功……是最完美的国家预防医学体系"④。在一·

① Algernon Cooke Bauke, *The Vaccination Act, 1867, and the Vaccination Act, 1871*, London: Shaw and Sons, 1871, pp. 29 - 35.

② Dorothy Porter and Roy Porter, "The Politics of Prevention: Anti - Vaccination and Public Health in 19th - century England," *Medical History*, Vol. 32, No. 1, 1988, p. 233.

③ ［英］弗雷德里克·F.卡特莱特、迈克尔·比迪斯：《疾病改变历史》，陈仲丹、周晓政译，山东画报出版社 2004 年版，第 88 页。

④ *The Lancet*, 22 January, 1876, p. 158. 转引自 Dorothy Porter and Roy Porter, "The Politics of Prevention: Anti - Vaccination and Public Health in 19th - century England," *Medical History*, Vol. 32, No. 1, 1988, p. 233。

定情况下，此语不虚。强制牛痘接种的好处不断被证实。根据登记总署的相关资料，18世纪英国的天花死亡率为百万分之3000，19世纪前40年天花的死亡率降至每百万分之600，1853年降至每百万分之305。1871年强制牛痘接种实施以来，天花平均死亡率为每百万分之156，[1] 当年伦敦已经牛痘接种又感染天花的死亡率是10.7%，而没有牛痘接种的死亡率是45.9%。[2] 汉普斯特德医院（Hampstead Hospital）的医疗负责人罗伯特·格里夫（Robert Grieve），根据该医院的3555例牛痘接种分析天花死亡率与年龄、性别和职业的关系，发现一些儿童在出现天花疫情后积极牛痘接种。[3] 地方政府委员会指示牛痘接种官到访疫区，挨家挨户调查，亲自确认没有牛痘接种者，尽最大努力让他们接种牛痘，向没有为孩子接种牛痘的父母下达通知，并定期回访。[4]

（二）丰富公共卫生领域的医疗立法，推动国家医学发展

强制牛痘接种是英国第一次为消除疾病做出的一个光辉典范，是政府适应时代需要而做出的大胆革新，使国家权力直接而实实在在地作用于所有公民，确立起集体健康优先于公民人身自由的原则。[5] 尽管公共牛痘接种服务存在显著差异，大部

---

① Hansard, House of Commons, "Vaccination Bill," Vol. 56, 19 April, 1898, Column 447 – 448, https://hansard. parliament. uk/Commons/1898 – 04 – 19.

② Anthony S. Wohl, *Endangered Lives: Public Health in Victorian Britain*, Cambridge: Cambridge University Press, 1983, p. 133.

③ Robert Grieve, *The Influence of Vaccination, Age, Sex, and Occupation on the Mortality in Smallpox*, London: J. & A. Churchill, 1872, pp. 10 – 16.

④ Peter Baldwin, *Contagion and the State in Europe, 1830 – 1930*, New York: Cambridge University Press, 1999, p. 268.

⑤ J. Rogers Hollingsworth et al. , *State Intervention in Medical Care: Consequences for Britain, France, Sweden and the United States, 1890 – 1970*, Ithaca: Cornell University Press, 1990, pp. 117 – 122.

分儿童在出生第 1 年就接种了牛痘疫苗。① 公共医疗人员积极履行强制性的公共卫生法律，对他们来说，"任何情况下，没有人有权成为他人健康和生命的一个危险源，毫无疑问，未牛痘接种者就是这类人"。为了回击反牛痘接种压力集团，他们谴责父母的冷淡和漠然。② 刘易舍姆（Lewisham）的卫生医官兰克斯特医生（Dr. Lankester）认为，法律不允许孩子们暴露在天花之下，"因为国家不允许他杀死自己的孩子"③。

强制牛痘立法是维多利亚时期英国的一种新现象，赋予医生和国家新的权力，提升医学和医生在国家事务中的作用，推动以强制干预为特色的国家医学的深入，又加剧了社会对医生的不信任和紧张关系，使之无法对公众的关切作出实际反应。医生不信任穷人和工人阶级，认为他们是公共卫生的障碍。医生呼吁更古老的公共义务以鼓励合作，同时要求国家授予新的监视权和控制权。④ 医疗立法如何平衡个人自由和公共义务的关系成为国家医学的难题之一。

1867 年 8 月 7 日，亨利·拉姆齐在都柏林召开的英国医学会大会（Congress of the British Medical Association）上宣读《论

---

① Deborah Brunton, *The Politics of Vaccination: Practice and Policy in England, Wales, Ireland, and Scotland, 1800 – 1874*, Rochester: University of Rochester Press, 2008, p. 167.

② Anne Hardy, *The Epidemic Streets: Infectious Disease and the Rise of Preventive Medicine, 1856 – 1900*, Oxford University Press, 1993, p. 121.

③ Lindsay Paturalski, "'To Bring Them under Control': Vaccination and Medical Authority in England, India, and Jamaica, c. 1800 – 1910," thesis of Ph. D., Boston College, 2021, pp. 32 – 33.

④ Lindsay Paturalski, "'To Bring Them under Control': Vaccination and Medical Authority in England, India, and Jamaica, c. 1800 – 1910," thesis of Ph. D., Boston College, 2021, pp. 40, 11, 32 – 33.

大不列颠和爱尔兰的国家医学》一文，指出国家医学是德国的发明，研究对象还不被理解，此词的准确含义还不明确，在英国还属于新事物，但威廉·法尔等人已经着手从事相关的摸索和实践，[①] 国家医学的管理部门和方式也逐渐形成中。枢密院医疗署以及后来的地方政府委员会制定牛痘接种技术的指导方针，试图限制牛痘接种站的数量，检查员审查牛痘接种员的工作。最早负责牛痘接种事务的济贫委员会是对公共牛痘接种产生根本性影响的第二机构，与接管牛痘接种事务的新机构医疗署之间在工作方式等方面存在冲突。约翰·西蒙在医疗署颇具影响力，却无权涉足济贫委员会，除非绝对必要，否则他们不愿干涉济贫机构人员的工作，这严重影响了对公共牛痘接种的监督。[②]

（三）对医学界的多重影响

强制牛痘立法是确立医学职业重要地位的关键部分，也是提高其社会地位的一种方式，医生们在牛痘接种事务中成为新的专业权威。有医生在《柳叶刀》撰文写道，"该行业的荣誉现在与结果有关"，敦促医生把整合牛痘接种作为职责所在。天花疫情的反复出现，许多父母因为"古老而荒谬的偏见"不相信牛痘接种的现状，促使医生们从相信说服是扩大牛痘接种的最佳方法转向要求更多的立法和更严格的强制，坚信强制是

① Henry Rumsey, *On State Medicine in Great Britain and Ireland*, London: William Ridgway, 1867, pp. 1, 4 - 5.

② Deborah Brunton, *The Politics of Vaccination: Practice and Policy in England, Wales, Ireland, and Scotland, 1800 - 1874*, Rochester: University of Rochester Press, 2008, pp. 163, 166.

确保公共安全的唯一途径。①

1871 年天花流行期间，医学界要求对牛痘接种和二次牛痘接种采取更可行的政策，② 积极支持强化牛痘接种立法，起草法案，游说议会，并修改相关修正案，致力于医疗专业的长远发展以及强化医学与国家之间的关系。对于医学界内部的关系，学者们的看法大相径庭。安妮·迪格比（Anne Digby）在其著作中塑造了一种整齐划一的医学职业形象，从业者在英国不同地区出生、接受培训和实践，致力于医学职业改革，提高地位。③ 德博拉·布伦顿认为，在反牛痘接种运动和1870 年天花流行的双重压力下，各地的医生可能对公共牛痘接种达成共识，但内部分歧严重，④ 主要表现在以约翰·西蒙为代表的医学权威和数量庞大的普通医学从业人员对公共牛痘接种政策和职业愿景的看法不同。

1858 年后，约翰·西蒙通过高超的政治才能充分施展枢密院医疗署的权力，任命一批医生草拟公共牛痘接种政策，在事实上主导这一政策的执行。以他为代表的医学精英设想建立一个由专家领导的分级医疗专业，就医疗问题向政府提供建议，

① Lindsay Paturalski, "'To Bring Them under Control': Vaccination and Medical Authority in England, India, and Jamaica, c. 1800 – 1910," thesis of Ph. D., Boston College, 2021, pp. 34, 31, 42.

② Deborah Brunton, *The Politics of Vaccination: Practice and Policy in England, Wales, Ireland, and Scotland, 1800 – 1874*, Rochester: University of Rochester Press, 2008, p. 105.

③ Anne Digby, *The Evolution of British General Practice: 1850 – 1948*, Oxford: Oxford University Press, 1999, p. 2.

④ Deborah Brunton, *The Politics of Vaccination: Practice and Policy in England, Wales, Ireland, and Scotland, 1800 – 1874*, Rochester: University of Rochester Press, 2008, p. 164.

监督医疗政策的执行，从而将国家医学的话语权掌握在少数精英手中。约翰·西蒙也被视为现代医疗管理的先驱。而来自不同团体、人数众多的普通医务人员倡导更为民主的职业愿景，即所有从业者都应平等地参与牛痘接种工作。作为受过专业医学训练的医务人员，他们完全有能力决定何时、何地以及如何进行牛痘接种。他们还特别关心牛痘接种的费用，不仅为了获得收入，还要求尊重医疗专业的外在表现。① 多萝西·波特将约翰·西蒙倡导的专家主导、中央控制的管理模式描述为英国占主导地位的公共卫生意识形态，② 而德博拉·布伦顿认为这种模式的实际影响有限。③

　　总体而言，19 世纪中叶医学界的影响力仍相对有限，仍处于提升职业形象和扩大职业影响力的阶段，到 19 世纪末才发展为不容小觑的专业群体，其重要标志是"患者不再是他们身体状况的第一权威……医生成为第一个也是最有效的权威"④。

（四）刺激反牛痘接种运动的发展

　　1871 年的专门委员会明确拒绝直接强制，认为只有少之又少的英国人乐意赋予国家这样的权力，官方从来没有认真考虑

---

① Deborah Brunton, *The Politics of Vaccination：Practice and Policy in England, Wales, Ireland, and Scotland, 1800 – 1874*, Rochester：University of Rochester Press, 2008, pp. 164 – 166.

② Dorothy Porter, *Health, Civilization and the State：A History of Public Health from Ancient to Modern Times*, London：Routledge, 1999, pp. 128 – 139.

③ Deborah Brunton, *The Politics of Vaccination：Practice and Policy in England, Wales, Ireland, and Scotland, 1800 – 1874*, Rochester：University of Rochester Press, 2008, p. 167.

④ Mary Wilson Carpenter, *Health, Medicine, and Society in Victorian England*, Santa Barbara：ABC Clio, 2010, pp. 4 – 5.

过此类措施。① 1871 年《牛痘接种法》使牛痘接种的强制色彩和处罚力度进一步强化。强制牛痘接种将国家权力渗透进私人领域，让父母在子女的健康幸福方面别无选择。父母若拒绝屈服于牛痘接种员的柳叶刀会招来多次起诉、罚款和监禁，有时是苦役。一些父母因不服从而入狱，另一些父母被扣押家庭用品也不支付累计的罚款，② 严格的强制牛痘接种和多次惩罚引起部分人士的不满，成为反牛痘接种运动迅速发展的重要原因。

中产阶级竭力将反牛痘接种与体面联系起来，认为"各阶层受人尊敬的人，所有真男人"反对牛痘接种，应是他们身为模范父母的关键标志，③ 被监禁的"不是流氓或流浪汉，也不是罪犯"，而是"诚实可敬的公民"，是"有能力""爱家庭"的人。④ 1883 年，杂货商乔治·拉塞尔（George Russell）因没有给孩子接种牛痘疫苗而被指控 30 次，反牛痘接种派的报纸《回声报》（The Echo）将他视为受人尊敬的反牛痘接种派的缩影。"乔治·拉塞尔从道德来看是一个无可救药的恶人吗？""他是一个残忍的父亲，坏公民，贪杯的酒鬼，狡诈的商人，撒谎成性和鬼鬼祟祟的人吗？"这些疑问的答案是：乔治·拉

① Peter Baldwin, *Contagion and the State in Europe*, *1830 – 1930*, New York：Cambridge University Press, 1999, p. 268.

② Rob Boddice, "Vaccination, Fear and Historical Relevance," *History Compass*, Vol. 14, No. 2, 2016, p. 73.

③ Nadja Durbach, *Bodily Matters*：*The Anti – Vaccination Movement in England*, *1853 – 1907*, Durham and London：Duke University Press, 2005, p. 104.

④ *Anti – Vaccinator*, 23 October, 1869, p. 146. 转引自 Nadja Durbach, *Bodily Matters*：*The Anti – Vaccination Movement in England*, *1853 – 1907*, Durham and London：Duke University Press, 2005, p. 105.

塞尔是"正直的人"，不是"坏公民"；他不仅过着令人艳羡的家庭生活，还是诚实的商人，完全有道德的人；他是一个好父亲，而不是"致残、溺死、烧死他们的儿女"的"道德卑劣的父亲"；他是一个清醒的基督徒，是为人父母的"神圣信任"的守护者。简而言之，乔治·拉塞尔是"诚实、有良知的父母"的典范。① 这样一位品行良好、道德无瑕疵的合格公民为何成为被起诉的对象？根源在于他拒绝孩子的牛痘接种而违反了强制牛痘接种法的相关条款，成为反牛痘接种运动的常见案例。

反牛痘接种运动的迅速发展成为强制牛痘接种最直接最广泛的后果之一，也促使英国人探索天花防治新举措。

---

① Nadja Durbach, *Bodily Matters*: *The Anti – Vaccination Movement in England*, *1853 – 1907*, Durham and London: Duke University Press, 2005, p. 104.

第三章 民众回应:从反牛痘接种到倡导莱斯特方法[①]

随着 1853 年免费强制牛痘接种的实施及随后相关立法的出台,英国的强制牛痘接种引起广泛的社会回应,形成声势浩大的反牛痘接种运动。反牛痘接种派成立组织、出版刊物,借助牛痘接种的功效、宗教、阶层、自由权等话语反对强制牛痘接种。与此同时,反牛痘接种派也逐渐摸索出一套以上报和隔离为主要特色的天花防治新方法,即莱斯特方法,并被不少地区采用。反牛痘接种派在 1885 年莱斯特大游行中展示其实力和诉求,并形成注重宣传、立足地方、强调议会斗争、国际合作等斗争策略,为废除强制牛痘接种积累了群众基础和斗争经验。

第一节 反对与捍卫

强制牛痘接种是医学社会史上具有重要影响的事件,备受

① 本章部分内容已发表,参见毛利霞《国家强制与个人自由的交锋——19世纪后期英格兰反种痘运动》,《历史教学》(下半月刊)2014 年第 1 期;《19 世纪后期莱斯特天花预防对策的演变》,《历史教学》(下半月刊)2014 年第 12 期。

史学界的关注。① 有学者认为，不管谁来书写英国的牛痘接种史，参与其中的各方，如实施牛痘接种的医生、执行法律的官员、屈从于牛痘接种的民众，都受到他们的政治观点、宗教信仰、对医学理论的理解、对卫生的武断观点和对于新科学流行病学的看法等因素的影响。② 因学者立场和视角的不同，反牛痘接种的原因及评价也呈现出迥然不同的面貌，掀起学术争鸣。

一 反牛痘接种运动的兴起

反牛痘接种运动的兴起是牛痘接种立法强制色彩不断强化的直接结果。反牛痘接种派通过成立组织、创办刊物等方式表达不满和提出诉求，在代表性反牛痘接种人物的宣传下，形成跨组织、跨阶层、区域联合的反牛痘接种运动。

（一）强制牛痘接种的强化

《1840年牛痘接种法》的颁布引发社会对全民免费牛痘接种的大讨论，1853年《牛痘接种法》虽强制牛痘接种，但因执行宽松，并没有引起大规模的抗议。③ 随后的相关立法不断强化强制色彩和惩罚力度，1863年一对父母因没有执行牛痘接种政策被起诉和罚款，强制牛痘接种从法律条文走向现实落

① Rob Boddice, "Sympathy, Liberty, and Compulsion：Vaccination," in Rob Boddice, *The Science of Sympathy：Morality, Evolution and Victorian Civilization*, Urbana – Champaign：University of Illinois Press, 2016, p. 101.

② Ann Beck, "Issues in the Anti – Vaccination Movement in England," *Medical History*, Vol. 4, No. 3, 1960, p. 310.

③ Rob Boddice, "Sympathy, Liberty, and Compulsion：Vaccination," in Rob Boddice, *The Science of Sympathy：Morality, Evolution and Victorian Civilization*, Urbana – Champaign：University of Illinois Press, 2016, p. 102.

实，也引燃了反牛痘接种派的炮火。①

《1867 年牛痘接种法》通过罚款和监禁强制执行牛痘接种，在反牛痘接种的发展和扩大方面具有重要意义。② 拒绝牛痘接种者于 1871 年后发展为明确的反牛痘接种派，③ 关注的焦点从质疑牛痘接种转向反对强制，④ 使实实在在的"医学"问题在实践中成为一个政治问题，掀起有组织有诉求的群众性社会运动，即反牛痘接种运动。

（二）反牛痘接种组织和刊物的出现

下院议员威廉·爱德华·福斯特认为，牛痘接种法不适合富人，穷人也不愿容忍它，这是反牛痘接种协会存在的原因。⑤ 1867 年以来，英国各地出现各类反牛痘接种组织，早期最知名的是理查德·吉布斯（Richard Gibbs）在伦敦创建的反强制牛痘接种联盟（Anti – Compulsory Vaccination League，ACVL），随后在英格兰各地设立支部。到 1870 年，它已有 103 个支部，成员 1 万人，如果包括同情者在内，乐观估计能达到 2 万人。理查德·吉布斯于 1871 年去世，所创办的期刊《反牛痘接种

---

① Peter Baldwin, *Contagion and the State in Europe*, *1830 – 1930*, New York: Cambridge University Press, 1999, p. 349.

② Dorothy Porter and Roy Porter, "The Politics of Prevention: Anti – Vaccination and Public Health in 19ᵗʰ Century England," *Medical History*, Vol. 32, No. 1, 1988, pp. 231 –252.

③ Ann Beck, "Issues in the Anti – Vaccination Movement in England," *Medical History*, Vol. 4, No. 3, 1960, p. 310.

④ Dorothy Porter and Roy Porter, "The Politics of Prevention: Anti – Vaccinationism and Public Health in Nineteenth _ Century England," *Medical History*, Vol. 32, No. 1, 1988, p. 238.

⑤ *Our Legislators on the Vaccine Question: A Record of Parliamentary and Extra – Parliamentary Utterances and Opinions from 1802 to 1880*, London: Edward W. Allen, 1880, p. 44.

派和公共卫生杂志》（*Anti - Vaccinator and Public Health Journal*）也随之停刊，这一组织陷入低潮。①

　　圣马里波恩反强制牛痘接种联盟（The St. Marylebone Anti - Compulsory Vaccination League）成立于 1869 年，执行委员（Executive committee）包括理查德·吉布斯、约翰·卡普林（John Caplin）、查尔斯·T. 皮尔斯（Charles T. Pearce）等 10人。在 1870 年召开的大会上，该组织"深入探讨强制牛痘接种法"，主要关注两方面，一是确保废除牛痘接种法中的强制条款；二是向那些因该法而被起诉的成员提供帮助，捐赠 1 先令者即为会员。② 基思利（Keighley）成立的基思利联盟（the Keighley Union）是有地方特色的反牛痘接种组织。1874 年，威廉·休姆－罗瑟里牧师和妻子玛丽·休姆－罗瑟里（Mary Hume - Rothery）在切尔特纳姆成立全国反强制牛痘接种联盟（The National Anti - Compulsory Vaccination League，NAVL），主力来自中产阶级，斗争策略是写信和地方倡议，目的是影响监察员委员会，因为大多数监察员直接负责强制牛痘接种事务，有权起诉反牛痘接种者。③

　　1881 年，在废奴主义者和商人威廉·特布（William Tebb，1862 - 1917）的领导下，伦敦废除强制牛痘接种协会（London Society for the Abolition of Compulsory Vaccination，LSACV）成

---

　　① Nadja Durbach, *Bodily Matters：The Anti - Vaccination Movement in England, 1853 - 1907*, Durham and London：Duke University Press, 2005, p. 38.

　　② Marylebone Anti - Compulsory Vaccination League, *Compulsory Vaccination：Report of a Public Meeting*, London：Watson Bros, 1870, cover.

　　③ Peter Baldwin, *Contagion and the State in Europe, 1830 - 1930*, New York：Cambridge University Press, 1999, p. 294.

立，其目标恰如彼得·阿尔弗雷德·泰勒（Peter Alfred Taylor，1819－1891）在所著《当前牛痘接种之谬论：致 W. B. 卡彭特的一封信》的扉页上所总结的："伦敦废除强制牛痘接种协会的目标是：废除强制牛痘接种，传播牛痘接种知识，出版牛痘接种相关作品，充当信息和行动的中心。"[①] 它招揽有影响力的议员、行政人员和医生入会，因目标明确、善于宣传成为具有全国影响力的反牛痘接种组织。

伦敦废除强制牛痘接种协会与全国反强制牛痘接种联盟争夺反牛痘接种运动的控制权。1896 年，威廉·特布把各地的反牛痘接种组织合并为全国反牛痘接种联盟（National Anti－Vaccination League，NAL），并明确斗争手段，通过"广泛抗议，散播信息"以及"规模相对较小但大众积极参与"的社会运动，[②] 整合资金和斗志，在反牛痘接种运动的关键时刻建立废除牛痘接种的统一战线，[③] 加强了反牛痘接种派的凝聚力和战斗力。

反牛痘接种派重视反牛痘接种刊物的出版宣传，以创办的各种期刊为主要武器，发起针对公共卫生当局的非暴力反抗。1869 年 8 月，最早的反牛痘接种期刊《反牛痘接种派》（The Anti－Vaccinator）由亨利·皮特曼（Henry Pitman）创办，

---

① Peter A. Taylor, *Current Fallacies about Vaccination：A Letter to Dr. W. B. Carpenter*, London：Allen, 1881, cover.

② Dothory Porter and Roy Porter, "The Politics of Prevention：Anti－Vaccinationism and Public Health in Nineteenth_ Century England," *Medical History*, Vol. 32, No. 1, 1988, p. 235.

③ Nadja Durbach, *Bodily Matters：The Anti－Vaccination Movement in England, 1853－1907*, Durham and London：Duke University Press, 2005, p. 40.

1869年共发行18期，后与他的其他杂志合并为《联合合作者》（*The Co - operator*）。① 反牛痘接种的宣传品在19世纪七八十年代激增。亨利·皮特曼于1872年重新编辑《反牛痘接种派》（*Antivaccinator*）和《卫生评论》（*Health Review*），并从利兹市议员约翰·皮克林（John Pickering）那里获得经费，1874年因亏损把2份刊物合二为一。威廉·休姆－罗瑟里夫妇在1874年创办《全国反强制牛痘接种通报》（*National Anti - Compulsory Vaccination Reporter*）。②

威廉·特布在创建伦敦废除强制牛痘接种协会之前，于1879年创办《牛痘接种调查员》（*Vaccination Inquirer*）。它的首任编辑威廉·怀特（William White）一直工作到1885年去世，随后由阿尔弗雷德·米尔恩斯（Alfred Milnes）接任。③ 它自创刊之初就督促议会通过一项良心条款作为废除强制的第一步，开篇的社论以良心反对学校的宗教教育为例描述良心反对牛痘接种的正当性，后发展为反牛痘接种运动的喉舌。④ 这些反牛痘接种期刊刊登穷人和工人阶级关于牛痘接种的看法和被

---

① Nadja Durbach, *Bodily Matters：The Anti - Vaccination Movement in England, 1853 - 1907*, Durham and London：Duke University Press, 2005, p. 42.

② R. M. MacLeod, "Law, Medicine and Public Opinion：The Resistance to Compulsory Health Legislation, 1870 - 1907," *Public Law*, summer 1967, pp. 122 - 124.

③ B. J. Stem, *Should We Be Vaccinated? A Survey of the Controversy in Its Historical and Scientific Aspects*, London：Harper, 1927, pp. 78 - 83.

④ Dorothy Porter and Roy Porter, "The Politics of Prevention：Anti - Vaccination and Public Health in 19th - century England," *Medical History*, Vol. 32, No. 1, 1988, pp. 244, 239.

起诉的故事，① 成为表达反牛痘接种派观点的主要阵地。

（三）成员来源

在几十年的发展历程中，反牛痘接种派人员构成基本稳定，提倡互助和自助，保护会员权益，为牛痘接种所致死亡或事故提出几种保险计划，还允许会员参与付款，并收取拖欠会费的罚款。② 与以往的社会运动类似，它具有三大鲜明的特色。

一是跨阶层联盟。③ 领导人大多来自包括贵族在内的社会中上层，参与者主要来自中下层尤其是劳工阶层、技工和小店主，④ 在工人阶级聚居区获得最强有力的支持。中产阶级和受过良好教育的阶层的领导作用至关重要，⑤ 源于他们有一定的知识和闲暇在报纸杂志刊文，反驳官方或其他人的观点，同时宣传反牛痘接种的合理性，成为反牛痘接种运动的笔杆子。出身中产阶层的威廉·休姆－罗瑟里认为，所有"各阶层的真男人"有责任站出来反对牛痘接种法。⑥ 他创办的全国反强制牛

---

① Lindsay Paturalski, "'To Bring Them under Control'：Vaccination and Medical Authority in England, India, and Jamaica, c. 1800－1910," thesis of Ph. D., Boston College, 2021, p. 57.

② Lindsay Paturalski, "'To Bring Them under Control'：Vaccination and Medical Authority in England, India, and Jamaica, c. 1800－1910," thesis of Ph. D., Boston College, 2021, p. 64.

③ Lindsay Paturalski, "'To Bring Them under Control'：Vaccination and Medical Authority in England, India, and Jamaica, c. 1800－1910," thesis of Ph. D., Boston College, 2021, p. 57.

④ Nadja Durbach, *Bodily Matters：The Anti－Vaccination Movement in England, 1853－1907*, Durham and London：Duke University Press, 2005, p. 41.

⑤ Lindsay Paturalski, "'To Bring Them under Control'：Vaccination and Medical Authority in England, India, and Jamaica, c. 1800－1910," thesis of Ph. D., Boston College, 2021, p. 55.

⑥ Nadja Durbach, *Bodily Matters：The Anti－Vaccination Movement in England, 1853－1907*, Durham and London：Duke University Press, 2005, p. 70.

痘接种联盟由社会价值和科学认知完全不同的各界人士组成，[①]
中坚力量包括两类人：反对任何形式的牛痘接种、最早卷入诉
讼程序的父母；反对牛痘接种法的强制色彩者。[②]

二是跨组织特色，与其他社会组织交织。维多利亚时代的
记者和作家经常将反牛痘运动描述为一场边缘运动，但娜嘉·
杜尔巴赫强调它与其他工人阶级团体的深厚联系。和许多担心
大众压力集团影响力的团体一样，反牛痘接种派既参加单一目
的的运动，也参加相关事业的运动，经常被攻击为反任何事情
的"怪人"。有新闻记者批评反牛痘接种派是"公意"的受害
者，是惹人烦的反权威和旁门左道的一部分。[③]

有人总结反牛痘接种派是"反酗酒派，反烟草商派，反鸦
片派，素食派，顺势疗法派"，是各种思想派别的大杂烩。亨
利·皮特曼是禁酒派和欧文派，向北部的工人阶级宣传反牛痘
接种。素食派认为所有动物污染了身体的纯净，坚持反对以任
何形式利用动物物质，和反牛痘接种派的关系密切：理查德·
吉布斯是反牛痘接种运动的创始人，也是知名的素食派信徒。

① Donald R. Hopkins, *Princes and Peasants*, *Smallpox in History*, University of Chicago Press, 1983; R. M. MacLeod, "Law, Medicine and Public Opinion: The Resistance to Compulsory Health Legislation, 1870 - 1907," *Public Law*, summer 1967, pp. 106 - 128; Judith Walkowitz, *Prostitution and Victorian Society*, Cambridge: Cambridge University Press, 1980, pp. 91 - 147; R. Lambert, "A Victorian National Health Service: State Vaccination, 1858 - 71," *Historical Journal*, Vol. 5, No. 1, 1962, pp. 1 - 18; Ann Beck, "Issues in the Anti - Vaccination Movement in England," *Medical History*, Vol. 4, No. 4, 1960, pp. 310 - 321.

② Stuart M. Fraser, "Leicester and Smallpox: The Leicester Method," *Medical History*, Vol. 24, No. 3, 1980, p. 327.

③ Nadja Durbach, *Bodily Matters: The Anti - Vaccination Movement in England, 1853 - 1907*, Durham and London: Duke University Press, 2005, pp. 48 - 49, 42.

知名的反牛痘接种派弗朗西斯·威廉·纽曼（Francis William Newman，1805–1897）是伦敦大学学院（University College London）的拉丁文教授、反传染病法的发起人，1873—1884 年间曾任大不列颠素食协会（Vegetarian Society of Great Britain）主席。[1]

　　女权主义者成立"母亲反强制牛痘接种联盟"（Mothers' Anticompulsory Vaccination League），支持反牛痘接种运动。[2] 许多反对强制牛痘接种的杰出女性也是妇女运动的领导人。[3] 约瑟芬·巴特勒（Josephine Butler，1828–1906）既是废除传染病法的领军人物，也是伦敦废除强制牛痘接种协会的副主席。杰西·格雷根（Jessie Graigen）、米莉森特·加勒特·福西特（Millicent Garrett Fawcett）和厄休拉·布赖特（Ursula Bright）等女权活动家把反牛痘接种与女性政治活动联系起来。其中杰西·格雷根是禁酒派、反传染病法和反活体解剖的活动家，也是妇女选举权运动的领袖，19 世纪 80 年代初呼吁废除《牛痘接种法》。当然，反牛痘接种派也参与女性的参政权运动，因为两大运动都认为女性有能力有权利参与国家大事和政治生活。[4] 知名反牛痘接种派弗朗西斯·威廉·纽曼、彼得·阿尔

① Nadja Durbach, *Bodily Matters*: *The Anti – Vaccination Movement in England*, *1853 – 1907*, Durham and London: Duke University Press, 2005, pp. 42, 122 – 123.

② Dorothy Porter and Roy Porter, "The Politics of Prevention: Anti – Vaccinationism and Public Health in Nineteenth _ Century England," *Medical History*, Vol. 32, No. 3, 1988, p. 240.

③ L. Murdoch, "Anti – Vaccination and the Politics of Grief in Late – Victorian England," in S. Olsen, ed., *Childhood*, *Youth and Emotions in Modern History*: *National*, *Colonial and Global Perspectives*, Houndmills: Palgrave, 2015, p. 246.

④ Nadja Durbach, *Bodily Matters*: *The Anti – Vaccination Movement in England*, *1853 – 1907*, Durham and London: Duke University Press, 2005, p. 46.

弗雷德·泰勒、雅各布·布赖特、乔治·肖·勒费夫尔
(George Shaw Lefevre, 1831 - 1928) 也是女权运动的支持者，
反对歧视女性的《传染病法》。

威廉·休姆 - 罗瑟里和玛丽·休姆 - 罗瑟里夫妇是典型的
维多利亚时期的改革家，参与多项社会运动。威廉·休姆 - 罗
瑟里曾是英国国教牧师①，妻子玛丽是自由党议员约瑟夫·休
姆（Joseph Hume）之女、诗人、小说家。夫妻二人积极参与
废除传染病法运动、反活体解剖运动、素食主义运动、社会净
化（social purity）运动、反强制教育运动，也参与反过度哀悼
协会（Anti - Mourning Society）②。知名眼科医生威廉·柯林斯
（William Collins）也是各式各样组织的主席，从全国和平大会
（National Peace Congress）到卫生研究所（Sanitary Insititute）
不等。③

反牛痘接种运动还得到工人阶级及工会的大力支持。亨
利·泰勒（Henry Taylor）是英国工会领袖，也是训练有素的
木匠，定期为反牛痘接种杂志撰稿，因反牛痘接种的鲜明立场
而当选为莱斯特的下院议员。刘易斯·沃森（Lewis Watson）
是曼彻斯特的瓦匠，积极参与工会运动以及反牛痘接种运动。④

---

① 1876年被剥夺教职。

② 该协会的目的是减少维多利亚时期葬礼和哀悼的过量与花费。Nadja Dur-
bach, *Bodily Matters: The Anti - Vaccination Movement in England, 1853 - 1907*, Dur-
ham and London: Duke University Press, 2005, p. 38.

③ Dorothy Porter and Roy Porter, "The Politics of Prevention: Anti - Vaccination
and Public Health in 19th - century England," *Medical History*, Vol. 32, No. 3, 1988,
p. 240.

④ Janine Arnott, "The Social Construction of Vaccine Controversies," thesis of
Ph. D., The University of Manchester, 2007, p. 97.

反牛痘接种运动还经常与工人阶级的激进政治组织结盟。一些反牛痘接种派认为自己是社会主义者，是独立工党会员，在工人阶级刊物上发表反牛痘接种言论，使之成为波澜壮阔的工人阶级政治文化的一部分。①

三是分布广泛，呈现鲜明的区域特色。反牛痘接种运动起初是一个具有鲜明地域色彩的地方性运动，主要集中在英格兰，威尔士较弱，苏格兰和爱尔兰较少。② 随后 30 年间，约 200 个地方加入反牛痘接种联盟，它也壮大为遍布各地的全国性运动。③

英格兰内部也存在地区差异：伦敦和英格兰南方的反牛痘接种派主要来自致力于社会改革的中上层等。米德兰和北部反牛痘接种派比较强大，尤其是布莱克浦（Blackpool）、利兹、谢菲尔德和利物浦所在的兰开郡工业群的反牛痘接种派主要来自社会中下层。④ 曼彻斯特、谢菲尔德、利物浦周边的工业城镇群也是反牛痘接种派的集中地，以拥有 35 个反牛痘接种协会为荣。伦敦无疑是反牛痘接种的中心，伦敦东区和南部的工

---

① Nadja Durbach, *Bodily Matters：The Anti - Vaccination Movement in England, 1853 - 1907*, Durham and London：Duke University Press, 2005, p. 94.

② 这与各地执行强制牛痘接种的具体方式有关。英格兰在执行强制牛痘接种方面僵硬、缺乏灵活性；苏格兰和爱尔兰的反牛痘接种措施较为灵活和人性化，天花案例也大幅减少，两地的反牛痘接种行动虽有萌芽，但从来没有像英格兰那样苗壮成长。1868—1870 年，苏格兰因天花被定罪只有 2 例，英格兰和威尔士是 1419 例。参见 Peter Baldwin, *Contagion and the State in Europe, 1830 - 1930*, New York：Cambridge University Press, 1999, p. 347。

③ Deborah Brunton, "Practitioners Versus Legislators：The Shaping of the Scottish Vaccination Act," *Proceedings of the Royal College of Physicians of Edinburgh*, Vol. 23, 1993, p. 200.

④ Peter Baldwin, *Contagion and the State in Europe, 1830 - 1930*, New York：Cambridge University Press, 1999, p. 349.

人阶级集中区，如哈克尼（Hackney）、贝斯纳尔·格林（Be-thnal Green）是反牛痘接种派的大本营。①

一些工业化地区的反牛痘接种情绪是对工厂强制的回应。1897 年，格洛斯特郡的"牛痘接种还是饿死"的政策迫使工人阶级在牛痘接种或"失业"中二选一。② 米德尔塞克斯郡的恩菲菲尔德（Enfifield）区就业的前提是接种牛痘疫苗，拒绝牛痘接种者多为当地枪厂的体力劳动者——特别是机械师、修理工和装配工。③ 米德兰铁路公司（Midland Railway Company）的雇员声称如果雇主强迫接种牛痘将罢工，最终迫使雇主改变政策。④

反牛痘接种派的数量多寡还与地方的自治特色存在某些关联。莱斯特、基思利、班伯里（Banbury）等城市保留浓厚的地方自治传统，社会中下层和工人阶级实力强大。他们对抗国家，对抗伦敦，对抗不具名的专业权威，在地方政治文化中影响力巨大，把坚持地方自治与反对强制结合起来，对强制牛痘接种的反抗更为直接强烈。⑤ 1875 年，基思利监察员委员会

---

① Nadja Durbach, *Bodily Matters*：*The Anti - Vaccination Movement in England*, *1853 - 1907*, Durham and London：Duke University Press, 2005, p. 92.

② W. R. Hadwen, *the Gloucester Epidemic of Smallpox*, *1895 - 1896*, *The Case for the Anti - Vaccinationists*, Weston - super - Mare：Weston - super - Mare and District An-ti - Compulsory Vaccination Society, 1896, p. 22.

③ Nadja Durbach, *Bodily Matters*：*The Anti - Vaccination Movement in England*, *1853 - 1907*, Durham and London：Duke University Press, 2005, p. 43.

④ W. R. Hadwen, *the Gloucester Epidemic of Smallpox*, *1895 - 1896*, *The Case for the Anti - Vaccinationists*, Weston - super - Mare：Weston - super - Mare and District An-ti - Compulsory Vaccination Society, 1896, p. 23.

⑤ F. B. Smith, *The People's Health*, *1830 - 1910*, London：Croom Helm, 1979, pp. 167 - 168.

（Keighley Board of Guardians）以 8∶6 的投票结果反对 1871 年《牛痘接种法》，随后 7 名董事会成员被监禁，基思利被视为英国的反牛痘接种之都。[①] 莱斯特更是后来居上，发展为反牛痘接种运动的大本营。

（四）代表人物

反强制牛痘接种运动中涌现出一大批代表人物，以约翰·吉布斯（John Gibbs，1780－1856）、休姆－罗瑟里夫妇、威廉·特布等人为代表。他们通过著书立说、成立反强制牛痘接种组织、创办刊物和发表演讲等方式表达对强制牛痘接种的不满和予以废除的正当性。

约翰·吉布斯是爱尔兰船长之子，曾于 1843—1847 年接受德国水疗法之父文森特·普里斯尼茨（Vincent Priessnitz）的水疗法培训，后在巴尔金（Barking）经营一家水疗馆。他于 1854 年出版《我们的医疗自由，或被最近拟议的立法所侵犯的臣民的个人权利》的小册子，被誉为对强制牛痘接种的第一次公开抗议。[②] 他这样写道："根据议会立法，我们被欺骗、流血、起水泡、烧焦、冲洗、冷冻、填充、洗涤、刺激、呕吐……"这些法案"在医疗事务上直接侵犯臣民的身体"[③]。约翰·吉布斯不禁诘问，"自由国度的睿智民族"要沦为"医

① Scott Edward Roney, "Trial and Error in the Pursuit of Public Health: Leicester, 1849－1891," thesis of Ph. D. , The University of Tennessee, 2002, p. 222.

② Nadja Durbach, *Bodily Matters: The Anti－Vaccination Movement in England, 1853－1907*, Durham and London: Duke University Press, 2005, p. 32.

③ John Gibbs, *Our Medical Liberties, or The Personal Rights of the Subject, as Infringed by Recent and Proposed Legislation*, London: Sotheran, Son, and Draper, 1854, pp. 35, 36.

疗行业的悲惨奴隶吗？"① 他认为，牛痘接种是对英国公民的身体、良知和宗教信仰的一种攻击。在这项立法下，"下层阶级"尤其脆弱，因为强制性条款有针对性，主要影响劳工阶层。"医学专业人员"拒绝"民众"拥有任何知识，更喜欢"神秘和隐藏"，而不是"普及医学"。他总结道，"我们的统治者也认为强迫比说服更容易"，导致牛痘接种立法是专制的、完全非英国式的，"它影响了英国的自由，是欧洲大陆国家的中央化和监管"②。娜嘉·杜尔巴赫认为，约翰·吉布斯在中欧的经历使他发自内心地赞赏"英国自由人"的权利和英国的正义荣光。③

两年后，听闻强制性的牛痘接种法即将进行议会辩论，约翰·吉布斯把小册子修改为致卫生总会主席的一封信《从科学、宗教和政治方面论强制牛痘接种》。④ 这封信影响巨大，在 1856 年和 1857 年牛痘接种法被否决中发挥重要作用，以至来自芬斯伯里（Finsbury）的议员托马斯·斯林斯比·邓库姆（Thomas Slingsby Duncombe）认为是时候"从国家武器中去掉议会的柳叶刀"了。⑤

---

① Nadja Durbach, *Bodily Matters*：*The Anti - Vaccination Movement in England*, *1853 - 1907*, Durham and London：Duke University Press, 2005, p. 13.

② John Gibbs, *Our Medical Liberties*, *or The Personal Rights of the Subject*, *as Infringed by Recent and Proposed Legislation*, London：Sotheran, Son, and Draper, 1854, p. 7.

③ Nadja Durbach, *Bodily Matters*：*The Anti - Vaccination Movement in England*, *1853 - 1907*, Durham and London：Duke University Press, 2005, p. 32.

④ John Gibbs, *Compulsory Vaccination Briefly Considered in Its Scientific*, *Religious*, *and Political Aspects*, London：Sotheran and Willis, 1856.

⑤ Nadja Durbach, *Bodily Matters*：*The Anti - Vaccination Movement in England*, *1853 - 1907*, Durham and London：Duke University Press, 2005, p. 33.

威廉·休姆–罗瑟著有小册子《牛痘接种和牛痘接种法：肉体诅咒和阶级专制》，认为牛痘接种法是"阶层立法"，"因为它们仅对医生阶层有益"。与反传染病法领导人约瑟芬·巴特勒攻击"可恶的贵族医生"类似，这类话语把各阶层支持者团结起来，共同反抗"医学垄断"特权。[①] 玛丽·休姆–罗瑟里谴责《牛痘接种法》和《传染病法》违背传统的英国自由，"一个英格兰人的家不再属于他自己。依据可恶的牛痘接种法，医学星室法庭（Medical Star Chamber）的特使擅闯穷人之家，检查他的孩子是否依法被毒害"[②]，结果是"生而自由的英国妇女"失去自己的或婴儿的身体权利。[③]

威廉·特布在国内外积极反对牛痘接种。1881 年 10 月9—12 日，在科隆举办的第二届国际反牛痘接种大会（International Anti–Vaccination Congress）上，面对英国、法国、俄国、美国、南非、新南威尔士等 40 个国家和地区的代表团成员，威廉·特布指出，天花等几种疾病的消失不是因为任何的医学预防措施，完全是卫生改善的结果，而本次大会的目的是帮助恢复"我们身为公民与生俱来的权利"，恢复父母的最高职责和权利——保护和捍卫他们的后代免于邪恶的神圣权利，把许

---

① William Hume – Rothery, *Vaccination and the Vaccination Laws*：*A Physical Curse*, and a Class – Tyranny, Manchester：W. Tolley, 1873, 2nd edn.，p. 16. 转引自 Nadja Durbach, *Bodily Matters*：*The Anti – Vaccination Movement in England*，*1853 – 1907*，Durham and London：Duke University Press, 2005, p. 70。

② F. B. Smith, *The People's Health*，*1830 – 1910*, London：Croom Helm, 1979, p. 166.

③ L. Murdoch, "Anti – Vaccination and the Politics of Grief in Late – Victorian England," in S. Olsen, ed.，*Childhood*，*Youth and Emotions in Modern History*：*National*，*Colonial and Global Perspectives*, Houndmills：Palgrave, 2015, p. 247.

多国家被压制的人"从无知、不公、恶劣的专制中解放出来"①。

1887 年 5 月 11 日，威廉·特布在伦敦的霍尔本市政厅（Holborn Town Hall）发表演说。过去 5 年间登记总署已经收到290 份死于牛痘接种的报告，他据此认为国家无权侵犯父母的职责，也无权把宗教教条或医学信念以任何借口强加于本国任何人头上，因为牛痘接种与"我们种族所有最优秀的传统格格不入"②。在 1898 年出版的《牛痘接种百年史及其教训》一书中，特布简要追溯 1798 年詹纳发明牛痘接种以来的百年史，认为治疗方法的改进、护理的提升、医院的卫生改善等比牛痘接种更有助于天花死亡率的下降。他援引众多实例、医生的论述和官方报告论证牛痘接种带来的伤害，如皮肤病、性病、麻风、丹毒、结核病、破伤风，并辅之以外国如法国、德国等国的证据加强论证。他认为牛痘接种是一种冒险，不管是来自人类还是动物的疫苗都无法让人类免于感染天花。他推测后人回顾这 100 年来英国人尊崇这种古怪的、非理性的、有害的迷信做法之时，肯定感到诧异和难以置信。③ 威廉·特布用他论著中的观点表明，他是最坚定的反牛痘接种派。然而，他的观点的被接受程度及是非曲直，还有待于进一步研究。

① William Tebb, *Sanitation, not Vaccination, The True Protection against Small Pox*, London: London Society for the Abolition of Compulsory Vaccination, 1881, pp. 11, 16.

② William Tebb, *The Results of Vaccination and the Inequity and Injustice of Its Enforcement*, London: E. W. Allen, 1887, pp. 16, 18, 27.

③ William Tebb, *A Century of Vaccination and What It Teaches*, London: Swan Sonnenschein & Co., Lim, 1898, pp. 266, 285–384, 385, 403.

二　反牛痘接种的五大理由

牛痘接种的天花预防功效是议会颁布多部立法强制牛痘接种的前提和基础，并得到以医学界为代表的社会各界的广泛支持。自 19 世纪初开始，支持牛痘接种派认为，牛痘接种保护所有人免于天花，强调牛痘接种的必要性；而反牛痘接种的声音也从未停歇。1853 年以来，政府对反牛痘接种的声音充耳不闻。譬如，约翰·西蒙在他的所有牛痘接种报告中从未认真讨论过反牛痘接种派的意见，认为他们消息闭塞，固执己见，无法进行理性的论证，[①] 更没有及时回应他们的诉求。政府长期的置若罔闻助推反牛痘接种运动的发展。

为何反对牛痘接种？下院议员查尔斯·卡梅伦（Charles Cameron）于 1879 年认为反对牛痘接种的原因有二，一是认为这是一种肮脏而不合理的做法，完全无法接受，这派人数不多；二是认为它危险。[②] 史学界观点不一。安·贝克（Ann Beck）认为，反牛痘接种的原因有三：违反宪法、违反医学、违反宗教。[③] 有学者认为一些人从科学的立场反对，而另一些人则是基于宗教信仰对牛痘接种所产生的免疫力是否终身有效

[①]　Deborah Brunton, *The Politics of Vaccination*：*Practice and Policy in England*, *Wales*, *Ireland*, *and Scotland*, *1800 – 1874*, Rochester：University of Rochester Press, 2008, p. 63.

[②]　*Our Legislators on the Vaccine Question*：*A Record of Parliamentary and Extra – Parliamentary Utterances and Opinions from 1802 to 1880*, London：Edward W. Allen, 1880, p. 55.

[③]　Ann Beck, "Issues in the Anti – Vaccination Movement in England," *Medical History*, Vol. 4, No. 3, 1960, p. 315.

等问题混沌不清。① 彼得·鲍德温认为是"为了维护公民的自
由"而反对。② 玛丽·威尔逊·卡彭特认为"政府控制个人的
身体权所引发的困惑和焦虑，导致反牛痘接种的大规模抗
议"③。还有学者认为反牛痘接种派有两种类型，一是意识形
态上的反牛痘接种者，二是想要为孩子的健康做出决定的父
母，他们可能不会反对牛痘接种，但不喜欢公共牛痘接种员或
使用的接种源。④ 娜嘉·杜尔巴赫在论著中对反牛痘接种运动
的兴起、发展及其影响进行了充分而详细的研究，重点论述反
牛痘接种派利用自由、阶层、性别等话语反对强制牛痘接种的
正当性及其效果。⑤ 综合来看，反牛痘接种的原因既有医学上
的，也有宗教和公民权利方面的，是多种因素的综合。结合学
术界已有研究成果和反牛痘接种派的言行，反牛痘接种的原因

---

① ［美］艾尔弗雷德·杰伊·布里特：《瘟疫与苦难——人类历史对流行性
疾病的影响》，周娜、朱连成、刘沛主译，化学工业出版社医学出版分社 2008 年
版，第 80 页。

② Peter Baldwin, *Contagion and the State in Europe，1830 - 1930*, New York：
Cambridge University Press，1999，p. 333.

③ Mary Wilson Carpenter, *Health，Medicine and Society in Victorian England*,
Santa Barbara：ABC - CLIO，LLC，2010，p. 102.

④ Lindsay Paturalski, "'To Bring Them under Control'：Vaccination and Medical
Authority in England，India，and Jamaica，c. 1800 - 1910," thesis of Ph. D.，Boston
College，2021，p. 52.

⑤ Nadja Durbach, "'They Might As Well Brand Us'：Working - Class Resistance
to Compulsory Vaccination in Victorian England," *Social History of Medicine*，Vol. 13，
No. 1，2000，pp. 45 - 63；Nadja Durbach, "Class，Gender，and the Conscientious
Objector to Vaccination，1898 - 1907," *Journal of British Studies*，Vol. 41，No. 1，
2002，pp. 58 - 83；Nadja Durbach, "'Disease by Law'：Anti - Vaccination in Victori-
an England，1853 - 1907," thesis of Ph. D.，The Johns Hopkins University，2001；
Nadja Durbach, *Bodily Matters：The Anti - Vaccination Movement in England，1853 -
1907*，Durham and London：Duke University Press，2005.

可以归结为五方面。

（一）对牛痘接种功效的不信任

对牛痘接种的不信任并非完全来自一无所知的普通民众，还有很多来自医学界、科学界乃至直接从事牛痘接种的人员。他们根据自己的医学知识和实践反对牛痘接种，也为反牛痘接种派提供了有说服力的理论和事实依据。对牛痘接种功效的质疑及潜在的疾病恐慌是他们反对的最直接原因。

首先，牛痘接种并不能预防天花。

质疑牛痘接种功效的最强有力的证据来自牛痘接种员。威廉·J. 柯林斯（William J. Collins，1818－1884）是英格兰皇家内科医学院成员，1847—1848 年和 1851—1852 年曾任伦敦最大教区的公共牛痘接种员，曾认为"据说天花医院的未接种牛痘者比接种牛痘者死亡率高，不用想就会支持牛痘接种"，后成为反牛痘接种的支持者。他转变的原因有三：一是"许多患有淋巴结核等疾病的人不应该接种牛痘疫苗"；二是作者发现身体强壮、喜欢清新空气、整洁和凡事有度的人对"牛痘接种不敏感"；三是阶级因素。牛痘接种"分为两个阶级"，有些人穿华服住豪宅，饮食精美，仆从伺候，被上门牛痘接种；被社会抛弃的另一些人，居住在阴暗的贫民窟和小胡同里，或蜷缩在拥挤的贫民习艺所，被迫去公共牛痘接种站接受牛痘接种。① 查尔斯·T. 皮尔斯在 1846—1856 年出任公共牛痘接种员，10 年的从业生涯使他心生疑虑，研究历史和自然后确信

---

①　William J. Collins, *Twenty Years' Experience of a Public Vaccinator*: *Smallpox*, *Vaccination*, *and Re － vaccination*, London: Printed for the Anti － Compulsory Vaccination League, and published by Job Caudwell, 1866, pp. 7, 1, 6 － 7.

牛痘接种实践是一种彻头彻尾的邪恶，成为知名的反牛痘接种派。① 曾任利物浦公共牛痘接种员的希契曼医生（Dr. Hitchman）承认，"我曾目睹数百儿童被牛痘接种所杀死"②。

其他医学界人士也从各角度反对牛痘接种。1871 年，曼彻斯特的一位内科医生说，他深受牛痘接种法之害，一个女儿在牛痘接种后第八天死去。还有人说他的孩子在牛痘接种后从头到脚出现脓肿。③ 查尔斯·克赖顿医生是反牛痘接种运动中最为热情和出色的发言人之一。他把詹纳形容为一个比罪犯和抢劫者好不到哪儿去的人，是个江湖骗子，愚弄议会和科学界、医学界相信他的虚构方法。④ 克赖顿曾于 1881 年出版《传染病史》，论述传染病的发展脉络，在疾病的起源上是空气论的拥趸。⑤ 他是伦敦反牛痘接种协会的主要成员，经常给《牛痘接种调查员》投稿，还自费出书表达反牛痘接种的观点。在《牛痘和梅毒疫苗的自然史》一文中，克赖顿提到 19 世纪初牛痘疫苗的大缺陷，1798 年 12 月，詹纳的一名同事在伊斯顿（Eastington）为一名婴儿接种牛痘疫苗，孩子全身出现崩蚀性

① Charles T. Pearce, *Vital Statistics: Small – pox & Vaccination in the United Kingdom of Great Britain and Ireland and Continental Countries and Cities*, London: The London Society for the Abolition of Compulsory Vaccination; E. W. Allen, 1882, p. vii.

② Henry Strickland Constable, *Letter on Vaccination to a Medical Practitioner*, London: Hamilton, Adams & Co., 1871, p. 6.

③ Henry Strickland Constable, *Letter on Vaccination to a Medical Practitioner*, London: Hamilton, Adams & Co., 1871, p. 6.

④ Dorothy Porter and Roy Porter, "The Politics of Prevention: Anti – Vaccination and Public Health in 19th – century England," *Medical History*, Vol. 32, No. 1, 1988, p. 237; Derrick Baxby, "The End of Smallpox," *History Today*, Vol. 49, No. 3, 1999, pp. 14 – 16.

⑤ Major Greenwood, *Epidemics and Crowd Diseases*, London: Williams & Norgate, 1935, pp. 245 – 273.

溃疡。① 在《詹纳和他的牛痘接种》一书中，克赖顿开宗明
义：“本书意在让普通读者厘清詹纳的牛痘接种理论和实践的
兴起及其传播。” 在论述 19 世纪上半叶天花在法国、意大利、
英国等地的传播后，他指出牛痘接种并没有阻止天花的盛行。②
1880 年，萨默塞特郡年轻的医生沃尔特·哈德温（Walter Had-
wen，1854－1932）认为，过度拥挤加速了许多流行病的传播，
因拒绝为自己的婴儿接种牛痘疫苗 4 次被起诉，被罚款 50 英
镑。③ 还有医生因“拒绝从事牛痘接种，一年损失 500 英
镑”④。

　　埃德加·M. 克鲁克香克（Edgar M. Crookshank，1858－
1928）是伦敦国王学院（King's College London）第一位细菌学
教授，认为詹纳的牛痘接种没有降低天花的传染程度。在他的
2 卷本《牛痘接种史及其方法》中，他对詹纳疫苗的来源存
疑，并努力说明所谓的牛痘疫苗本身是一种单独疾病即牛痘病
的来源，并且应该为臂对臂接种过程中传播的梅毒负责。作为
疾病的细菌理论的支持者，他主张用卫生和隔离的方法预防疾
病的出现和传播。⑤ 本杰明·理查森（Benjamin Richardson，
1828－1896）是内科医生、卫生官员和改革家，终身反对牛痘

　　① Charles Creighton, *The Natural History of Cow－Pox and Vaccinal Syphilis*, Lon-
don: Cassel, 1887, p. 22.
　　② Charles Creighton, *Jenner and Vaccination: A Strange Chapter of Medical Histo-
ry*, London: Swan Sonnenschein, 1889, pp. iii, 336－354, 340.
　　③ Ian Glynn and Jenifer Glynn, *The Life and Death of Smallpox*, London: Profile
Books, 2005, p. 156.
　　④ Henry Strickland Constable, *Letter on Vaccination to a Medical Practitioner*, Lon-
don: Hamilton, Adams & Co., 1871, p. 7.
　　⑤ Edgar M. Crookshank, *The History and Pathology of Vaccination*, 2 Vols., Lon-
don: H. K. Lewis, 1889.

接种和细菌理论。①

19 世纪后半叶，科学界在牛痘接种问题上日渐产生分歧。反牛痘接种派认为自己比医学界更开明更理性，认为未来将证明牛痘接种是一种过时的迷信，而支持牛痘接种者已经停止合乎科学的思考，教条地相信牛痘接种的价值。② 查尔斯·达尔文和阿尔弗雷德·R. 华莱士（Alfred R. Wallace，1823 – 1913）是同行和朋友，但他们的牛痘接种态度大相径庭。达尔文相信自然选择的进化，认为牛痘疫苗提高了人类在群体中生存的适应性，是"支持进化的最高形式"，标志着广泛的全球苦难的结束，③ 支持政府实施强制牛痘接种以加快这种未来的到来。④华莱士早年支持牛痘接种，3 个孩子先后接种牛痘疫苗，1880 年前后在朋友威廉·特布的影响下投身反牛痘接种运动，转向的私人动机和原因由于相关资料缺乏尚不明确。华莱士谴责牛痘接种在科学上无法证明，在医学上危险重重，⑤ "影响我们的个人自由和健康，乃至影响数百万人的生命，有必要说出真相"。他总结登记总署 1838—1882 年的统计数据后认为，尽管这 45 年里天花的死亡率已经缓慢下降，但没有证据表明天花

① Ann Beck，"Issues in the Anti – Vaccination Movement in England，" *Medical History*，Vol. 4，No. 3，1960，p. 313.

② Peter Baldwin，*Contagion and the State in Europe，1830 – 1930*，New York：Cambridge University Press，1999，pp. 280 – 281.

③ Rob Boddice，"Sympathy，Liberty，and Compulsion：Vaccination，" in Rob Boddice，ed.，*The Science of Sympathy：Morality，Evolution，and Victorian Civilization*，Urbana – Champaign：University of Illinois Press，2016，p. 105.

④ Kaitlyn Akel，"'A Splendid Delusion'：Reassessing Vaccination in England，1796 – 1853，" *International Social Science Review*，Vol. 95，No. 3，2019，p. 33.

⑤ F. B. Smith，*The People's Health，1830 – 1910*，London：Croom Helm，1979，p. 167.

死亡人数的下降是源于牛痘接种，因为牛痘接种"无效又危险"。他还指出，英国的陆军和海军先后普遍施行牛痘接种和二次牛痘接种，如果有效果的话，应该没有士兵或海员再死于天花。事实并非如此，陆军和海军中仍然存在死于天花的情形，所以"牛痘接种并没有降低天花死亡率"①。此后，华莱士坚持认为"牛痘接种是一种错觉"，"作为预防天花的举措完全无效"，呼吁废除"不公正、残忍又有害的"牛痘接种法。② 针对陆军在二次牛痘接种后免遭天花感染的观点，华莱士直言不讳地予以反驳，指出 1871—1872 年天花盛行期间，陆军和海军也出现天花病例，并没有受到二次牛痘接种的完全保护。他认为 1860—1894 年间陆军和海军的天花死亡率明显下降是卫生改善和医学治疗的结果。他支持任何主张废除强制牛痘接种立法的各党派候选人，认为没有政府有权命令健康的婴儿被毒害，应该立即废除所有鼓励牛痘接种的立法。③ 有学者认为，华莱士的观点被反牛痘接种的父母视为捍卫者，但严重损害了他在科学同行中的声誉。④

---

① Alfred R. Wallace, *Forty - five Years of Registration Statistics*, *Proving Vaccination to Be Both Useless and Dangerous*: *in Two Parts*, London: E. W. Allen, 1885, pp. 3, 4, 14 – 15, 36.

② Alfred R. Wallace, *Vaccination a Delusion*: *Its Penal Enforcement a Crime Proved by the Official Evidence in the Reports of the Royal Commission*, London: Swan Sonnenschein, 1898, pp. 91, 3.

③ Alfred R. Wallace, *The Army and Navy*: *A Demonstration of the Uselessness of Vaccination*, London: Issued by the National Anti - Vaccination League, 1901, pp. 1 – 2, 4.

④ M. Fichman and J. E. Keelan, "Resister's Logic: The Anti - Vaccination Arguments of Alfred Russel Wallace and Their Role in the Debates over Compulsory Vaccination in England, 1870 - 1907," *Studies in History and Philosophy of Biological and Biomedical Sciences*, Vol. 38, No. 3, 2007, pp. 585 – 607.

约翰·吉布斯的侄子乔治·S.吉布斯（George S. Gibbs）终身反对牛痘接种也是源于对它的质疑，并用大量数据予以证明。他认为，詹纳强调牛痘接种能预防天花，1833 年下院的专门委员会报告说牛痘接种很成功，天花有可能灭绝，全国牛痘接种中心可能被废除，然而它现在依然存在。天花医院的报表表明，1833—1844 年，4055 名患者中有 2167 人已经接种牛痘疫苗。① 他还反对那种认为天花会灭绝的观点，用数据予以反驳。譬如，1850—1854 年，英格兰和威尔士的天花死亡人数是 24941 人，10 年后的 1860—1864 年是 19345 人，这些人难道不是在牛痘接种后死亡的吗？针对 1857 年约翰·西蒙宣称牛痘接种会使天花"大为减弱"的观点，他认为事实并非如此，用医生的证词反驳。譬如，1833 年 5 月 9 日，乔治·格雷戈里（George Gregory）医生在下院的一个专门委员会作证，1825—1832 年伦敦天花医院死亡 534 人，其中 40 人是在牛痘接种后死亡，可见牛痘接种并不是预防天花的最佳措施。② 乔治·S.吉布斯对牛痘接种功效的质疑持续一生，1884 年著书依然认为，根据不同的数据很难评估牛痘接种的预防效果。譬如，法国和格拉斯哥等地牛痘接种的数据表明，牛痘接种仍造成较高的致死率，坚持"牛痘接种不科学"、它的天花预防效果"无法准确界定"的结论。③

---

① George S. Gibbs, *The Evils of Vaccination: With a Protest against Its Legal Enforcement*, London: John Chapman, 1856, p. 10.

② George S. Gibbs, *Vaccination: A Remonstrance Respecting the Vaccination Bill of 1866*, London: J. Caudwell, 1866, p. iv.

③ George S. Gibbs, *Vaccination: A Reply to the Question, Is Vaccination Scientific?* London: E. J. DAvey, 1884, pp. 4, 7－8.

　　某些议员也质疑牛痘接种的功效。下院议员查尔斯·卡梅伦在致信《泰晤士报》时指出，"天花经常出现，死亡率与牛痘接种之前一样高，国家的牛痘接种体系是错误的"①。1879年，彼得·阿尔弗雷德·泰勒在下院发言指出，自本国实行强制牛痘接种以来，天花的死亡人数实际上逐步上升。天花肆虐之处，数千儿童死亡，这些死者都接种过牛痘疫苗，还有几十人告诉他孩子死于牛痘接种的详情和细节。② 他自己也发现，1881 年莱斯特出现的 2 起天花病例都接种过牛痘疫苗，根据过去 80 年间欧洲和美国的官方统计数据认为牛痘接种"是一种荒谬的迷信"，"必须取消所有的强制"③。

　　1869 年 2 月 11 日，乔治·塞克斯顿（George Sexton）在谢菲尔德演讲中指出，天花最终会消失，但牛痘接种永远不会灭绝它，牛痘接种是这个时代最大的假象之一……它是无效又有害的。④ 马里波恩反强制牛痘接种联盟在 1870 年发表的调查报告认为，天花在 100 年之前的欧洲是一场大灾难。据登记总署的周报，1862—1867 年天花造成 10635 人死亡，囊括从新生儿到 80 岁各年龄段，而牛痘接种不满 1 年的死亡人数不少于3261 人，5 岁以下死亡 3904 人，可怕的婴儿死亡人数是牛痘接种的直接后果。如果牛痘接种真能预防天花，为什么 1864

---

① "Animal Vaccination," *The Times*, 24 Nov., 1879, p. 4.

② *Our Legislators on the Vaccine Question*: *A Record of Parliamentary and Extra - Parliamentary Utterances and Opinions from 1802 to 1880*, London: Edward W. Allen, 1880, pp. 21, 12, 18.

③ Peter Alfred Taylor, *Current Fallacies about Vaccination*: *A Letter to Dr. W. B. Carpenter*, London: Allen, 1881, pp. 15, 32.

④ George Sexton, *Vaccination Useless and Injurious*, Sheffield: William Fox, 1869, p. 18.

年天花造成死亡 7684 人？故此，他们认为强制牛痘接种不啻
议会立法的过失杀人。①

激进的反牛痘接种派认为，牛痘接种的保护期仅一两年，
此后仍会感染天花，接种牛痘疫苗毫无意义。② 1882 年，诺维
奇的 8 名儿童在接种牛痘疫苗后，4 人死亡，另外 4 人得了重
病，引发对接种安全性的质疑。除了少数孤立和有争议的事件
外，以往官方拒绝将牛痘接种作为死亡原因，而诺维奇事件使
牛痘接种处于更大范围的审查之下，成为反牛痘接种运动的一
个转折点。反牛痘接种派认为这不仅是他们事业的胜利，也是
科学和理性的胜利。③

其次，牛痘接种带来梅毒等其他疾病。

反牛痘接种派总结发现，牛痘接种可能传播瘰疬、癌症、
麻风病、白痴病、痨病、癫痫、丹毒、梅毒、耳聋、失明以及
其他遗传性和传染性疾病（图 3 - 1）。④ 梅毒尤其引人关注，
因为与瘰疬和丹毒不同，它具有强烈的道德色彩和社会耻辱印
记。"清清白白的"儿童如何感染性病是维多利亚时代晚期医
疗专业人员激烈争论的问题。医学界很难接受梅毒通过牛痘接
种传播的可能性，因为这意味着医学界参与了它的传播。然

① Marylebone Anti - Compulsory Vaccination League, *Compulsory Vaccination: Report of a Public Meeting*, London: Watson Bros, 1870, pp. 17 - 19.

② Peter Baldwin, *Contagion and the State in Europe, 1830 - 1930*, New York: Cambridge University Press, 1999, p. 283.

③ Lindsay Paturalski, "'To Bring Them under Control': Vaccination and Medical Authority in England, India, and Jamaica, c. 1800 - 1910," thesis of Ph. D., Boston College, 2021, p. 84.

④ Nadja Durbach, *Bodily Matters: The Anti - Vaccination Movement in England, 1853 - 1907*, Durham and London: Duke University Press, 2005, p. 127.

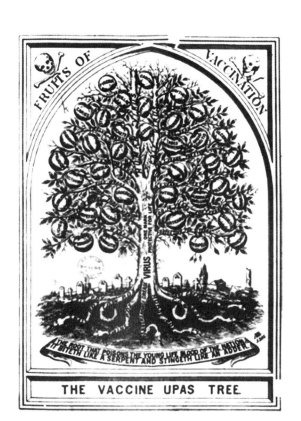

图 3 - 1　牛痘接种的果实（1885）

资料来源：转引自 Nadja Durbach，*Bodily Matters*：*The Anti - Vaccination Movement in England*，*1853 - 1907*，Durham and London：Duke University Press，2005，p. 128。

而，部分医学界人士确实发现婴幼儿被牛痘接种后，肺结核、癌症、疯癫等疾病的发病率上升，[1] 支持牛痘接种派承认，梅

———————————

[1]　Ann Beck，"Issues in the Anti - Vaccination Movement in England，" *Medical History*，Vol. 4，No. 3，1960，p. 317.

毒可能在粗心的牛痘接种过程中通过先天性或遗传性疾病传播，[①] 加剧了中产阶级和工人阶级对牛痘接种的恐慌和反对。

早在 1857 年，乔治·塞克斯顿就发现牛痘接种"有可能导致瘰疬、性病等"[②]。此后，反牛痘接种派普遍认为牛痘接种导致梅毒死亡率的上升。弗朗西斯·威廉·纽曼认为，强制牛痘接种并不能确保儿童免遭可能的可怕结果的侵袭，即便是约翰·西蒙——枢密院的医疗官，大力支持牛痘接种的代表——也承认"患性病的人的血液能传播性病"，议会无法确保医生实施的臂对臂牛痘接种使儿童免遭性病、瘰疬、肺痨以及其他疾病的侵袭。[③] 1871 年下院调查强制牛痘接种体系的功效时，内科医生乔纳森·哈钦森（Jonathan Hutchinson，1828 - 1913）提供许多重要的证据，还讲述了臂对臂牛痘接种传播梅毒的两个病例。[④] 1880 年，已是眼科学和梅毒权威的哈钦森公开承认牛痘接种有时传播梅毒等疾病。[⑤]

查尔斯·克赖顿医生承认牛痘接种传播梅毒的可能性，认为牛痘本身就是一种真正的性病；[⑥] 接种牛痘疫苗的婴儿的梅

---

① Nadja Durbach, *Bodily Matters: The Anti - Vaccination Movement in England, 1853 - 1907*, Durham and London: Duke University Press, 2005, p. 132.

② Edward Seaton, *On the Protective and Modifying Powers of Vaccination*, London: T. Richards, 1857, pp. 25 - 26.

③ Francs William Newman, *The Political Side of the Vaccination System*, Leicester: National Anti - Compulsory Vaccination League, c. 1874, 4th edn., p. 10.

④ Dorothy Porter and Roy Porter, "The Politics of Prevention: Anti - Vaccination and Public Health in 19th - century England," *Medical History*, Vol. 32, No. 3, 1988, p. 233.

⑤ F. B. Smith, *The People's Health, 1830 - 1910*, London: Croom Helm, 1979, p. 169.

⑥ Nadja Durbach, *Bodily Matters: The Anti - Vaccination Movement in England, 1853 - 1907*, Durham and London: Duke University Press, 2005, p. 132.

毒发病率有所增加，是由于早期接种牛痘疫苗的人污染疫苗。牛痘病变和传染与梅毒相似，都愈合缓慢，但接种梅毒也表现为严重的皮肤溃疡以及淋巴结肿大。[①] 为了证明自己的观点，克赖顿搜集牛痘接种与梅毒的关系。例如，19 世纪初，罗伯特·斯奎勒尔（Robert Squirrell）医生为一个出生 22 天的婴儿接种牛痘疫苗后，婴儿死于皮肤溃疡和斑点的并发症。婴儿的父亲向斯奎勒尔报告，好像是性病的症状，但斯奎勒尔在他的报告中否认这是"性病"的作用，而是类似 19 世纪早期的严重牛痘疫苗反应。1847—1853 年，梅毒引起的婴儿死亡人数从 255 人增至 380 人，1863 年飙升到 983 人。[②] 这也使得克赖顿认为梅毒对婴儿的风险更大。[③] 甚至到 1902 年，医学草药学家 J. 克莱顿（J. Clayton）还撰文指出："当牛痘疫苗运行至肝脏，滋养天花；当它运行到喉咙，滋养白喉……至大脑，引起脑部疾病。"[④]

下院议员也把引发疾病作为反牛痘接种的论据。1856 年，来自博德明的下院议员威廉·米歇尔认为，议会无权授权任何卫生机构到一个人的家里去，对他说：你将接受一种可能威胁你的生命的疾病，因为天花经常引发最令人讨厌的疾病。外国医生（尤其是美国医生）认为，许多危险的疾病是由接种牛痘

① Kaitlyn Akel, "'A Splendid Delusion': Reassessing Vaccination in England, 1796–1853," *International Social Science Review*, Vol. 95, No. 3, 2019, p. 17.

② Charles Creighton, *The Natural History of Cow–Pox and Vaccinal Syphilis*, London: Cassel, 1887, pp. 113, 145.

③ Kaitlyn Akel, "'A Splendid Delusion': Reassessing Vaccination in England, 1796–1853," *International Social Science Review*, Vol. 95, No. 3, 2019, p. 18.

④ F. B. Smith, *The People's Health 1830–1910*, London: Croom Helm, 1979, p. 168.

疫苗产生的，比天花更可怕。在过去三四年里，欧洲大陆城镇
的致命牛痘接种病例都有所增加。就他而言，他更愿意得天花
而不是接种牛痘疫苗带来的疾病。故而，他反对强制授权进入
居民家里，违背他们的意愿接种牛痘疫苗。如果一个人违背自
己的意愿被接种牛痘疫苗而死亡，属于法律的谋杀，至少是过
失杀人。①

　　为了展示牛痘接种与疾病之间的关系，反牛痘接种派把议
会内外有关牛痘接种无效和有害的言论结集出版，其中第五部
分是"牛痘接种：疾病和死亡的一个理由"②。1877年，下院
议员詹姆斯（James）在承认牛痘接种若实施得当就不会损害
健康的同时，也承认"一些贫穷的儿童，甚至是成年人，因牛
痘疫苗和接种时使用肮脏的工具而受伤害"③。1879年，议员
查尔斯·卡梅伦在致威廉·休姆－罗瑟里的信中写道："我的
立场很简单——我怀疑，本国通过牛痘接种传播性病的单一病
例比通常承认的更普遍。"下院议员惠特韦尔（Whitwell）认为
抵制牛痘接种呈上升趋势，源于"疾病正通过牛痘接种的方式
传播"④。

---

① Hansard, House of Commons, "Vaccination Bill," Vol. 141, 31 March, 1856, Column 275, https: //hansard. parliament. uk/Commons/1856 - 03 - 31.

② *Our Legislators on the Vaccine Question: A Record of Parliamentary and Extra - Parliamentary Utterances and Opinions from 1802 to 1880*, London: Edward W. Allen, 1880, pp. 15 - 28.

③ Hansard, House of Commons, "Vaccination—Resolution," Vol. 235, 3 July, 1877, Col. 739, https: //hansard. parliament. uk/Commons/1877 - 07 - 03；另见于 Peter Baldwin, *Contagion and the State in Europe, 1830 - 1930*, New York: Cambridge University Press, 1999, p. 314。

④ *Our Legislators on the Vaccine Question: A Record of Parliamentary and Extra - Parliamentary Utterances and Opinions from 1802 to 1880*, London: Edward W. Allen, 1880, pp. 18 - 19.

议会外的观点主要是提供各种例证。譬如，1877 年，一个名叫 F. 皮尔斯（F. Pearse）的人亲眼见到一个孩子在牛痘接种后出现胳膊、双腿、双手、脸、头部的腐烂，散发的恶臭气味"令人难以忍受"，最终死亡。① 威廉·扬（William Young）认为，1872—1874 年，单是伦敦一地就有 1074 例 5 岁以下的儿童死于梅毒，这一比率自从实施强制牛痘接种以来增长一倍。② 1879 年，伦敦废除强制牛痘接种协会引用议会报告得出结论：每年超过 2.5 万人因牛痘接种而"终身受伤或致残"。诺福克的农民詹姆斯·巴顿（James Button）强调："我不能让我的孩子接种牛痘疫苗，因为我的良心会给我打上杀人犯的烙印。"亨利·克里斯普（Henry Crisp）是一名鞋匠，"他的一个孩子因接种牛痘疫苗而死，［他］拒绝成为谋杀另一名孩子的从犯"而被关押 2 周，成为慈爱父亲的榜样和个人权利的代言人。③

因接种牛痘疫苗而感染梅毒带来了更多的纷争。1885 年，伦敦的一个孩子被医生确诊患上"遗传性梅毒"后死亡，孩子的父亲气愤地否认孩子的梅毒来自自己和妻子的遗传。医生随后承认可能在接种牛痘疫苗期间感染，死亡证明写的是脑膜炎，愤怒的父亲坚持认为应该写"牛痘接种感染梅毒"，遭到

---

① Nadja Durbach, *Bodily Matters: The Anti - Vaccination Movement in England, 1853 - 1907*, Durham and London: Duke University Press, 2005, p. 116.

② William Young, *A Warning to Parents Wholesale Propagation of Syphilis by Vaccination*, London: National Anti - Compulsory Vaccination League, 1877, p. 3.

③ L. Murdoch, "Anti - Vaccination and the Politics of Grief in Late - Victorian England," in S. Olsen, ed., *Childhood, Youth and Emotions in Modern History: National, Colonial and Global Perspectives*, Houndmills: Palgrave, 2015, pp. 248, 251.

医生的拒绝。最终，梅毒作为死亡原因之一写在死亡证明上。这个故事用于警示年轻夫妇应仔细考虑牛痘接种问题，因为面临"因他们自己的不检点致使他们的后代被怀疑感染梅毒"的风险。反牛痘接种人士认为，由于感染梅毒的风险相当大，为孩子接种牛痘等于让自己和家庭的性行为受到审查。①

医学界和部分人士逐渐意识到，牛痘接种是否传播疾病与牛痘疫苗的质量密切相关。正如许多公共牛痘接种员所承认的那样，每个公共牛痘接种员按接种数量领薪，通常直接从一个接种过牛痘疫苗的儿童的手臂上提取疫苗用于接种，往往没有充分检查供应者或接受者是否患有瘰疬、梅毒或其他疾病。1869年，《反牛痘接种派》谴责"臂对臂的牛痘接种，可怜的母亲反对无效，被迫允许他们的孩子接种其他人的毒药……没有给人任何健康的希望"②。威廉·特布认为，牛痘接种站的牛痘疫苗"恶臭难闻"，存在瘰疬和梅毒污染。③ 就连医生也承认，公共牛痘接种站并不严格认真地收集牛痘疫苗。19世纪80年代，里士满医院（Richmond Hospital）的一位高级外科医生在演讲中坚称，当他还是一名医学生时，牛痘疫苗是从"一群肮脏、不健康、肺痨面容的孩子"身上提取的，母亲和

---

① Nadja Durbach, *Bodily Matters：The Anti - Vaccination Movement in England*, *1853 - 1907*, Durham and London：Duke University Press, 2005, p. 133.

② *The Anti - Vaccinator*, 21 August 1869, p. 15, 转引自 Nadja Durbach, *Bodily Matters：The Anti - Vaccination Movement in England*, *1853 - 1907*, Durham and London：Duke University Press, 2005, p. 97。

③ William Tebb, *The Results of Vaccination and the Inequity and Injustice of Its Enforcement*, London：E. W. Allen, 1887, p. 22.

孩子都没有接受过是否适合提取牛痘疫苗的相关检查。①

　　对于体面的工人阶级来说，公共牛痘接种站有可能把污染的牛痘疫苗注入他们的孩子的体内。② 即使是认真仔细的牛痘接种员也无法保证疫苗的质量，因为遗传病并不是一望而知的。这也会使最贫穷阶层的疾病传给富人家的儿童，让中产阶级父母震惊不已。③ 许多父母向报纸杂志写信，讲述他们孩子的命运变化，譬如，接种牛痘疫苗后从"头发金黄卷曲"的天使般的婴儿变成可怕的怪物。有人认为"瘰疬经常潜伏在最漂亮、白皙、健壮和健康的婴儿的血管里"，即使是"邻居家看上去很健康的孩子"也可能传播疾病。④ 1872 年桑德兰的帕克斯顿（Paxton）因拒绝让孩子接种牛痘疫苗而屡遭罚款，他给出的理由是牛痘接种危险：他的妻子几年前死于因牛痘接种而染上的丹毒。⑤ 1891 年，一名一周能挣 19 先令的铁路工人的妻子莉迪娅·库克（Lydia Cook）因拒绝从她的孩子身上提取牛痘疫苗被罚款 25 先令 6 便士。她声称，她的家族有肺结核史，她不想传染给其他孩子。库克案证实了经常出现的抱怨，即公共牛痘接种员对采用的牛痘疫苗并没有进行充分的甄别，使儿童感染各种各样的疾病。⑥

---

　　① Nadja Durbach, *Bodily Matters*：*The Anti – Vaccination Movement in England*, *1853 – 1907*, Durham and London：Duke University Press, 2005, p. 129.

　　② Nadja Durbach, *Bodily Matters*：*The Anti – Vaccination Movement in England*, *1853 – 1907*, Durham and London：Duke University Press, 2005, p. 130.

　　③ Rob Boddice, "Vaccination, Fear and Historical Relevance," *History Compass*, Vol. 14, No. 2, 2016, p. 72.

　　④ Nadja Durbach, *Bodily Matters*：*The Anti – Vaccination Movement in England*, *1853 – 1907*, Durham and London：Duke University Press, 2005, pp. 115, 130.

　　⑤ F. B. Smith, *The People's Health*, *1830 – 1910*, London：Croom Helm, 1979, p. 168.

　　⑥ Nadja Durbach, *Bodily Matters*：*The Anti – Vaccination Movement in England*, *1853 – 1907*, Durham and London：Duke University Press, 2005, p. 127.

为了提高牛痘疫苗的质量，公共牛痘接种员被要求选择眼睛棕色，皮肤黝黑、敦实、光滑、透亮的儿童作为牛痘疫苗源，担心蓝眼睛的漂亮孩子可能会患有瘰疬。他们还被鼓励从"家族史良好"的父母中选择孩子，穿刺提取牛痘疫苗时不要抽血。① 这些做法有助于提高牛痘疫苗的质量，仍无法赢得反牛痘接种派的信任。

（二）牛痘接种的阶层差别

《牛痘接种调查员》一针见血地指出："流行病不会一视同仁地攻击富人和穷人。穷人永远都是最主要的受害者。"② 工人阶级作为反牛痘接种运动的主要支持者和参与者，除对牛痘接种功效的质疑外，还对牛痘接种所表现的阶级差异深感不满，认为牛痘接种立法具有阶级偏见。③ 兰开郡的一名牛痘接种员宣称，他所在地区的工人阶级对"牛痘接种"深恶痛绝。④ 还有学者认为，反牛痘接种运动为工人阶级提供了一个为自己说话的机会，并将自身定位为理性的、有科学头脑的生物，充当社会中理性、科学的参与者。⑤ 工人阶级反对牛痘接

① Edward Seaton, *A Handbook of Vaccination*, London：Macmillan, 1868, p. 106.

② *Vaccination Inquirer*, November 1882, p. 118, 转引自 Lindsay Paturalski, "'To Bring Them under Control'：Vaccination and Medical Authority in England, India, and Jamaica, c. 1800 - 1910," thesis of Ph. D. , Boston College, 2021, p. 72。

③ Lindsay Paturalski, "'To Bring Them under Control'：Vaccination and Medical Authority in England, India, and Jamaica, c. 1800 - 1910," thesis of Ph. D. , Boston College, 2021, p. 51.

④ William Tebb, *Compulsory Vaccination in England：With Incidental References to Foreign States*, London：E. W. Allen, 1889, p. 7.

⑤ Lindsay Paturalski, "'To Bring Them under Control'：Vaccination and Medical Authority in England, India, and Jamaica, c. 1800 - 1910," thesis of Ph. D. , Boston College, 2021, p. 85.

种的原因有四。

首先，牛痘接种起初由济贫机构负责，与济贫联系起来。

1834 年改革后的新济贫法迫使所有接受政府救济者进入济贫院，济贫院因残酷无情的管理而臭名远扬，[1] 引起社会各界尤其是工人阶级的反感。《1840 年牛痘接种法》规定济贫委员会负责免费牛痘接种事宜，被视为济贫救济的一部分。许多工人阶级认为让子女接受免费牛痘接种很丢脸，好像他们是接受施舍的赤贫。[2] 下院议员利特尔顿勋爵认为，济贫委员会负责牛痘接种"在任何程度上给接受者留下济贫的特点"[3]，影响了父母的正直形象。[4]

1853 年《牛痘接种法》的强制条款出台后，工人阶级和国家之间的关系变得越来越糟糕。政府迫使越来越多的牛痘接种员在公共牛痘接种站开展业务，加强了牛痘接种与济贫法的联系。[5] 伦敦的 39 家济贫机构负责公共牛痘接种管理，管理效果依赖地方监察员的诚信——他们任命并管理牛痘接种员。伦敦只有威斯敏斯特（Westminster）等 5 个区域的牛痘接种独立

---

① Nadja Durbach, *Bodily Matters*：*The Anti - Vaccination Movement in England*，*1853 - 1907*，Durham and London：Duke University Press，2005，p. 94.

② Mary Wilson Carpenter, *Health*，*Medicine and Society in Victorian England*，Santa Barbara：ABC - CLIO，LLC，2010，p. 93.

③ Nadja Durbach, *Bodily Matters*：*The Anti - Vaccination Movement in England*，*1853 - 1907*，Durham and London：Duke University Press，2005，p. 96.

④ Kaitlyn Akel, "'A Splendid Delusion'：Reassessing Vaccination in England，1796 - 1853," *International Social Science Review*，Vol. 95，No. 3，2019，p. 34.

⑤ Logie Barrow, "Clashing Knowledge Claims in Nineteenth - century English Vaccination," in Willem de Blécourt and Cornelie Usborne，eds.，*Cultural Approaches to the History of Medicine*：*Mediating Medicine in Early Modern and Modern Europe*，New York：Palgrave MacMillan，2003，p. 180.

于济贫委员会之外。有些牛痘接种员在他们的诊所从事牛痘接种，也接待穷病人的看诊。① 牛痘接种员和牛痘接种官也对牛痘接种服务和新济贫法之间的关系迷惑不解，济贫委员会的回答是：牛痘接种与救济没有关系，凡是公共牛痘接种员都提供牛痘接种服务，不论被接种者的经济状况如何。②

强制牛痘接种与让人畏惧的新济贫法的关系使它很难受到工人阶级的欢迎。尽管后来议会把牛痘接种事务由济贫机构转归枢密院医疗署负责，但早期的管理不当还是影响了它的名声。难怪牛痘接种法专家 D. P. P. 弗赖伊（D. P. P. Fry）在1871 年告诉下院牛痘接种特别委员会，把牛痘接种与济贫法脱钩的想法"有点异想天开"③。

其次，社会下层在位置偏远、条件差的公共牛痘接种站接受接种。

马尔格雷夫勋爵（Lord Mulgrave）于 1814 年 7 月 8 日在上院发言指出："诸位老爷可以搜集有多少社会上层人士不愿意在家接受牛痘接种。"④ 当利特尔顿勋爵被问到，如果地方政府委员会建议他把穿戴整齐低调的婴儿送到公共牛痘接种站，他是否愿意"冒这个险"时，他避开这个问题回答："我印象

---

① Anne Hardy, *The Epidemic Streets*：*Infectious Disease and the Rise of Preventive Medicine*，*1856 – 1900*，Oxford：Clarendon Press, 1993, p. 117.

② Nadja Durbach, *Bodily Matters*：*The Anti – Vaccination Movement in England*，*1853 – 1907*，Durham and London：Duke University Press, 2005, p. 96.

③ House of Commons, *Report from the Select Committee on the Vaccination Act*（*1867*）；*together with the Proceedings of the Committee*，*Minutes of Evidence*，*Appendix and Index*, London：HMSO, 1871, p. 227.

④ Charles Creighton, *A History of Epidemics in Britain*：*From the Extinction of Plague to the Present Time*，Vol. Ⅱ，Cambridge：Cambridge University Press, 1894, p. 590.

中法案并没有要求任何人把孩子送到公共牛痘接种站，我认为任何人都能以他喜欢的方式进行牛痘接种。"① 显而易见，这并不是实情，因为私人内科医生的牛痘接种收费高，工人阶级家庭的日常开支精打细算，肯定无法支付这样的开支，② 不得不去免费的公共牛痘接种站。

公共牛痘接种站实行按教区牛痘接种的原则。它们没有专门建造的建筑，可以设在任何公共通道和空间，往往由讲堂、阅览室、礼拜室、教室、小旅馆、酒吧、咖啡馆，有时还是济贫院的医务室等改造而来。酒吧是城市常见的牛痘接种地点，农村地区则经常使用私人小屋。为了节省开支，公共牛痘接种站往往位置偏远，许多父母带孩子长途跋涉前来，农村的父母也需步行数英里路，婴儿不得不忍受严寒酷暑和四处透风的等候区等各种糟糕状况，尽管临近教区的公共牛痘接种站离他们家更近。据说成千上万的家庭都受到这种差异的影响，生活在伍尔维奇（Woolwich）北部的居民不得不跨过泰晤士河接受牛痘接种。1863 年，伦敦共有 260 处公共牛痘接种站，232 名公共牛痘接种官，在组织或实践中都杂乱无章。③ 伦敦东区的公共牛痘接种站拥挤而杂乱，各色人等混杂拥挤。穿着整齐的体面的工人阶级携带婴幼儿挤在一间公共牛痘接种站，等候牛痘接种期间感染传染病的可能性就足以让一些父母望而却步④

---

① E. W. Toye, *Vaccination Condemned by Medical Men, and Medical Men Condemned by Vaccination*, London：Charity Record Office, 1884, p. iv.

② Nadja Durbach, *Bodily Matters：The Anti - Vaccination Movement in England, 1853 - 1907*, Durham and London：Duke University Press, 2005, p. 99.

③ Anne Hardy, *The Epidemic Streets：Infectious Disease and the Rise of Preventive Medicine, 1856 - 1900*, Oxford：Clarendon Press, 1993, p. 117.

④ Nadja Durbach, *Bodily Matters：The Anti - Vaccination Movement in England, 1853 - 1907*, Durham and London：Duke University Press, 2005, p. 98.

（见图 3 - 2）。

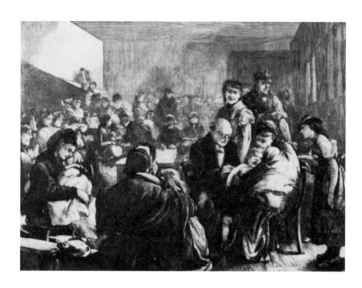

图 3 - 2 伦敦东区的一家药房（木版画，1871）

资料来源：E. Buckman, "A Dispensary in the East End of London: Crowds of Local Children are Being Vaccinated," Wood engraving, 1871, Wellcome Library 17866i.

由于牛痘接种法没有明确牛痘疫苗的供应，当地医生和公共牛痘接种员采购牛痘疫苗后才能接种，疫苗的数量不能保证。婴儿的父母（通常是母亲）可能会等待几个小时。带孩子去酒吧或小旅馆接种牛痘疫苗的父母常常觉得有义务在等待时购买一杯饮料。有些人对此无所谓，但对于禁酒派或预算有限的人来说，他们感到很不舒服。① 英国的婴儿必须在 3 个月内

---

① Nadja Durbach, *Bodily Matters：The Anti - Vaccination Movement in England, 1853 - 1907*, Durham and London：Duke University Press, 2005, p. 98.

（特殊情况下 4 个月）接种牛痘疫苗，而不是像其他国家那样更宽松一点（爱尔兰和苏格兰是 6 个月，瑞典是 2 岁，丹麦是 7 岁，德国是 2 岁之内，法国是 1 年之内）。除了针扎引起的哭泣等问题外，顾虑重重的父母在随后的日子里还为孩子遭受的每个普通病痛而谴责牛痘接种。[①] 1890 年，牛痘接种员为每个孩子接种 3 处疫苗，下斯托克城（Lower Stoke）的一位母亲要求 2 处，结果接种 4 处，因为她话太多了。[②] 8 天内父母还须带着婴儿返回确认牛痘接种成功，否则还需要再次进行牛痘接种。整个流程让婴儿和父母受累又耗时，影响了他们的工作和生活，而中产阶级和上层阶级基本上毫发无损。[③]

　　公共牛痘接种环境糟糕的状况也引起议员们的注意。1877年，下院在商讨牛痘接种的解决办法时，议员詹姆斯（James）发言指出，如果要维持目前的制度，有必要调查其运行情况。因统计数据并不完善，很难知道牛痘接种在多大程度上成功。只有反复地调查和讨论，人们才能普遍认识到牛痘接种的巨大好处，而不是通过不断实施这些在某些情况下类似于迫害的惩罚。他反问下院同人是否愿意带他们的孩子去一些穷人的牛痘接种站，比如贝斯纳尔·格林或威斯敏斯特的郊区接种牛痘疫

---

　　① Peter Baldwin, *Contagion and the State in Europe*, *1830 - 1930*, New York: Cambridge University Press, 1999, p. 345.

　　② *Vaccination Inquirer*, 1 May 1890, p. 27, 转引自 Nadja Durbach, *Bodily Matters*: *The Anti - Vaccination Movement in England*, *1853 - 1907*, Durham and London: Duke University Press, 2005, p. 97。

　　③ Lindsay Paturalski, " ' To Bring Them under Control ' : Vaccination and Medical Authority in England, India, and Jamaica, c. 1800 - 1910," thesis of Ph. D., Boston College, 2021, p. 83.

苗，是否愿意从不知底细的孩子身上提取牛痘疫苗。① 从他的发言中可以看出，议会对社会下层的牛痘接种状况存在认识误区，这种误区是他们不了解社会下层的牛痘接种现状造成的。如若他们处于社会下层，很可能也会加入反牛痘接种派。

再次，穷孩子是牛痘疫苗的主要来源，但他们的牛痘疫苗无法保证质量。

牛痘接种需要维持一个稳定的牛痘疫苗供应源。直接从奶牛生产牛痘疫苗是困难的，需要空间、牛和兽医。牛痘疫苗可供选择的一种方法是，一群特定的儿童——比如，没有母亲的流浪儿——被作为牛痘疫苗提供者。棘手处在于，牛痘疫苗的安全性依赖于牛痘疫苗供应者的健康，否则会导致其他疾病在儿童中传染，故而保证牛痘疫苗的安全健康至关重要。② 所有接种疫苗的婴儿被要求在接种 8 天后回到牛痘接种员那里接受检查，若接种成功等待成功牛痘接种证书，其中一些儿童被选为牛痘疫苗的来源，提取疫苗用于其他儿童的牛痘接种，以此确保社区总是有新鲜的牛痘疫苗供应。如果没有持续不断的贫困儿童提供牛痘疫苗，牛痘接种就难以为继。拒绝提供牛痘疫苗用于公共牛痘接种可能导致最高 20 先令的罚款。穷人对牛痘接种的成功运转至关重要，所做出的贡献从未得到赞扬甚至

---

① Hansard, House of Commons, "Vaccination—Resolution," Vol. 235, 3 July, 1877, Column 739, https：//hansard. parliament. uk/Commons/1877 - 07 - 03/debates/316d3b6d - db84 - 4b3f - b2f6 - 1d9c468788b7/Vaccination% E2% 80% 94Resolution? highlight = bethnal% 20green#contribution - 66ea9307 - 21f1 - 4544 - 8183 - 928422784fa3.

② Peter Baldwin, *Contagion and the State in Europe*, *1830 - 1930*, New York：Cambridge University Press, 1999, p. 314.

补偿，反而受到医疗专业人员的诋毁。医生大多数是中产阶级，对穷人存有根深蒂固的偏见。他们不信任作为父母、作为公民和作为公共卫生事业的合作伙伴的穷人。[1]

反牛痘接种派早在 1869 年就认为，法律是最不公正的，"因为富人可以追溯孩子之前的牛痘接种者，但穷人没有这样的权利"。那些能负担得起私人医生的人可以从一个父母明确的健康儿童身上提取牛痘疫苗，不能支付这笔费用的人被迫听任牛痘接种员的自行决定。[2] 1877 年 3 月，下院专门讨论牛痘疫苗的质量问题。议员福赛思（Forsyth）建议国家牛痘疫苗机构与地方政府委员会应分发完美的牛痘疫苗。议员斯克莱特 - 布思（Sclater – Booth）发言指出，确保完美的牛痘疫苗需要做好三方面：甄选牛痘疫苗的来源；检查牛痘接种站；显微镜下检查。[3] 这样的筛选确实能够提升牛痘疫苗的质量，但在现实中难以执行。

最后，拒绝牛痘接种的穷人被累计罚款或被监禁。

利特尔顿勋爵在 1840 年下院发言时强调罚款与穷人牛痘接种之间的逻辑："［牛痘接种］问题的无知和偏见几乎完全集中在最底层的穷人，对他们来说罚款非常重……为了不支付

① Lindsay Paturalski，" ' To Bring Them under Control' ：Vaccination and Medical Authority in England，India，and Jamaica，c. 1800 – 1910，" thesis of Ph. D. ，Boston College，2021，p. 49.

② Nadja Durbach，*Bodily Matters*：*The Anti – Vaccination Movement in England*，*1853 – 1907*，Durham and London：Duke University Press，2005，p. 97.

③ Hansard，House of Commons，"Vaccination Acts—The Lymph，" Vol. 233，22 March，1877，https：//hansard. parliament. uk/Commons/1877 – 03 – 22/debates/5ee92ab5 – d3b1 – 43ab – b57f – 11f4d62e476a/VaccinationActs% E2% 80% 94TheLymph.

罚款，绝大多数父母就会让他们的孩子接种牛痘疫苗。"① 知名报刊主编詹姆斯·斯特德（James Stead）认为："强制这个词是一个幌子，被强制的人是那些无力承担牛痘接种法规所需费用的人……这些法律是极不公平的法律，是富人的法律，而强制是穷人的法律。"② 这一观点也强调强制牛痘接种主要针对付不起罚款的穷人。事实也确实如此。

反牛痘接种派来自不同的社会集团，他们的反牛痘接种经历也大相径庭。中产阶级活动家实际上并没有经历强制牛痘接种的直接侮辱，因为牛痘接种员通常并不抓捕中产阶级违反者，他们对牛痘接种法的强制并没有切身经验。③ 工人阶级反牛痘接种派发现最让人讨厌的是牛痘接种官很少起诉中产阶级违反者，除非他们被确认反牛痘接种，而工人阶级不仅被强迫去公共牛痘接种站，还被跟踪、罚款和监禁。公共牛痘接种员通常把他们的工作形容为侦探。1863年，一位公共牛痘接种员抱怨追捕违法者的难处："我在伦敦最大的公共牛痘接种站工作，附近街区人口稠密，我认真监管。尽管我像猎犬寻找谋杀犯的蛛丝马迹那样认真工作，还是经常吃闭门羹。"反牛痘接种派也把牛痘接种官视为"间谍"或"告密者"——国家付钱来侵犯家庭隐私的代理人，牛痘接种法"是英国唯一鼓励

---

① Janine Arnott, "The Social Construction of Vaccine Controversies," thesis of Ph. D., The University of Manchester, 2007, p. 92.

② *Vaccination Inquirer*, 1 December, 1886, p. 146, 转引自 Nadja Durbach, *Bodily Matters*：*The Anti - Vaccination Movement in England*，*1853 - 1907*，Durham and London：Duke University Press, 2005, p. 99。

③ Nadja Durbach, *Bodily Matters*：*The Anti - Vaccination Movement in England*, *1853 - 1907*, Durham and London：Duke University Press, 2005, p. 69.

间谍探听品行端正的工人阶级隐私的立法"①。

牛痘接种法规还在经济上歧视工人阶级，对不服从牛痘接种的相关规定者罚款 20 先令加法庭花费（1 便士到 1 英镑多不等）。对中上阶层来说，这些罚款——如果没有忽略不计——当然付得出，对于工人阶级来说，这不是小数目，尤其是考虑到工人的周薪通常在 15—20 先令。即便父母第一次付得起罚款，《1867 年和 1871 年牛痘接种法》规定的一再起诉意味着可能因一个孩子而无数次被罚款，最终迫使经济捉襟见肘的父母因交不出罚款而生活困顿或入狱。

反牛痘接种期刊刊载众多因拒绝牛痘接种而被罚款或入狱的案例。1866 年"一位英国母亲"抱怨牛痘接种罚款的后果，"我们不富裕，坚持工作，工作勤奋认真，我们付得起我们的租金和税，能够养家糊口，诚实体面地抚养 2 个孩子"，而一再的罚款恶化了他们的经济状况。② 一位工人阶级的妻子讲述了她的家庭遭遇：丈夫因违反牛痘接种规定而入狱，因没有了收入来源，她不得不带着孩子去济贫院，孩子在济贫院被牛痘接种，这使她悲叹丈夫的入狱毫无意义。③ 还有一位工人阶级的妻子写道："我和丈夫都是工人，育有 2 个孩子，我们没法像邻居一样支付 3—4 英镑。除非我们在辩护或减轻处罚方面

① *Oldham Evening Express*, 20 October, 1885, 转引自 Nadja Durbach, *Bodily Matters: The Anti - Vaccination Movement in England, 1853 - 1907*, Durham and London: Duke University Press, 2005, p. 100。
② Nadja Durbach, *Bodily Matters: The Anti - Vaccination Movement in England, 1853 - 1907*, Durham and London: Duke University Press, 2005, p. 105.
③ *The Co - operator*, 30July, 1871, p. 491, 转引自 Nadja Durbach, *Bodily Matters: The Anti - Vaccination Movement in England, 1853 - 1907*, Durham and London: Duke University Press, 2005, p. 101。

得到帮助，否则我们没法坚持下去。"面对一项有利于富人和惩罚穷人的法律，狂热的反牛痘接种派抗议累计处罚，最著名的例子是阿什福德（Ashford）的技工查尔斯·海沃德（Charles Hayward），截至 1888 年 10 月因 2 个孩子未接种牛痘的累计罚款高达 53 英镑 12 先令，[①] 远远超出工人阶级的经济承受力。

为了支持反牛痘接种派的斗争，因未接种牛痘而产生的罚款通常由当地的反牛痘接种组织支付，为此许多组织都设有互助联盟。海沃德的大部分罚款从伦敦废除强制牛痘接种协会的互助基金中支付。为了保证反牛痘接种协会的辩护资金，1898 年，全国反牛痘接种协会每年为每个孩子向会员收取 5 先令，每增加一个孩子多收取 2 先令 6 便士。会员有权让协会支付罚款和法庭费用，入会不足 6 个月的会员只能申请一半的费用。[②] 这类保险是典型的工人阶级的经济互助策略，有助于维护反牛痘接种派的团结与合作。

被监禁的反牛痘接种派抱怨他们不被当作品行端方的、守法的公民对待，经常被要求去做苦工，与被定罪的杀人犯一样遭受严重的身体和精神折磨。1892 年之前，入狱的反牛痘接种派和其他罪犯一样被迫从事单调的工作，被迫砍伐橡木，睡木板床，在监狱剃头，穿狱服，喝稀粥。1871 年，T. 琼斯（T. Jones）详细描述了在感化院的"残酷"遭遇，寒冷的牢房和糟糕的床铺让柔弱的他不堪忍受，无法进食，"病情严重"

---

① Nadja Durbach, *Bodily Matters：The Anti - Vaccination Movement in England, 1853 - 1907*, Durham and London：Duke University Press, 2005, p. 101.

② Nadja Durbach, *Bodily Matters：The Anti - Vaccination Movement in England, 1853 - 1907*, Durham and London：Duke University Press, 2005, p. 101.

到无法工作。反牛痘接种派遭遇的这类问题引发了一场关于定罪分类的争议，即入狱的反牛痘接种派属于因拒绝支付罚款的债务人（debtor）还是罪犯（prisoner），在媒体和议会中引发激烈的争论。①

娜奥米·威廉斯研究发现，英国各地的反牛痘接种处罚和监禁也存在地区差异。伦敦、兰开郡、约克郡东区和西区的天花平均死亡率特别低，很少有违反者被带到地方法官面前。白金汉郡比大部分地区都更积极地追捕拒绝牛痘接种者。莱斯特郡超过3/4的反牛痘接种派被处以10先令以上的罚款，而北安普敦郡只有11%拒绝牛痘接种的父母被带到地方法官面前。一对父母在14个月内被利兹地方法官罚款4次，随后将未接种牛痘疫苗的孩子送到谢菲尔德暂避诉讼。② 如此鲜明的地区差异与当地执行牛痘接种的力度密切相关，并影响当地反牛痘接种运动的发展。

（三）宗教在这场博弈中的角色

宗教是唤起和组织牛痘接种分歧双方的强大武器，医务人员试图利用宗教语言和教会机器来巩固他们脆弱的权威，而反牛痘接种派也利用宗教反对医生。③

支持牛痘接种派认为，一个健康的未接种牛痘的儿童是社

---

① Nadja Durbach, *Bodily Matters：The Anti - Vaccination Movement in England*, *1853 - 1907*, Durham and London：Duke University Press, 2005, pp. 106 - 108.

② Naomi Williams, "The Implementation of Compulsory Health Legislation：Infant Smallpox Vaccination in England and Wales, 1840 - 890," *Journal of Historical Geography*, Vol. 20, No. 4, 1994, pp. 404 - 405.

③ Lindsay Paturalski, "'To Bring Them under Control'：Vaccination and Medical Authority in England, India, and Jamaica, c. 1800 - 1910," thesis of Ph. D., Boston College, 2021, pp. 94, 99.

会的一个威胁，就像一条疯狗或一桶火药，除非被一个医生
"穿刺"。反牛痘接种派认为，自然中的万事万物皆有其目的，
而牛痘接种违反了自然法则和逻辑法则，暗示造物主的不完美
致使他的创造物面临危险。如果上帝想让牛痘疫苗注射进血
液，上帝会提供一个合适的孔，而不是人为钻孔，以此证明牛
痘接种并非上帝之本意，是"非基督的"①。亨利·皮特曼声
称，"我们后来才知道，人们把他们的身体交给医生或把他们
的灵魂交付给牧师是危险的"②。宗教反牛痘接种派还认为牛
痘接种亵渎神圣，因为它侵犯了"上帝赐予你的"儿童的身
体，谴责公共牛痘接种员是"婴儿亵渎者"，应该为婴儿灵魂
的堕落负责，而婴儿的灵魂是国家的依靠所在。③ 在一本名为
《詹纳还是基督?》的小册子中，自称为一名基督徒的作者将牛
痘接种形容为"对上帝和自然最无耻的亵渎"④。一位反牛痘
接种的神职人员认为牛痘接种是"一种罪恶、一种妄想和一个
陷阱"，政府尤其是当地的市议员正"敦促'屠杀无辜者'"⑤。

① Peter Baldwin, *Contagion and the State in Europe, 1830 - 1930*, New York: Cambridge University Press, 1999, pp. 282, 285, 283.

② *Vaccination Inquirer*, October 1879, p. 97, 转引自 Lindsay Paturalski, "'To Bring Them under Control': Vaccination and Medical Authority in England, India, and Jamaica, c.1800 - 1910," thesis of Ph. D., Boston College, 2021, p. 97。

③ Nadja Durbach, *Bodily Matters: The Anti - Vaccination Movement in England, 1853 - 1907*, Durham and London: Duke University Press, 2005, p. 119.

④ A Christian, *Jenner or Christ: An Appreciation of the Jennerian Legend Made in 1903, The Jubilee Year of Compulsory Vaccination in England*, Winchester: P. and G. Wells, 1904, p. 3.

⑤ "The Anti - Vaccination Libel on Alderman Sanders," *The Sheffield and Rotterdam Independent*, 2 February, 1869, p. 4, 转引自 Lindsay Paturalski, "'To Bring Them under Control': Vaccination and Medical Authority in England, India, and Jamaica, c.1800 - 1910," thesis of Ph. D., Boston College, 2021, p. 95。

反牛痘接种派利用出庭的机会以宗教话语论证他们不服从的合法性，把医生描绘成"非理性的"和"不虔诚的"。他们攻击支持牛痘接种的神职人员（其中许多人是英国国教教徒）"掌权时是最残忍的"，因为他们将"理性、科学和理智的仁慈看做魔鬼的诱惑"。他们还使用反天主教的语言，将医生、"巫医"、"接种牛痘疫苗的大祭司"与教皇联系在一起，把反牛痘接种形容为新教徒争取宗教自由的斗争。[①]

（四）侵犯公民的身体自主权

牛痘接种不仅被视为医学的胜利，也被视为个人身体的胜利。对于支持詹纳主张的诗人和医生来说，身体成为一种身份的核心场所，需要保护自己免受外部影响。[②] 然而，正如米歇尔·福柯所揭示的，国家通过控制民众的身体自主权而控制民众。19世纪七八十年代，议会不仅不放松牛痘接种法，还通过有关强制教育和儿童保护的立法，表明国家日益关注儿童的福利立法。[③] 反牛痘接种派认为没有政府有权"以任何借口侵犯臣民的身体"[④]，父母有权决定是否为孩子接种牛痘疫苗，强制牛痘接种侵犯了父母对孩子的身体自主权。塞缪尔·皮尔斯（Samuel Pearce）在1857年指出："牛痘接种法意味着对英

---

① Lindsay Paturalski, " 'To Bring Them under Control'：Vaccination and Medical Authority in England, India, and Jamaica, c. 1800 – 1910," thesis of Ph. D., Boston College, 2021, pp. 96 – 98.

② Tina Young Choi, "Vaccination, Poetry, and an Early – Nineteenth – Century Physiology of the Self," *Literature and Medicine*, Vol. 29, No. 1, 2011, p. 76.

③ Rob Boddice, "Vaccination, Fear and Historical Relevance," *History Compass*, Vol. 14, No. 2, 2016, pp. 71 – 78.

④ Nadja Durbach, *Bodily Matters*：*The Anti – Vaccination Movement in England, 1853 – 1907*, Durham and London：Duke University Press, 2005, p. 120.

国人的独立和父母的酌处权的强制干预。"① 一位父亲说："我
永远不会放弃我的孩子，我是他的监护人，任何情况下不会把
监护权让给任何其他人。" 1883 年巴特西（Battersea）调查一
桩一个孩子牛痘接种后死亡的案件，据说验尸官对孩子的父亲
说："你可以带走尸体，它现在属于你了。"反牛痘接种派坚决
反对这种做法，认为孩子"不是国家的孩子，而是父母的孩
子"②。伦敦诺丁山（Notting Hill）的乳牛场主弗雷德里克·基
恩（Frederick Keen）当着牛痘接种官的面，"接过并扔掉要求
他 6 个子女牛痘接种的通知单"，在法庭上据理力争，"孩子是
我的财产，不是国家的财产"③，表现出强烈的抵抗情绪。反
牛痘接种协会声称"实施牛痘接种法是婴儿死亡的直接来源"，
并体现在一系列示威性的葬礼中，意在表明强制接种牛痘疫苗
损害儿童的生命以及工人阶级父母和儿童的权利。④

　　反牛痘接种派认为牛痘接种是"政府对公民私生活强硬干
预的体现"⑤，一再重复英国人的家是他的城堡的谚语，认为

---

① Lindsay Paturalski, "'To Bring Them under Control': Vaccination and Medical Authority in England, India, and Jamaica, c. 1800 – 1910," thesis of Ph. D., Boston College, 2021, p. 15.

② *Vaccination Inquirer*, December 1885, p. 146, 转引自 Nadja Durbach, *Bodily Matters: The Anti – Vaccination Movement in England, 1853 – 1907*, Durham and London: Duke University Press, 2005, p. 72。

③ Graham Mooney, "A Tissue of the most Flagrant Anomalies: Smallpox Vaccination and the Centralization of Sanitary Administration in Nineteenth – Century London," *Medical History*, Vol. 41, No. 2, 1997, p. 273.

④ L. Murdoch, "Anti – Vaccination and the Politics of Grief in Late – Victorian England," in S. Olsen, ed., *Childhood, Youth and Emotions in Modern History: National, Colonial and Global Perspectives*, Houndmills: Palgrave, 2015, p. 252.

⑤ ［美］唐纳德·霍普金斯：《天国之花——瘟疫的文化史》，沈跃明、蒋广宁译，上海人民出版社 2006 年版，第 120 页。

保护父母的权利才能使家庭安全无恙，反对国家权力涉足家庭领域，其恶果是"英国人的家不再是他的城堡。由于犯规，迫害来到家门口"①。在他们看来，公民权不仅包括选举权和法律面前人人平等，还包括管理他们自己的家庭和家务的权利，妇女是母亲、家庭和孩子的最佳照顾者，是应该负责孩子身体的聪明人，② 身体是免遭侵犯的"堡垒"，"刺破皮肤侵犯了人体的肉体完整"③。反牛痘接种派的入狱也使他们的身体完整性受到威胁，因为它迫使身体被剥夺和规训，如监禁。④ 这种做法是通过"侵犯一个英国人的神圣权利成为他们家的最高统治者"⑤，从而破坏了英国传统的家庭"城堡"。

（五）维护公民自由权

19 世纪上半叶英国盛行经济自由放任和狂热的个人主义，而社会巨变也使民众逐渐呼吁并接受一定程度的社会改革，自由放任和国家干预成为相互交替交织的政策，与快速工业化所带来的变化相伴生。⑥ 到 19 世纪中叶，更多的人愿意为了公共

---

① Nadja Durbach, *Bodily Matters*：*The Anti - Vaccination Movement in England*, *1853 - 1907*, Durham and London：Duke University Press, 2005, p. 120.

② Lindsay Paturalski, "'To Bring Them under Control'：Vaccination and Medical Authority in England, India, and Jamaica, c. 1800 - 1910," thesis of Ph. D., Boston College, 2021, p. 74.

③ G. W. Winterburn, *The Value of Vaccination*, Philadelphia：Hahnemann Publishing, 1886, p. 145.

④ Nadja Durbach, *Bodily Matters*：*The Anti - Vaccination Movement in England*, *1853 - 1907*, Durham and London：Duke University Press, 2005, p. 107.

⑤ *National Anti - Compulsory Vaccination Reporter*, 1 April 1880, p. 122, 转引自 Nadja Durbach, *Bodily Matters*：*The Anti - Vaccination Movement in England*, *1853 - 1907*, Durham and London：Duke University Press, 2005, p. 73。

⑥ J. Bartlet Brebner, "Laissez Faire and State Intervention in Nineteenth - Century Britain," *Journal of Economic History*, supply 1948, pp. 59 - 73.

卫生和安全而在传统权利范围内做出妥协或牺牲，并"以人性
为由谴责对事情不闻不问的人"，从思想上接受政府对社会事
务的干预和管理，强制牛痘接种政策也应运而生。然而正如自
由主义哲学家约翰·斯图尔特·米尔（John Stuart Mill,
1806 – 1873）所强调的，民众支持政府最低限度的干预，但仅
限于最低程度，政府应保护民众免遭强权和欺诈侵犯他们的权
利。[①]"我捍卫每一个公民的权利……即使国家干预，也要维
护个人的权利"是这种思想的高度概括。[②] 也是从这种观念出
发，一些民众接受并配合牛痘接种。故而，1853 年《牛痘接
种法》的强制举措并没有引起广泛的争议。然而，民众的接受
和容忍是有底线的，一旦国家干预的力度和强度超出容忍的底
线，他们会起而反抗。个人选择自己身体行为的自由一旦受到
外界的强制干预，必然会引起他们的不满乃至抵制。牛痘接种
立法日益强化的强制色彩与英国政府所倡导的自由放任政策、
英国人所珍视的"自由"传统形成强烈的冲突，成为反牛痘接
种派最主要的反对话语。

从行政管理的角度来看，强制牛痘接种是一项政治革新，
以公共卫生的名义拓展国家干预的范围和力度，把集体的健康
置于公民的人身自由之上。[③] 强制色彩逐渐浓厚的牛痘接种立

① 转引自 Ann Beck，"Issues in the Anti – Vaccination Movement in England,"
Medical History，Vol. 4，No. 3，1960，p. 313。

② Peter Baldwin，*Contagion and the State in Europe*，*1830 – 1930*，New York：
Cambridge University Press，1999，p. 326.

③ J. Rogers Hollingsworth，*State Intervention in Medical Care*：*Consequences for
Britain*，*France*，*Sweden and the United States*，*1890 – 1970*，Ithaca：Cornell University
Press，1990，pp. 117 – 122.

法致使有些承认牛痘接种价值、但反对强制牛痘接种的民众从支持走向强烈反对。[1] 反牛痘接种逐渐从个别父母的个人行为演变为引起社会共鸣的大众运动，从温和地维护个人自由转变为强烈谴责专制。[2] 对莱斯特等自治传统浓厚的地方来说，强制牛痘接种也与他们的传统相背离。大致而言，反牛痘接种派的维护自由话语主要包括三方面。

首先，强制牛痘接种侵犯地方自由。中央政府借助国家卫生、效率和进步等话语为国家行政权力扩张辩护，加大国家干预的力度和广度，与长期以来盛行的地方自治传统形成冲突。反中央化者把牛痘接种视为中央加强对地方控制的一项卑鄙行径，[3] 捍卫地方的传统、独立和自由，导致中央和地方之间的关系紧张又苦涩。[4]

其次，反牛痘接种派把强制牛痘接种视为一种"医学专制"[5]，反对国家打着医学的旗号干涉个人事务和实行专制统治。在他们看来，牛痘接种看似惠及民生的医学福利，实为医学恐怖主义，[6] 通过各种方式表达对强制原则和医学专制的敌

① Peter Baldwin, *Contagion and the State in Europe, 1830 - 1930*, New York: Cambridge University Press, 1999, p. 291.

② Nadja Durbach, *Bodily Matters: The Anti - Vaccination Movement in England, 1853 - 1907*, Durham and London: Duke University Press, 2005, p. 86.

③ Peter Baldwin, *Contagion and the State in Europe, 1830 - 1930*, New York: Cambridge University Press, 1999, p. 347.

④ Anthony S. Wohl, *Endangered Lives: Public Health in Victorian Britain*, Cambridge: Cambridge University Press, 1983, p. 141.

⑤ Dorothy Porter and Roy Porter, "The Politics of Prevention: Anti - Vaccination and Public Health in 19th - century England," *Medical History*, Vol. 32, No. 3, 1988, p. 231.

⑥ Thomas Mckeown, "Medical Issues in Historical Demography," in E. Clarke, ed., *Modern Methods in the History of Medicine*, New York: Oxford University Press, 1971, p. 66.

意。他们更关注强制牛痘接种法对个人权利和身体自主权的威胁，认为是医疗国家威胁而不是保护无辜的儿童。[1] 1853 年《牛痘接种法》通过后，一位不愿透露姓名的医生认为，该法是"不明智的，不安全的，如果确实没有违宪的话，目前至少是不明智的"[2]。1876 年，反牛痘接种派和医学改革家约翰·斯蒂芬斯（John Stephens）认为强制牛痘接种和国家付薪的公共牛痘接种官都是"医学专制"的体现，剥夺了他们"作为一个自由国度公民的权利和自由"[3]。自由党领袖威廉·尤尔特·格拉斯顿（William Ewart Gladstone，1809－1898）甚至认为国家是"一个很糟的护士"[4]。

反牛痘接种派通常认为这种专制存在于欧洲大陆或遥远的东方诸国，以与英国的自由形成鲜明对比。譬如，约翰·吉布斯把英国与其他国家如奥地利区别看待，"那里男人盯着院子里的母鸡的数量，城镇的面包师和屠夫都被法律管着，臣民被警察带走进行牛痘接种"[5]。针对欧洲大陆国家德国等实施强制牛痘接种的现状，1849 年下院议员罗伯特·皮尔（Sir Rob-

① L. Murdoch, "Anti－Vaccination and the Politics of Grief in Late－Victorian England," in S. Olsen, ed., *Childhood*, *Youth and Emotions in Modern History*：*National*, *Colonial and Global Perspectives*, Houndmills：Palgrave, 2015, p. 249.

② Lindsay Paturalski, "'To Bring Them under Control'：Vaccination and Medical Authority in England, India, and Jamaica, c. 1800－1910," thesis of Ph. D., Boston College, 2021, p. 15.

③ Nadja Durbach, *Bodily Matters*：*The Anti－Vaccination Movement in England*, *1853－1907*, Durham and London：Duke University Press, 2005, p. 73.

④ *National Anti－Compulsory Vaccination Reporter*, 7 October 1882, p. 14, 转引自 Nadja Durbach, *Bodily Matters*：*The Anti－Vaccination Movement in England*, *1853－1907*, Durham and London：Duke University Press, 2005, p. 73。

⑤ John Gibbs, *Our Medical Liberties*, London：Sotheran, Son and Draper, 1854, p. 39.

ert Peel，1788 – 1850）指出："像专制国家那样实施强制牛痘接种，与英国人民所珍视的精神气质和自由思想相背离，我永远也不会成为强制的一员。"① 这也是英国没有像欧洲大陆国家那样及早实施牛痘接种事务的原因。《牛痘接种调查员》杂志的首任编辑威廉·怀特认为，强制牛痘接种是一场侵犯个人自由的政治阴谋，有可能使医生借助强制性的医疗措施谋求私利。② 英国人以其一贯的大众激进传统把他们的近邻和宿敌法国视为强制政府的缩影，却发现法国并没有通过像英国这么耻辱和专制的牛痘接种法。③ 这也成为反牛痘接种派攻击英国政府专制的重要依据。

最后，强制牛痘接种违背英国的自由传统和法律，侵犯个人自由权。

英国的自由概念，指的是一个人有权根据他的喜好管理他的家园，而不是根据议会的命令。在英国人的传统思想观念中，个人享有免受国家干预的自由，国家无权干涉私人事务。1853 年以来，当日渐严格的强制牛痘接种立法使天花预防从一个医学课题变成一个关乎国家强制与个人自由博弈的政治议题时，放任和自由的根本原则面临严峻考验。中产阶级反牛痘接种派认为父母的个人权利和个人自由是所有公民的特权，是

---

① London Society for the Abolition of Compulsory Vaccination, *Testimonies Concerning Vaccination and Its Enforcement by Scientists*, *Statisticians*, *Philosophers*, *Publicists*, *and Vaccine Physicians*, London: London Society for the Abolition of Compulsory Vaccination, 1883, p. 4.

② William White, *The Story of a Great Delusion*, London: Allen, 1885, pp. 177 – 196.

③ Marylebone Anti – Compulsory Vaccination League, *Compulsory Vaccination: Report of a Public Meeting*, London: Watson Bros, 1870, p. 20.

自由主义派关注的核心，倾向于强调公民自由和家庭的神圣不可侵犯，并为反牛痘接种运动增加了"古老的自由"和个人权利的自由意志话语。① 自由话语促使部分英国人重新审视国家和个人之间的关系，把普罗大众的注意力从医学预防的效果转到政府干预个人自由权的意识形态上。② 许多英国人不得不在他们内心珍视的民主与自由，和被国家铁腕所强化的、强制的集体安全之间做出选择，反牛痘接种派选择了前者，维护自由也成为反牛痘接种派拒绝强制牛痘接种的主要话语。

反牛痘接种派把牛痘接种视为私事，拒绝从公共利益出发去思考集体免疫的好处，把强制牛痘接种与个人自由对立。③ 他们认为，牛痘接种直接破坏身体的完整性、侵犯个人权利，个人有权决定自己的健康——包括是否牛痘接种，并把个人的自主权发展到一种极限——有权决定自己的死亡时机，而不是被迫服从一群多事的人和专制国家的统一命令。早在 1808 年，政治观点不同的政治家如改革者威廉·科贝特（William Cobbett，1762 - 1835）和托利党人乔治·坎宁就在议会发言反对国家管理牛痘接种事务。他们否认国家拥有干预个人事务的权力，个人有权选择他的医生或他保护孩子健康的方式。④ 坎宁相信牛痘接种具有预防天花的安全保护价值，但是他反对任何

① Nadja Durbach, "Class, Gender, and the Conscientious Objector to Vaccination, 1898 - 1907," *Journal of British Studies*, Vol. 41, No. 1, 2002, p. 60.

② Peter Baldwin, *Contagion and the State in Europe, 1830 - 1930*, New York: Cambridge University Press, 1999, p. 326.

③ Peter Baldwin, *Contagion and the State in Europe, 1830 - 1930*, New York: Cambridge University Press, 1999, p. 282.

④ Ann Beck, "Issues in the Anti - Vaccination Movement in England," *Medical History*, Vol. 4, No. 3, 1960, p. 312.

具有强制特点的措施。① 无独有偶，下院议员戴维斯·吉迪
（Davies Giddy）认为"通过强制来根除天花是大胆而又不负责
任的观点，议会当前压根不应该有这种想法"。1814 年，上院
议员里兹代尔勋爵（Lord Redesdale）认为，强制牛痘接种只
会招致民众的反对，如果牛痘接种值得被接受，那它应该通过
自己的长处被认可，强制实施于民众只会适得其反。②

　　1853 年《牛痘接种法》的强制接种牛痘举措实施之后，
议会中仍不乏反对强制之人。1854 年，下院议员 T. A. 米切尔
（T. A. Mitchell）表示："我根据宪法原则反对强制牛痘接种，
不应该强迫父母让他们的孩子接种牛痘疫苗。"7 年后，下院
议员威廉·科宁厄姆（William Coningham）也认为国家无权干
预牛痘接种。③ 1876 年，自由党首相威廉·尤尔特·格拉斯顿
认为牛痘接种是对"个人自由"的侵犯，在强制牛痘接种执行
方面犹豫不决。④ 2 年后，下院议员托马斯·钱伯斯（Thomas
Chambers）认为强制牛痘接种是英国"父权制政府"的最强烈
形式，践踏父母对孩子的权威。⑤ 来自莱斯特的坚决反对牛痘

---

① Hansard, House of Commons, "Vaccine Inoculation," Vol. 11, 9 June, 1808, Column 844, https://hansard.parliament.uk/Commons/1808 – 06 – 09/debates/f2f4ca30 – 1a28 – 4738 – 95a1 – f88b34005a37/VaccineInoculation? highlight = vaccination#contribution – c31ca96b – 3894 – 4085 – b5a2 – 30f39252e8ce.

② *Our Legislators on the Vaccine Question: A Record of Parliamentary and Extra – Parliamentary Utterances and Opinions from 1802 to 1880*, London: Edward W. Allen, 1880, pp. 13 – 14.

③ *Our Legislators on the Vaccine Question: A Record of Parliamentary and Extra – Parliamentary Utterances and Opinions from 1802 to 1880*, London: Edward W. Allen, 1880, p. 50.

④ Ann Beck, "Issues in the Anti – Vaccination Movement in England," *Medical History*, Vol. 4, No. 3, 1960, p. 316.

⑤ *Our Legislators on the Vaccine Question: A Record of Parliamentary and Extra – Parliamentary Utterances and Opinions from 1802 to 1880*, London: Edward W. Allen, 1880, p. 56.

接种的议员彼得·阿尔弗雷德·泰勒认为，国家的"家庭式管理干预越少，对国家和个人越好"，因为"国家干预的唯一根基是保护社会的正当性"①；"牛痘接种完全是一个错误。强制是不公正的，也是不可取的"，意味着"对父母神圣权利和个人权利的最绝对的干预"，应予以废除。②

还有些反牛痘接种派承认牛痘接种的益处，但反对强制牛痘接种侵犯自由。发表在支持牛痘接种事业的医学专业期刊《柳叶刀》的一篇文章认为，"对于渴望国家干预的人来说，不过度侵犯自由和摒弃偏见"的情况下才可以强制牛痘接种。③皇家外科医学院的霍勒斯·约翰逊（Horace Johnson）医生认为，"对那些赞赏牛痘接种的人而言，让他们自己和他们的孩子接种牛痘是完全正确的；但是，强迫那些有理由反对它的人接种牛痘疫苗明显违反了我们宪法的自由权。英国人一直夸耀他拥有自由——本国盛行自由贸易、自由制度、新闻自由、思想和行动自由——使我们不得不把自由视为我们与生俱来的权利"④。乔治·S.吉布斯认为《1867年牛痘接种法》的强制色彩和范围扩大与普通法普遍认可的权利相冲突，向下院议员亨利·A.布鲁斯（Henry A. Bruce）抗议，"此事迫使我从自己的正当事业转向捍卫我身为父亲和作为公民的

---

① Peter Alfred Taylor, *Personal Rights*, *Speeches of P. A. Taylor*, London: Vigilance Association for the Defense of Personal Rights, 1884, p. 55.

② Peter Alfred Taylor, *Anti – Vaccination*, London: publisher not identified, 1882, p. 785.

③ 转引自 Ann Beck, "Issues in the Anti – Vaccination Movement in England," *Medical History*, Vol. 4, No. 3, 1960, p. 311。

④ Horace Johnson, *Essay upon Compulsory Vaccination*, Brighton: Fleet & Son, 1856, p. 4.

权利"①。

真正的自由政府首先尊重个人的自由，而强制牛痘接种侵犯了他们作为自由公民保护孩子的权利，② 国家权力与个人自由的关系是中产阶级反牛痘接种派关注的核心。反牛痘接种派领袖威廉·休姆－罗瑟里牧师对国家干预牛痘接种的后果深感忧虑，认为一个过度保护的国家削弱了个人的责任感，"它（国家）只有在权力之内采取自愿的和审慎的措施才能进步，在他们的权限之内行使他们的责任，显然国家没有这样做"，"即使牛痘接种是现在最伟大的好事，实施它也不是国家的责任"，因为每个人必须自由地为自己做出选择，③ 譬如"国家无权立法规定人人应每天早上洗澡"④。对公民来说，放弃自己拥有的神圣不可侵犯的基本权利，就无法享有自由。玛丽·休姆－罗瑟里认为，英国"归根结底是热爱公正的"⑤，因为它是"自由之地，勇敢之地"，英国人生而热爱自由，抵制"专制的铁链"，这是他们生而固有的自然情感。⑥ 她担心若任

---

① George S. Gibbs, *Vaccination: A Remonstrance Respecting the Vaccination Bill of 1866*, London: J. Caudwell, 1866, p. iii.

② Alvin Nelson El Amin, Michelle T. Parra, Robert Kim－Farley, Jonathan E. Fielding, "Ethical Issues Concerning Vaccination Requirements," *Public Health Reviews*, Vol. 34, No 1, 2012, p. 5.

③ Dorothy Porter and Roy Porter, "The Politics of Prevention: Anti－Vaccinationism and Public Health in Nineteenth _ Century England," *Medical History*, Vol. 32, No. 3, 1988, p. 241.

④ House of Commons, *Report from the Select Committee on the Vaccination Act* (*1867*); *together with the Proceedings of the Committee, Minutes of Evidence, Appendix and Index*, London: HMSO, 1871, p. 142.

⑤ John Gibbs, *Our Medical Liberties*, London: Sotheran, Son and Draper, 1854, p. 36.

⑥ Nadja Durbach, *Bodily Matters: The Anti－Vaccination Movement in England, 1853－1907*, Durham and London: Duke University Press, 2005, p. 77.

由专制发展，最终导致议会指定或禁止一定的饮食或药物，国家将很快要求母亲们遵守一定的"强制喂养训练"，或强迫他们"摇晃婴儿以防伤害他们的大脑"①，实质是不断侵犯公民的自主选择权。华莱士认为，"我们的健康，我们的自由，我们的生命，都是重大事务"，牛痘接种法实施的每一天，父母被惩罚，婴儿被谋杀，牛痘接种关乎英国人的自由权，②"每一位立法者应考虑他们作为英国人民自由权的守护者的责任"③，主张停止通过实施强制性政策来侵犯个人的权利。④ J. H. 利维（J. H. Levy）是伯贝克学院（Birkbeck College）的逻辑性和经济学教授，认为强制牛痘接种是"对个人自由权的粗暴又残忍的侵犯"，因为它干预个人就他自己或家庭的健康和幸福的决断权。⑤ 杰西·格雷根强调政治机构内的所有生命都应得到平等的承认和保护，即使是婴儿也拥有公民的基本权利

---

①　*National Anti‑Compulsory Vaccination Reporter*，7 October，1882，p. 14，转引自 Nadja Durbach，*Bodily Matters：The Anti‑Vaccination Movement in England，1853‑1907*，Durham and London：Duke University Press，2005，p. 73。

②　Alfred R. Wallace，*Vaccination a Delusion：Its Penal Enforcement a Crime Proved by the Official Evidence in the Reports of the Royal Commission*，London：Swan Sonnenschein，1898，p. 3.

③　Alfred R. Wallace，*Vaccination a Delusion：Its Penal Enforcement a Crime Proved by the Official Evidence in the Reports of the Royal Commission*，London：Swan Sonnenschein，1898，p. 92.

④　Alfred R. Wallace，*Forty‑five Years of Registration Statistics，Proving Vaccination to Be Both Useless and Dangerous：in Two Parts*，London：E. W. Allen，1885，p. 38.

⑤　J. H. Levy，*State Interference in the Vaccination Controversy*，London：Personal Rights Association，1887，p. 2，转引自 Nadja Durbach，*Bodily Matters：The Anti‑Vaccination Movement in England，1853‑1907*，Durham and London：Duke University Press，2005，p. 87。

和自由，赋予儿童新的地位。① 赫伯特·斯潘塞（Herbert Spencer，1820－1903）谴责强制牛痘接种是愚蠢地扩大国家作用的典型。② 乔治·塞克斯顿认为"英国人生来热爱自由，厌恶任何的专制形式，不管是政治的还是社会的专制。当他感受到专制的铁腕践踏他的自由权的最细微处时，他一定会竭尽全力抵制它"。现在，"强制牛痘接种是一种专制"，"允许他人以他的方式进入你家，违背你的意愿，威胁你可爱的孩子的健康和生命"。英国人向来"自由而独立"，即便醉醺醺的酒鬼都会哼唱"不列颠人永远不会成为奴隶"，身为男人和父亲，孩子健康的监护人，应该反对这种"丑陋的不公"，人人都应该抵制它。③

　　弗朗西斯·威廉·纽曼从法律和公民权的角度论述强制牛痘接种立法的不合理。在1874年10月26日的伯明翰反牛痘接种大会上，他宣读论文《牛痘接种的政治层面》，从法律、国家、公民权的角度论述强制牛痘接种立法的不合理，展现出他身为拉丁文教授雄辩的论述逻辑。他认为，"立法公平是人人最珍视之财富"，是国家机构的一项神圣职责，也是让本国人引以为傲的英明而高贵的爱国主义。在此政治话语下，牛痘接种无法保证免于天花，专制的议会却采用强制的方式要求婴

① L. Murdoch, "Anti‑Vaccination and the Politics of Grief in Late‑Victorian England," in S. Olsen, ed., *Childhood, Youth and Emotions in Modern History: National, Colonial and Global Perspectives*, Houndmills: Palgrave, 2015, p. 250.

② R. M. MacLeod, "Law, Medicine and Public Opinion: The Resistance to Compulsory Health Legislation 1870‑1907," *Public Opinion*, Summer, 1967, p. 116.

③ George Sexton, *Vaccination Useless and Injurious*, Sheffield: William Fox, 1869, pp. 23, 28.

儿进行牛痘接种，"议会无权以公共卫生的名义戕害健康人的身体，也无权残害健康的婴儿的身体，没有一个立法者有权这样做"。强制牛痘接种立法"滥用权力，违背科学，侵犯了私人自由"，让公民的合法权利"受制于特定的医疗小圈子"，追根究底是不公正的法律，对医学本身的进步也有害无益。①

统筹议会内外反牛痘接种观点的编者认为，"如果英格兰公民因未让他们的孩子天花免疫而被罚款和监禁，他们有权问为什么，有权去审查这种专制权力的神秘主张"②。莱斯特的反牛痘接种运动的领导者包括袜商、前市议员、前市长、地方法官和监察员等有影响力的人物，都从反对"强制"的角度反对牛痘接种，③ 认为强制直接威胁他们的个人自由。

当强制牛痘接种从一个医学优先权问题转变为平衡个人自由权和保护公共卫生的问题时，反牛痘接种就从个别父母的个人行为演变为引起社会共鸣的大众运动。反牛痘接种者把自己描绘为草根平民运动的一部分，为个人的自我决定权而斗争。④ 此时的工人阶级随着阶级力量的壮大，在社会权利还无法完全实现的情况下，非常珍视他们对孩子的管理权和自由支配权。国家无权强制父母为孩子接种牛痘，父母有权管理他们的家庭

---

① Francis William Newman, *The Political Side of the Vaccination System*, Leicester: National Anti – Compulsory Vaccination League, c. 1874, 4th edn., pp. 3, 6 – 8, 11.

② *Our Legislators on the Vaccine Question: A Record of Parliamentary and Extra – Parliamentary Utterances and Opinions from 1802 to 1880*, London: Edward W. Allen, 1880, p. ix.

③ Stuart M. Fraser, "Leicester and Smallpox: The Leicester Method," *Medical History*, Vol. 24, No. 3, 1980, p. 327.

④ Peter Baldwin, *Contagion and the State in Europe, 1830 – 1930*, New York: Cambridge University Press, 1999, p. 276.

和房屋，这些观点都植根于英国的公民权和自由权共识。① 而强制牛痘接种侵犯了他们作为父母与生俱来的决定孩子事务的权利，与他们的传统观念、阶级斗争目标和对自由与民主的渴望冲突，② 使工人阶级成为反牛痘接种运动的积极参与者。可见，反牛痘接种运动是一场跨阶层的运动，将分散但观点相似的各界人士整合起来，是日益专业化的医学发展和国家权力扩张所引发的社会回应。他们利用生而自由的英国人的权利的大众话语来团结政治鼓动者，反对国家的强制干预政策。③ 维护公民自由权也成为反牛痘接种运动中最具号召力和向心力的宣传话语和共识。

近年来，史学界对反牛痘接种运动的自由话语和评价展开学术争鸣。德博拉·布伦顿认为，1853 年《牛痘接种法》并没有引起自由角度的反对，反牛痘接种情绪在 19 世纪 60 年代初被阐明并流行，此时国家追捕违约者，并对未接种疫苗者实施严厉的惩罚。尽管当代媒体和历史文献中从各角度描述反牛痘接种运动，实际上它对 19 世纪六七十年代牛痘接种的婴儿数量的影响很小，反强制牛痘接种的驱动力也比史学家所揭示的复杂得多，牛痘接种的实际执行比相关文献所显示的要宽松得多。④ 对于反牛痘接种运动的评价，有学者认为它是逆潮流

① Nadja Durbach, *Bodily Matters*: *The Anti-Vaccination Movement in England*, *1853-1907*, Durham and London: Duke University Press, 2005, p. 69.

② Alvin Nelson El Amin, Michelle T. Parra, Robert Kim-Farley, Jonathan E. Fielding, "Ethical Issues Concerning Vaccination Requirements," *Public Health Reviews*, Vol. 34, No. 1, 2012, p. 5.

③ Nadja Durbach, *Bodily Matters*: *The Anti-Vaccination Movement in England*, *1853-1907*, Durham and London: Duke University Press, 2005, p. 69.

④ Deborah Brunton, *The Politics of Vaccination*: *Practice and Policy in England*, *Wales*, *Ireland*, *and Scotland*, *1800-1874*, Rochester: University of Rochester Press, 2008, p. 168.

而动,[1] 或视其为维多利亚时代公民不服从的表现。[2] 还有学者认为反牛痘接种是一场微弱又重要的运动，参与人数不多，但对工人阶级的身份、医疗专业化和公共卫生的形塑影响巨大。[3] 反牛痘接种派的影响力有多大难以准确评估，不容否认的是，它是应用当时的观念和语言表达观点和诉求的诸多社会运动的一部分，在一定程度上体现并反映了当时社会的另一面向。

三　强制牛痘支持者的捍卫

以约翰·西蒙为代表的国家医学的倡导者积极论证强制牛痘接种的必要性。西蒙广泛参与强制牛痘接种实践和监督以及医疗机构的制度化建设，坚持更广泛的控制更有利于民众。他参与实施1866年的《卫生法》（*Sanitary Act*，1866，29 & 30 Vict.，c. 90）和1875年的《公共卫生法》（*Public Health Act*，1875，38 & 39 Vict.，c. 55），提供大量的医疗证据和统计证据支持牛痘接种的效力以及强制牛痘接种的必要性。[4] 索思波特（Southport）的卫生医官1878年在对曼彻斯特工人发表演说时，呼吁他的听众"作为卫生学家，作为公民并且作为父

---

① Ann Beck, "Issues in the Anti‑Vaccination Movement in England," *Medical History*, Vol. 4, No. 3, 1960, p. 310.

② Dorothy Porter and Roy Porter, "The Politics of Prevention: Anti‑Vaccination and Public Health in 19th‑century England," *Medical History*, Vol. 32, No. 3, 1988, p. 235.

③ Lindsay Paturalski, "'To Bring Them under Control': Vaccination and Medical Authority in England, India, and Jamaica, c. 1800–1910," thesis of Ph. D., Boston College, 2021, p. 55.

④ Sally Sheard and Liam J. Donaldson, *The Nation's Doctor: The Role of the Chief Medical Officer 1855–1998*, Abingdon, U. K.: Radcliffe, 2006, pp. 1–15.

母"通过牛痘接种履行降低婴儿死亡率的"义务"①。

为了强化牛痘接种的效果，当时欧洲大陆国家开始推行二次牛痘接种，并在英国部分地区开始实施，比如曼彻斯特的某些工厂和伦敦的商行。牛津大学呼吁所有本科生必须进行二次牛痘接种。② 但是，约翰·西蒙不愿承认二次牛痘接种的必要性，否认牛痘疫苗的保护力不可避免地随时间的推移而减弱的观点，认为只有一些人在青春期失去免疫力。③ 没有充分意识到二次牛痘接种的必要性也是牛痘接种的效果无法达到更佳、引起反牛痘接种派质疑的原因之一。对此，以约翰·西蒙为代表的国家医学政策的实施者应负一定的责任。

皇家内科医学院的唐纳德·曼森·弗雷泽（Donald Manson Fraser）医生认为，每隔几年出现天花是周期性的，牛痘接种使天花的死亡率降低，体现出它的天花预防作用。他满怀信心地预测，随着牛痘接种的普遍采纳和有效实施，天花将成为不为青年人所知的疾病，随着二次牛痘接种的普遍采用和有效实施，天花将不再折磨英国。④

欧内斯特·哈特是英国医学会的议会立法委员会（Parliamentary Bills Committee）主席、国家卫生协会（National Health

① Nadja Durbach, "Class, Gender, and the Conscientious Objector to Vaccination, 1898 – 1907," *Journal of British Studies*, Vol. 41, No. 1, 2002, p. 60.

② Deborah Brunton, *The Politics of Vaccination: Practice and Policy in England, Wales, Ireland, and Scotland, 1800 – 1874*, Rochester: University of Rochester Press, 2008, p. 102.

③ General Board of Health, *Papers Relating to the History and Practice of Vaccination*, London: HMSO, 1857, p. xxxvi.

④ Donald Manson Fraser, *The Small - pox Epidemic of 1870 - 73 in Relation to Vaccination*, London: Spottiswoode, printers, 1883, pp. 6, 24.

Society）主席、《英国医学杂志》的编辑，是医学界响当当的人物。1880 年，他出版《牛痘接种的真相》一书献给西蒙，赞赏他在牛痘接种事业和卫生科学中的杰出贡献，总结反牛痘接种派的观点并予以批驳。作为知名医生，他承认天花是"最讨厌最可怕的人类疾病之一"，总结反牛痘接种派的 11 条主要观点：从患病的动物和儿童引入牛痘疫苗注射到健康儿童的血液；牛痘接种主要来自小牛和母牛的天花人痘接种，詹纳的牛痘接种实际上中止了；法律实施的牛痘接种违反了禁止人痘接种的法律；牛痘接种滋生梅毒、结核病和肮脏病；牛痘接种加快了天花的流行；牛痘接种并没有降低天花死亡率；牛痘接种没有预防天花，牛痘接种以被误导的统计数据为基础；强制牛痘接种浇灭了父母的感情和良心，强制牛痘接种并不是法律，抵制它是正当的自然法则，随后他一一予以批驳。他认为自强制牛痘接种以来的 20 年间，医疗署并没有发现牛痘接种所造成的性病病例，天花死亡率明显下降。他在七个附录中列出 1838—1879 年英格兰和威尔士的天花死亡率、英国现役军队的天花病例和死亡人数，1859—1878 年 20 年间内政部记录的英国海军天花死亡病例等详细数据用以证明。1838 年天花造成 16268 人死亡，自 1853 年实施强制牛痘接种以来，1854 年降至 2808 人，1879 年降至 548 人，[①] 他用这些实实在在的数据证明牛痘接种的天花预防功效。然而，恰如有学者所指出的，当医生们改变他们对公共牛痘接种的看法以应对公众的抗议和

---

① Ernest Hart, *The Truth about Vaccination：An Examination and Refutation of the Assertions of the Anti - Vaccinators*, London：Smith, Elder and Company, 1880, pp. flyleaf, 61, 13 - 19, 62, 65 - 75.

流行病时，西蒙和他在医疗署以及后来在地方政府委员会的同事们坚持现有的政策，维持牛痘接种实践的国家标准，并没有努力平息民众对牛痘接种的恐惧和反对。[1]

普通的支持牛痘接种派也利用权力的适用性极力论证强制牛痘接种的合理性。他们援引约翰·斯图尔特·米尔的话说："权力合法地应用到文明集体中的每一个人——违背他自己的意志——的唯一目的是防止对他人有害。他个人的利益，不管是肉体的还是道德的，都是不充分的理由。"这个原则以"有害原则"而闻名，而强制牛痘接种则是"无害原则"的一个典型。依照"无害原则"判断，强制牛痘接种是集体利益的大特例。[2] 在他们看来，天花和所有的传染病一样，不是无受害人的疾病，不仅危害他们自己，也危及他们的同胞，国家有责任使他们免受伤害，为集体的其他人带来生命安全，乃合乎情理之事。牛痘接种是一种公益，非但无害反而有利，强制是为了所有人的利益，正如实施免费教育、规范童工工时和工种等方面的国家干预，国家也通过强制牛痘接种关心儿童健康。[3] 支持牛痘接种派认为英国法律"从来没有把孩子的生命任由父母处置。每个孩子也属于法律和国家"[4]。就权利和自由而言，

---

[1] Deborah Brunton, *The Politics of Vaccination: Practice and Policy in England, Wales, Ireland, and Scotland, 1800 - 1874*, Rochester: University of Rochester Press, 2008, p. 105.

[2] Alvin Nelson El Amin, Michelle T. Parra, Robert Kim - Farley, Jonathan E. Fielding, "Ethical Issues Concerning Vaccination Requirements," *Public Health Reviews*, Vol. 34, No. 1, 2012, p. 4.

[3] G. Eastes, *Concerning Vaccination: A Critical Exposition of the Subject for Non - Professional Readers*, London: Robert Hardwicke, 1871, p. 61.

[4] John Makinson Fox, *Compulsory Vaccination: An Explanatory Catechism*, London: National Health Society, 1877, p. 10.

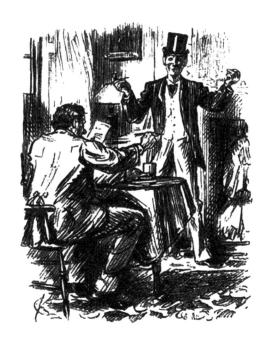

图 3 - 3　牛痘接种（漫画，1881）

资料来源："Vaccination," *Punch*, 11 June, 1881, p. 273.

他们认为，拒绝牛痘接种者有拒绝的自由，但在任何情况下，无权成为他人健康和生命的一个危险来源。[1] 工业城市的有些雇主要求所有的雇员要么接种牛痘疫苗要么另寻他路。1887年谢菲尔德天花疫情期间，数千人在工作间被要求进行牛痘接种和二次牛痘接种，如不服从则以解雇相威胁，[2] 就是这种观

---

[1]　Anne Hardy, *The Epidemic Streets*: *Infectious Disease and the Rise of Preventive Medicine*, *1856 - 1900*, Oxford: Oxford University Press, 1993, p. 121.

[2]　Robert Hainsworth, *Results of an Investigation into the Sheffield Smallpox Epidemic of 1887*, Leeds: Oldfield, Brooke and Company, c. 1889, p. 20.

点的反映。正如一位宝石商所言："每个英国公民有权死于天花，但是无权传染给他的同胞。"① 他们承认牛痘接种存在风险，但风险微不足道，随牛痘接种技术的改进不断降低，与它的好处相比不足挂齿。与反牛痘接种派善于宣传一样，支持牛痘接种派也通过漫画、现身说法等方式宣传牛痘接种，譬如幽默周刊《庞奇》（*Punch*）刊登同事相约去牛痘接种的漫画（图3－3）。

支持牛痘接种派与反牛痘接种派各执一词，争论不休。反牛痘接种派在从各角度谴责牛痘接种的同时，还形成一套行之有效的斗争策略，并在一定程度上取得成功。

第二节　反牛痘接种派的斗争脉络

反牛痘接种派论述牛痘接种的种种不合理，强调人人应该抵制牛痘接种的必要性。更重要的是，恰如威廉·特布所呼吁的，"每一个善良公民应该通过合乎宪法的方式致力于永远废除这些法律"②。为此，反牛痘接种派吸取当时其他社会运动的斗争经验，形成一套从宣传到组织、从地方到议会、从废除强制牛痘接种到倡导莱斯特方法的独特斗争策略。

一　组织有序，注重宣传

19世纪60年代末，通过参与其他的政治运动、女性事业

① Peter Baldwin, *Contagion and the State in Europe*, *1830 – 1930*, New York: Cambridge University Press, 1999, p. 327.
② Nadja Durbach, "Class, Gender, and the Conscientious Objector to Vaccination, 1898 –1907," *Journal of British Studies*, Vol. 41, No. 1, 2002, p. 61.

和社会事业，反牛痘接种运动扩大了它的影响力。在某种程度上，反牛痘接种派也采用高度政治化运动的方式，注重公众抗议和为数众多的宣传。如前文所述，反牛痘接种派创办了他们自己的三种期刊：《反牛痘接种派》《全国反强制牛痘接种报告》和《牛痘接种调查员》。据娜嘉·杜尔巴赫研究，这些杂志的详细证据不多，但从读者来信中可以看出他们在英国广泛流通。反牛痘接种派也实施分发制度，在公共牛痘接种站、相关会议和辩论中分发传单，邮寄给支持者，并通过反牛痘接种协会和他们的图书馆广泛提供免费传单。①

数量繁多、内容丰富的图片和印刷品成为影响大众舆论和政府的压力集团的一种方式，被反牛痘接种派充分利用，其决定性影响无法估计。形形色色的宣传册尺寸、形状、风格不一，主要针对一般读者，有些发行量高达 10 万份。这些宣传册以感性故事和离奇事件、公民不服从的常规法案报告和统计数据为基础。为了增强视觉冲击力，反牛痘接种派用生动的图画讲述牛痘接种造成的令人毛骨悚然的伤害，在商店橱窗里挂海报，在法庭判例和听证会上展示图画和照片，旨在引燃有关牛痘接种的话题。约克郡反牛痘接种联盟（Yorkshire Anti - Vaccination League）主席向皇家牛痘接种委员会邮寄一包受伤儿童的照片。莱斯特的一位父亲作证时挥舞着一张孩子患眼癌的照片指责牛痘接种，其他人在法庭上也采用了同样的策略。②

---

① Nadja Durbach, *Bodily Matters*：*The Anti - Vaccination Movement in England*, *1853 - 1907*, Durham and London：Duke University Press, 2005, pp. 47 - 49.   ·

② Nadja Durbach, *Bodily Matters*：*The Anti - Vaccination Movement in England*, *1853 - 1907*, Durham and London：Duke University Press, 2005, p. 48.

　　内容更为翔实的小册子是各类宣传册的大集合。1882 年，伦敦废除强制牛痘接种协会把这些小册子根据出版日期编成《反牛痘接种著作目录》（*A Catalogue of Antivaccination Literature*）一书，40 页的正文列出大约 200 种小册子名录。[①] 1883 年，它又出版《科学家、统计学家、哲学家、政论家和牛痘接种医生关于牛痘接种及其实施的证词》一书，把科学家、统计学家、牛痘接种医生等人士有关牛痘接种及其效果的言论摘抄出版，既包括爱德华·詹纳、约翰·西蒙、弗洛伦丝·南丁格尔（Florence Nightingale，1820 – 1910）、弗朗西斯·威廉·纽曼等英国知名人士，也包括法国和美国的知名医生。除前文所引用的部分观点外，约翰·斯图尔特·米尔的"一个人若无法完全控制他自己的健康、身体、精神和灵魂，这样的国家不是自由国家"的观点也成为反牛痘接种派的论点。纽约的乔治·W. 马洛尼（George W. Mallony）在 1879 年 9 月的《纽约医学评论》（*New York Medical Tribune*）刊文"我反对牛痘接种，原因有二：一是将有毒疫苗注入人体，二是通过滋生性病、瘰疬、结核病而使人类家庭堕落"[②]。还有些反牛痘接种派自行印刷反牛痘接种的论著。斯塔福德的反牛痘接种派 W. J. 弗尼瓦尔（W. J. Furnival）搜集整理图片，自费出版《牛痘接种灾难》（*Vaccination Disasters*）图片集，图片不仅包括看起来健康

---

　　① 转引自 B. J. Stem, *Should We be Vaccinated? A Survey of the Controversy in Its Historical and Scientific Aspects*, London: Harper, 1927, p. 78。

　　② London Society for the Abolition of Compulsory Vaccination, *Testimonies Concerning Vaccination and Its Enforcement by Scientists, Statisticians, Philosophers, Publicists, and Vaccine Physicians*, London: London Society for the Abolition of Compulsory Vaccination, 1883, pp. 6, 11.

在牛痘接种后死亡的孩子，还包括棺材中的婴儿。这些照片也是遗物——可能是孩子的唯一照片，用以提升民众对牛痘接种受害者的同情。① 《英国医学杂志》的编辑欧内斯特·哈特总结说，反牛痘接种派"在分发小册子，耸人听闻的明信片方面精力旺盛，通过荒诞的包装和其他方式传播他们的观点"②。

1880 年 5 月，《牛痘接种调查员》声称反牛痘接种派普遍受到批评者的"蔑视和虐待"，积极反击。到 1883 年 4 月，它指出"媒体对我们的态度发生了变化"，6 月认为媒体取得了"引人注目的进步"，偶尔也会调查起诉牛痘接种的"事故"。1883 年 2 月，德比郡的一个孩子死亡被归因于牛痘接种，公共牛痘接种员莱格（Legge）被认为存在过错。调查显示，他使用"肮脏的、未密封的管子"接种牛痘疫苗，还使用了肮脏的仪器。莱格非常愤怒，声称他没有责任，这个孩子死于"不健康儿童的特发性丹毒"。反牛痘接种派认为，根据医疗指南，只有健康的儿童才应该接种牛痘疫苗，而牛痘接种员有责任确定其健康状况。不管怎么说，莱格先生都是有罪的。③ 除反牛痘接种期刊外，普通媒体也越来越多地报道牛痘接种的事故，家长们开始向当地政府和议会施压，要求他们关注并解决类似事件。

---

① Nadja Durbach, *Bodily Matters：The Anti - Vaccination Movement in England, 1853 - 1907*, Durham and London：Duke University Press, 2005, p. 48.

② Ernest Hart, *The Truth about Vaccination：An Examination and Refutation of the- Assertions of the Anti - Vaccinators*, London：Smith, Elder and Company, 1880, p. 1.

③ *Vaccination Inquirer*, February 1883, p. 174, 转引自 Lindsay Paturalski, "'To Bring Them under Control'：Vaccination and Medical Authority in England, India, and Jamaica, c. 1800 - 1910," thesis of Ph. D., Boston College, 2021, p. 101。

二 倡导莱斯特方法

反牛痘接种派在反对进而力主废除强制牛痘接种的同时，还积极倡导采用莱斯特方法以取代强制牛痘接种。莱斯特方法因始于莱斯特而得名。莱斯特是英格兰北部的一座小城，起初积极支持牛痘接种，继而转向抵制牛痘接种，发明并倡导莱斯特方法，因出色领导反牛痘接种运动而声震全国，成为"反牛痘接种运动的首都"，并最终使莱斯特方法成为与牛痘接种并肩的天花防治举措。19 世纪莱斯特天花防治策略从支持牛痘接种和强制牛痘接种到实施莱斯特方法的演变，是英国天花防治策略的缩影。

（一）莱斯特的牛痘接种态度变化：从支持到反对

19 世纪的莱斯特城是一个逐步发现并治理公共卫生问题的城市。① 19 世纪之初，与其他许多城市一样，莱斯特也出现人口的暴增，原有的住房和卫生设施尤其是下水道，难以满足需求。济贫委员会官员埃德温·查德威克在调查英国各地的发烧情况时，曾到莱斯特搜集数据。在 1842 年问世的《大不列颠劳动人口卫生状况调查报告》（以下简称《报告》）的摘要中，查德威克毫不留情地数落莱斯特林林总总的卫生弊病。② 《报告》激怒了莱斯特的各色人等，上至市政会有影响的人物约瑟夫·惠茨通（Joseph Whetstone）等人，下至普通医生和各界民

---

① Scott Edward Roney, "Trial and Error in the Pursuit of Public Health: Leicester, 1849 – 1891," thesis of Ph. D. , The University of Tennessee, 2002, p. 13.

② Edwin Chadwick, *The Sanitary Condition of the Labouring Population of G. T. Britain*, Edinburgh: Edinburgh University Press, 1965, p. 77.

众，纷纷抗议。当地报刊《莱斯特纪事》（*Leicester Chronicle*）刊文要求进行全面调查，回击查德威克的恶意中伤。① 为此，莱斯特成立卫生委员会（Sanitary Committee）进行详细调查。

受查德威克《报告》的影响，1844 年，时任首相的罗伯特·皮尔政府任命皇家委员会（Royal Commission）调查城市卫生状况。在被调查的 50 个城镇中，只有 3 个（利物浦、曼彻斯特和布里斯托尔）的死亡率高于莱斯特。② 莱斯特卫生委员会发布的调查报告也描绘了城镇卫生的一幅阴冷画面。激进政治团体要求市政会修缮下水道和改善供水。受卫生不良的拖累，莱斯特伤寒和传染性发烧猖獗，名声欠佳。成立于 1771 年的莱斯特医院（Leicester Hospital）从 1803 年开始为发烧患者提供专门病房，1820 年开辟 20 个床位作为"传染性发烧的康复病房"，主要用于治疗伤寒。③ 约翰·巴克（John Buck）被任命为首位领薪的卫生医官，负责卫生改革，短期内并无明显成效。④

詹纳发现牛痘在天花预防中的作用后，全国牛痘疫苗中心从 1832 年开始向各地分发天花疫苗，推广牛痘接种，在莱斯

---

① Dale – L. Ross, "Leicester and the Anti – Vaccination Movement, 1853 – 1889," *The Leicester Archaeological and Historical Society Transactions*, Vol. 43, 1967 – 1968, p. 35.

② Dale – L. Ross, "Leicester and the Anti – Vaccination Movement, 1853 – 1889," *The Leicester Archaeological and Historical Society Transactions*, Vol. 43, 1967 – 1968, p. 35.

③ Stuart M. Fraser, "Leicester and Smallpox: The Leicester Method," *Medical History*, Vol. 24, No. 3, 1980, p. 316.

④ Dale – L. Ross, "Leicester and the Anti – Vaccination Movement, 1853 – 889," *The Leicester Archaeological and Historical Society Transactions*, Vol. 43, 1967 – 1968, p. 36.

特得到积极响应。① 因其他传染病丛生，莱斯特的天花疫情相比之下并不严重。随着 1840 年以来几部牛痘接种法的颁布和实施，自 1857 年开始，莱斯特的卫生医官组织卫生检查员挨家挨户地调查天花病例，确保所有的儿童都依法接种牛痘疫苗。②

1867 年成立的全国反强制牛痘接种联盟于 1869 年在莱斯特设立支部，并召开成立大会，故而部分学者把莱斯特反牛痘接种的时间定在 1869 年。③ 实际上这次会议的参加者不足 20 人，主要来自因个人或宗教的原因认为牛痘接种无效、有害甚至罪恶的工人阶级父母，这更像是一次阶级聚会而非反医学运动的序曲。自《1867 年牛痘接种法》出台以来，莱斯特一直属于积极接种牛痘的城镇，1867 年城镇初生婴儿牛痘接种率高达 94%。④ 1868 年 11 月 7 日，牛痘接种官威廉·H. 马斯克尔（William H. Maskell）先生为某报刊写信指出，"有些人愚蠢地拒绝让他们的孩子接种牛痘疫苗，还要求当局提供印刷的通知副本"⑤。从他的责怪中可以看出当时莱斯特拒绝牛痘接

---

① Anthony S. Wohl, *Endangered Lives: Public Health in Victorian Britain*, New York: Harvard University Press, 1983, p. 132.

② Stuart M. Fraser, "Leicester and Smallpox: The Leicester Method," *Medical History*, Vol. 24, No. 3, 1980, p. 317.

③ 具体参见 R. M. MacLeod, "Law, Medicine and Public Opinion: The Resistance to Complusory Health Legislation 1870 – 1907," *Public Opinion*, Part Ⅰ, Summer 1967, p. 116; Dale – L. Ross, "Leicester and the Anti – Vaccination Movement 1853 – 1889," *The Leicester Archaeological and Historical Society Transactions*, Vol. 43, 1967 – 1968, p. 35.

④ Christopher Charlton, "The Fight against Vaccination: The Leicester Demonstration of 1885," *Local Population Studies*, Vol. 30, No. 1, 1983, p. 60.

⑤ 转引自 Dale – L. Ross, "Leicester and the Anti – Vaccination Movement, 1853 – 1889," *The Leicester Archaeological and Historical Society Transactions*, Vol. 43, 1967 – 1968, p. 36。

种属于"不寻常"之事，不然也不会登报嘲弄其是"愚蠢"之举了。卫生医官在 1869 年年度报告中也提到，虽有抵制牛痘接种的情况发生，但总体牛痘接种状况良好，[1] 并得到随后的卫生医官的证实。[2]

1871—1872 年天花疫情期间，莱斯特的牛痘接种数量维持在一个令人满意的水平，但仍有约 3000 人感染，其中 358 人死亡，包括一些已经接种牛痘疫苗者。[3] 卫生医官约瑟夫·普里斯特利（Joseph Priestly）发现，146 例天花患者包括 89 位成人和 57 名儿童，其中 82 位成人和 7 名儿童已经接种牛痘疫苗。82 位接种牛痘疫苗的成人中 6 例"严重"，1 人死亡，7 名未接种牛痘疫苗的成人中 3 人非常严重，4 人严重，1 人死亡。50 名未接种牛痘的儿童患者中 8 人死亡，22 人非常严重，22 人严重，只有 7 人很温和[4]。他认为，牛痘接种不能完全预防天花，但能够在感染天花后避免最糟的情形。1871 年，莱斯特设立一家临时性的医院，常设医院市立发烧和天花医院（Borough Fever and Smallpox Hospital）于 1872 年开业。莱斯特人很快发现这家千呼万唤始建成的医院太小，遂迅速扩建，原计划 3 间病房 36 张床位，最终是 7 间病房 108 张床位，并配有行政房、警卫室以及四周的砖墙，医院所需配备一应俱全。

① Stuart M. Fraser, "Leicester and Smallpox：The Leicester Method," *Medical History*, Vol. 24, No. 3, 1980, p. 330.

② Charles Killick Millard, *The Vaccination Question in the Light of Modern Experience：An Appeal for Reconsideration*, London：H. K. Lewis, 1914, p. 105.

③ Stuart M. Fraser, "Leicester and Smallpox：The Leicester Method," *Medical History*, Vol. 24, No. 3, 1980, p. 330.

④ F. B. Smith, *The People's Health*, *1830 - 1910*, London：Croom Helm, 1979, p. 169.

1873 年天花疫情结束后，此医院被用来治疗各类发烧或传染病，如猩红热、丹毒、麻疹和霍乱等。①

　　1868 年之前，莱斯特已经出现一些牛痘接种的反对者，每年被起诉父母的准确数字无从知晓。1869—1880 年，平均每年 150 人被起诉，一些人甚至被监禁。莱斯特的卫生医官在 1868 年、1869 年和 1879 年的年度报告中也记录了反牛痘接种的一些案例。② 英国第一位被监禁的反牛痘接种者威廉·约翰逊（William Johnson）于 1869 年 1 月因拒绝让孩子接种牛痘而被起诉。③ 3 月，约瑟夫·斯马特（Joseph Smart）以同样的原因被监禁 14 天。④ 弗兰克·帕尔默（Frank Palmer）是莱斯特的制鞋业铆工，也是工人阶级的真正英雄，因拒绝让孩子接种牛痘疫苗而被罚款 20 先令，又因拒绝交罚款被监禁 24 小时，获释后才穿上囚服，迎来莱斯特数千人为他的牺牲姿态欢呼。1871 年 6 月 16 日，医生的遗孀、反奴隶制的倡导者莎拉·安妮·里格利（Sarah Annie Wrigley）因拒绝给孩子接种牛痘被判监禁 14 天，实际被监禁不到 4 天即被释放。她成为反牛痘接种运动所赞扬的莱斯特的第一位"战士"。在"座无虚席"的庆祝会议上，她声称她一定会遵循所有不违背自然法则的英

　　① Stuart M. Fraser, "Leicester and Smallpox: The Leicester Method," *Medical History*, Vol. 24, No. 3, 1980, p. 317.
　　② Stuart M. Fraser, "Leicester and Smallpox: The Leicester Method," *Medical History*, Vol. 24, No. 3, 1980, p. 330.
　　③ J. T. Biggs, *Leicester: Sanitation Versus Vaccination*, London: The National Anti-Vaccination League, 1912, p. 116.
　　④ Charles Killick Millard, *The Vaccination Question in the Light of Modern Experience: An Appeal for Reconsideration*, London: H. K. Lewis, 1914, p. 105.

格兰法律。① 1871 年《牛痘接种法》加强强制牛痘接种的实施和处罚，是否强制牛痘接种成为莱斯特人辩论的焦点。② 不过，此后莱斯特新生儿的牛痘接种率仍比较高，譬如，1873 年 4446 名新生儿中有 3730 名接种牛痘疫苗。③ 随着事态的发展，莱斯特的牛痘接种状况也发生变化，从支持牛痘接种演变为反牛痘接种的大本营。

从表 3 - 1 可以看出，1878 年前莱斯特的牛痘接种率为 90% 以上，与其他地方不相上下。从 1878 年开始，莱斯特的婴儿未接种牛痘率明显上升，此后一路飙升，而其他地方并无明显变化。可见，1878 年是莱斯特牛痘接种态度转变的关键年份。1878 年前的莱斯特是一个支持牛痘接种占绝对上风的城镇，此后因各种原因拒绝牛痘接种的人数迅速增多，实际是逃避牛痘接种。到 1883 年，莱斯特的反牛痘接种派已经形成规模，1883 年新生儿 4819 人，只有 1732 人接种牛痘疫苗。④ 至于卫生医官约瑟夫·普里斯特利认为 1893 年的莱斯特还是"一个牛痘接种情况良好的城镇"⑤，可能是他身为卫生医官在

---

① Scott Edward Roney, "Trial and Error in the Pursuit of Public Health: Leicester, 1849 - 1891," thesis of Ph. D., The University of Tennessee, 2002, pp. 216 - 217, 227.

② Ann Beck, "Issues in the Anti - Vaccination Movement in England," *Medical History*, Vol. 4, No. 3, 1960, p. 310.

③ Dale - L. Ross, "Leicester and the Anti - Vaccination Movement, 1853 - 1889," *The Leicester Archaeological and Historical Society Transactions*, Vol. 43, 1967 - 1968, p. 39.

④ Dale - L. Ross, "Leicester and the Anti - Vaccination Movement, 1853 - 1889," *The Leicester Archaeological and Historical Society Transactions*, Vol. 43, 1967 - 1968, p. 39.

⑤ F. B. Smith, *The People's Health, 1830 - 1910*, London: Croom Helm, 1979, p. 169.

年度报告中不得已的官方说法，因为从 1885 年起莱斯特反牛痘接种大本营的形象已经全国皆知，说莱斯特"牛痘接种情况良好"不足为信，认为莱斯特"天花防治良好"倒更符合实情。

表 3 - 1　　因各种原因①未牛痘接种婴儿百分比（%）②

	伦敦	其他地方	莱斯特
1875	9.3	3.8	4.0
1876	6.5	4.0	8.5
1877	7.1	4.1	7.3
1878	7.1	4.3	16.8
1879	7.8	4.5	18.8
1880	7.0	4.5	21.2
1881	5.7	4.3	22.8
1882	6.6	4.5	30.2
1883	6.5	4.9	43.7
1884	6.8	5.3	47.9

1871 年《牛痘接种法》的强制色彩逐渐浓厚，为何 1878 年莱斯特才转变为一个反牛痘接种城镇？这与两大因素有关。

一是莱斯特地方政府的态度变化。当议会立法重罚拒绝孩

① 从 1882 年开始，上报数字通常与出版时间相隔 3 年，即 1886 年地方政府委员会公布 1883 年的数字。各种原因指的是新生儿出生时的各种具体情形：（1）未接种牛痘，（2）不愿意接种牛痘，（3）已经接种牛痘，（4）死于未接种牛痘，（5）凭医生证明推迟牛痘接种。

② 转引自 Stuart M. Fraser, "Leicester and Smallpox: The Leicester Method," *Medical History*, Vol. 24, No. 3, 1980, p. 329。

子接种牛痘疫苗的父母时，莱斯特的中产阶级反牛痘接种派的作用凸显。19 世纪 70 年代，莱斯特像阿莫斯·伯克（Amos Burke）这样的中产阶级积极反对"医疗暴政"和维护公民自由，但普通人只是意识到接种牛痘疫苗并没有实现天花终身免疫的承诺，而且有可能感染其他疾病。强制牛痘接种加剧了中央和地方的紧张关系，而莱斯特是地方主义、自治和反对伦敦意图的重要基地。[①] 伯克和他的亲信 J. T. 比格斯（J. T. Biggs，1847－1929）以及国教牧师威廉·休姆－罗瑟里指控中央政府在公共卫生方面的作用，牛痘接种恰好成为中央和地方博弈的一个话题，1877 年对拒绝儿童接种牛痘疫苗的罚款减半，[②] 在事实上鼓励拒绝接种牛痘疫苗。

从 1878 年开始，莱斯特为数众多的父母拒绝牛痘接种，[③] 被赞为反牛痘接种事业的"战士"，被起诉数量从 1869 年的 2 人增加到 1881 年的 1154 人。1883 年 1100 多对父母面临被起诉，截至 1884 年 8 月 31 日，还有更多的起诉案件等待处理。[④] 到 1885 年，约 6000 人被起诉，通常被罚 10 先令或处 7 日监禁。[⑤] 1869—1884 年，莱斯特因拒不执行牛痘接种法而监禁 61

---

① F. B. Smith, *The People's Health*, *1830－1910*, London：Croom Helm, 1979, pp. 167－168.

② Scott Edward Roney, "Trial and Error in the Pursuit of Public Health：Leicester, 1849－1891," thesis of Ph. D. , The University of Tennessee, 2002, p. 261.

③ Stuart M. Fraser, "Leicester and Smallpox：The Leicester Method," *Medical History*, Vol. 24, No. 3, 1980, p. 330.

④ Dale－L. Ross, "Leicester and the Anti－Vaccination Movement, 1853－1889," *The Leicester Archaeological and Historical Society Transactions*, Vol. 43, 1967－1968, p. 39.

⑤ Peter Baldwin, *Contagion and the State in Europe*, *1830－1930*, New York：Cambridge University Press, 1999, p. 296.

人，尽管允许缴纳罚款，但许多父母故意选择被监禁。[①] 莱斯特的社会中上层比工人阶级更迅速更彻底地逃避接种牛痘疫苗，1876—1886 年，每年公共牛痘接种数量从 2188 例降至 559 例，下降了 75%，而私人牛痘接种从 1462 例降至 39 例，下降了 97%。[②] 在官方拍卖缴获的物品充当违反者的罚金时，几乎出动 2/3 的警力维持秩序，曾是前任市长的一名地方法官也拒绝审理这类诉讼。[③] 无论是地方政府委员会的命令，还是最高法院的裁决，对于下定决心不再实施牛痘接种的莱斯特人来说都没有根本区别。[④] 到 1887 年，莱斯特的牛痘接种率更低，4693 名新生儿中只有 322 例牛痘接种，不足 10%。[⑤]

二是莱斯特找到更好的天花预防办法。健康固然可贵，强制牛痘接种固然无法容忍，在天花的威胁面前，大多数莱斯特人不得不按捺对强制牛痘接种的反感。当莱斯特人找到一种既具有预防天花之功效又没有强制之反感的方法时，他们对牛痘接种、强制牛痘接种的不满立刻表现出来。1878 年问世的莱斯特方法是"一种更直接更有效的"[⑥] 办法，用隔离手段取代

---

① J. T. Biggs, *Leicester：Sanitation Versus Vaccination*, London：The National Anti - Vaccination League, pp. 103 – 104.

② Scott Edward Roney, "Trial and Error in the Pursuit of Public Health：Leicester, 1849 – 1891," thesis of Ph. D., The University of Tennessee, 2002, p. 244.

③ Peter Baldwin, *Contagion and the State in Europe, 1830 – 1930*, New York：Cambridge University Press, 1999, p. 296.

④ Alexander Paul, *The Vaccination Problem in 1903 and the Impracticability of Compulsion*, London：P. S. King, 1903, p. 32.

⑤ F. B. Smith, *The People's Health, 1830 – 1910*, London：Croom Helm, 1979, p. 168.

⑥ "Anti - Vaccination Demonstration at Leicester," *The Times*, 24 March, 1885, p. 10.

强制牛痘接种，具有预防天花之功而无强制之失，是一种比强制牛痘接种更符合英国人天花预防口味的办法。莱斯特方法的应用成为莱斯特牛痘接种态度大转变的分水岭。

（二）莱斯特方法的形成

莱斯特人在积极配合牛痘接种的过程中，发现牛痘接种并非能一劳永逸地预防天花，1859—1861 年出现 6 人牛痘接种后又感染天花而死的情况，1864—1868 年的天花死亡数量上升到 120 人。卫生医官约翰·穆尔（John Moore）认为如果没有牛痘接种，后果会更糟，但许多民众并不完全信任牛痘接种。接任的卫生医官 J. 怀亚特·克兰（J. Wyatt Crane，1867—1879年在职）既没有意愿也没有精力在社会下层中推广牛痘接种。[①]

1871—1872 年天花横扫全国期间，J. 怀亚特·克兰医生尽管"竭尽所能"接种牛痘疫苗，也不得不在 1872 年的报告中承认 314 人死于天花。[②] 牛痘接种的明显失灵导致公众对牛痘接种的疑虑上升，1871 年《牛痘接种法》又加剧了不满。正是在 J. 怀亚特·克兰任职期间，反牛痘接种派在莱斯特获得了组织立足点，天花死亡人数比过去 20 年或接下来的 40 年都要多。[③] 随后几年，莱斯特因"夏日腹泻"出现较高的婴儿死亡率。威廉·约翰逊（William Johnson）医生在关注夏日腹泻、

[①]　Scott Edward Roney, "Trial and Error in the Pursuit of Public Health: Leicester, 1849 – 1891," thesis of Ph. D. , The University of Tennessee, 2002, p. 226.

[②]　Dale – L. Ross, "Leicester and the Anti – Vaccination Movement, 1853 – 1889," *The Leicester Archaeological and Historical Society Transactions*, Vol. 43, 1967 – 1968, p. 36.

[③]　F. B. Smith, *The People's Health*, *1830 – 1910*, London: Croom Helm, 1979, pp. 167 – 168.

猩红热等传染病之时，初步构想出一套隔离措施，1877 年 5 月被市议会任命为卫生医官 J. 怀亚特·克兰的助手，负责传染病的预防事宜。作为坚定的牛痘接种支持者，他从专业角度也不否认牛痘接种存在一定风险；针对许多父母不愿意让孩子接种牛痘的情况，他决定寻找能够替代牛痘接种又有效预防天花的办法。①

在 1878 年问世的首份报告中，威廉·约翰逊医生认为可以把以往的做法——所有传染病病例在"温和"劝说后立即上报，由医院确认——应用到天花预防中，从而制定出一套规范的体系。② 具体内容包括：（1）12 小时内迅速上报天花病例；（2）在医院隔离天花患者；（3）与患者接触过的所有人都予以隔离，被隔离的病人因损失工作时间而获得补偿；③（4）在 14 天（后延长为 16 天）的潜伏期内密切调查和监督所有接触者；（5）对衣物、床铺和住所进行清洁和消毒；（6）必要时焚烧衣物、床上用品等。④ 它要求住户、企业和个人通知公共卫生官员可能感染的传染病，⑤ 罹患传染病的病人被禁止从事

---

① Stuart M. Fraser, "Leicester and Smallpox：The Leicester Method," *Medical History*, Vol. 24, No. 3, 1980, p. 317.

② Royal Commission on Vaccination, *A Report on Vaccination and Its Results Based on the Evidence Taken by the Royal Commission 1889 – 1897*, London：New Sydenham Society, 1898, p. 271.

③ Peter Baldwin, *Contagion and the State in Europe*, *1830 – 1930*, New York：Cambridge University Press, 1999, p. 322.

④ J. T. Biggs, *Leicester：Sanitation Versus Vaccination*, London：The National Anti – Vaccination League, 1912, p. 472.

⑤ Lindsay Paturalski, "'To Bring Them under Control'：Vaccination and Medical Authority in England, India, and Jamaica, c. 1800 – 1910," thesis of Ph. D., Boston College, 2021, p. 104.

有可能传播疾病的工作，尤其是与饮食相关的工作，消毒之后才被允许进图书馆。其实质是隔离天花患者，由天花出现前的"强制"预防转变为天花出现后的"隔离"治疗。1879 年 9 月 13 日，莱斯特通过《1879 年莱斯特市政法》（*Leicester Corporation Act of 1879*）正式批准了这一做法，并责成约翰逊具体负责。皇家牛痘接种调查委员会认为，天花病例的上报以及隔离所采取的措施都始于莱斯特，这种方法被用来应对天花，引起广泛关注，被视为莱斯特体系（Leicester System）或莱斯特方法。①

　　经过一段时间的摸索后，从 1886 年开始，莱斯特的监察员采用莱斯特方法来预防天花，莱斯特方法逐渐形成一套规范的运作程序。出现疑似天花病例后，医生在 12 小时内上报天花病例，医院收到信息后，做好接收患者的各项准备。卫生监察员立刻上门通知把病人送往医院，也把与患者密切接触者送往医院的隔离病房。这个过程很少强制，通常说服足以奏效。若被感染者不愿去隔离病房，则可居家隔离，不能出门工作，不能在户外过度暴露，只能在房间里活动，卫生监察员每天登门拜访了解情况。所住房屋彻底消毒，衣物或烧毁或送到医院的地下室进行蒸汽消毒。隔离 14 天没有出现天花症状的患者可以返家，隔离期间患者获得全额的工资补偿，被隔离的家人和接触者也获得半薪补偿。1877—1891 年，莱斯特共计 183 人被隔离，103 人在天花医院治疗；1887 年 14 人被隔离，只有 2

---

① Royal Commission on Vaccination, *A Report on Vaccination and Its Results Based on the Evidence Taken by the Royal Commission 1889 – 1897*, London：New Sydenham Society, 1898, p. 269.

例天花病例；1888 年 39 人被隔离，仅 3 例天花病例。[①]

　　从预防的角度看，莱斯特方法既不新颖也不具有颠覆性，而是医生们建议中央政府推行的常规方法。莱斯特基于公众共识而不是来自外部或上级的强制执行采纳这种方法，其核心是新隔离主义的天花预防举措。[②] 隔离是英国对付传染病的传统做法，向来不乏支持者和实践者。1720 年理查德·米德（Richard Mead，1673 - 1754）医生论述了上报、隔离、消毒等一套设计周密的疾病预防体系。1781 年，托马斯·迪姆斯代尔医生在论述人痘接种的著作中也注意到英格兰的一些害虫屋用于天花预防，[③] 但没有展开论述。

　　19 世纪初，切斯特的内科医生约翰·海加斯已经注意到清洁、新鲜空气和隔离在控制和治疗具有发烧症状的传染病中的重要性。[④] 1868 年詹姆斯·辛普森爵士（Sir James Simpson）主张把隔离作为牛痘接种的一种补充，因种种原因未能实施。[⑤]

---

　　① Royal Commission on Vaccination，*A Report on Vaccination and Its Results Based on the Evidence Taken by the Royal Commission 1889 - 1897*，London：New Sydenham Society，1898，pp. 269 - 270.

　　② Lindsay Paturalski，" ' To Bring Them under Control ' : Vaccination and Medical Authority in England，India，and Jamaica，c. 1800 - 1910，" thesis of Ph. D.，Boston College，2021，p. 105.

　　③ Royal Commission on Vaccination，*A Report on Vaccination and Its Results Based on the Evidence Taken by the Royal Commission 1889 - 1897*，London：New Sydenham Society，1898，pp. 255 - 256.

　　④ Royal Commission on Vaccination，*A Report on Vaccination and Its Results Based on the Evidence Taken by the Royal Commission 1889 - 1897*，London：New Sydenham Society，1898，pp. 256 - 269.

　　⑤ Dale - L. Ross，" Leicester and the Anti - Vaccination Movement，1853 - 1889，" *The Leicester Archaeological and Historical Society Transactions*，Vol. 43，1967 - 1968，p. 37.

1874 年，乔治·布坎南（George Buchanan）医生认为，天花
与其他传染病一样，可以通过医院的隔离予以控制。这类隔离
实际上影响天花的传染率，并对比分析 1870—1871 年间考文
垂、伦敦和利物浦的天花数据。[①] 莱斯特方法之所以在莱斯特
取得成功，还源于莱斯特具备立即隔离的条件——设有天花隔
离医院和上报制度。

　　莱斯特体系得到开明的市政会和积极而又热心的卫生职员
的支持，但遭到一些医生的反对，他们认为此举侵犯了医患隐
私的保密条款。因莱斯特卫生委员会主席、市议员 T. 温德利
（T. Windley）极其讨厌医生，对医生的反对声浪基本上充耳不
闻，其他团体或个人也没有发表反对意见。卫生委员会根据约
翰逊医生的建议拟定了一份上报规章，还增加卫生职员的数
量，积极把隔离措施落到实处，莱斯特方法逐渐站稳脚跟。[②]
1880 年接任卫生医官一职的约翰逊在 1883 年的报告中总结
说：“过去 7 年间，传入城镇的天花不少于 17 例……这些传入
的疾病已经被扑灭，城镇因而免受悲痛和死亡之苦。”[③] 而
“扑灭”之法则是莱斯特方法。到 1884 年，监察员委员会的统
计毫无疑义地证明近年来莱斯特的牛痘接种机构已经完全失
败。1883 年 4819 名新生儿只有 1732 人接种牛痘疫苗，1874

---

①　Royal Commission on Vaccination, *A Report on Vaccination and Its Results, Based on Evidence Taken by the Royal Commission during the Years 1889 – 1897*, London: The New Sydenham Society, 1898, pp. 260 – 261.

②　Stuart M. Fraser, "Leicester and Smallpox: The Leicester Method," *Medical History*, Vol. 24, No. 3, 1980, pp. 318, 325.

③　Christopher Charlton, "The Fight against Vaccination: The Leicester Demonstration of 1885," *Local Population Studies*, Vol. 30, No. 1, 1983, p. 64.

年只有 7 名新生儿未进行牛痘接种，而 1883 年为 1906 人。①
婴儿的天花发病率降至 1883 年的 60％，1889 年低至 4％。②
由于受到日益增长的私人行为的压力，1885 年，威廉·约翰
逊辞职，接任卫生医官的亨利·汤姆金斯（Henry Tomkins）继
续执行约翰逊的天花应对体系。1886 年《柳叶刀》的一名记
者造访莱斯特，参观发烧医院，拜访温德利和约翰逊医生，发
现莱斯特在 1885 年几乎没有天花病例。莱斯特已经成为一个
多少令人好奇的城镇。③

　　莱斯特方法的声名远播也得益于莱斯特知名人物的宣传，
最著名者为 J. T. 比格斯和彼得·阿尔弗雷德·泰勒。比格斯是
出色的工程师，也是莱斯特监察员委员会的活跃分子，1870
年成为莱斯特反牛痘接种联盟的秘书。④ 后来出任卫生医官的
查尔斯·基利克·米勒德（Charles Killick Millard，1870 –
1952）公正地指出："在那些尽心尽力从事反牛痘接种事业的
人中必然会提到泰勒。"⑤ 彼得·阿尔弗雷德·泰勒自 1868 年
起当选莱斯特的下院议员，曾是牛痘接种专门委员会的成员，

---

① Dale – L. Ross, "Leicester and the Anti – Vaccination Movement, 1853 – 1889," *The Leicester Archaeological and Historical Society Transactions*, Vol. 43, 1967 – 1968, p. 39.

② Peter Baldwin, *Contagion and the State in Europe*, *1830 – 1930*, New York: Cambridge University Press, 1999, p. 296.

③ Stuart M. Fraser, "Leicester and Smallpox: The Leicester Method," *Medical History*, Vol. 24, No. 3, 1980, pp. 319, 327.

④ Dale – L. Ross, "Leicester and the Anti – Vaccination Movement, 1853 – 1889," *The Leicester Archaeological and Historical Society Transactions*, Vol. 43, 1967 – 1968, p. 38.

⑤ Charles Killick Millard, *The Vaccination Question in the Light of Modern Experience: An Appeal for Reconsideration*, London: H. K. Lewis, 1914, p. 106.

并在支持牛痘接种的报告上签名。随后他反对牛痘接种，1870年出任莱斯特反牛痘接种联盟的秘书，致力于扩大反牛痘接种联盟的影响，① 1879 年兼任伦敦废除强制牛痘接种协会主席，发表公开信《当前牛痘接种之谬论：致 W. B. 卡彭特的一封信》，从理论上阐述反牛痘接种的总政策，直言不讳地批评强制牛痘接种。② 该信首印几千份，第二版印刷 10 万份，影响甚大。③ 彼得·阿尔弗雷德·泰勒转向反牛痘接种，是像他声称的源于对牛痘接种的彻底研究，还是敏锐的政治权衡的结果，尚无定论。不容否认的是，1881 年，彼得·阿尔弗雷德·泰勒取代威廉·休姆－罗瑟里牧师等人成为英国反牛痘接种运动事实上的领袖。④

随着反牛痘接种人数的增多，是否接种牛痘也逐渐由莱斯特的日常话题转变为市政选举的重要政治议题。东圣玛丽选区（East St. Mary's Ward）的两次议会下院选举从侧面反映出反牛痘接种派实力的变化。1876 年 10 月，莱斯特选区自由党候选人休斯（Hughes）在自由党会议上发言，坦陈牛痘接种后仍感染天花的经历促使他的态度变化："坦白讲，也许我是个胆小鬼……我感到有份特殊的责任去赎罪，因为我曾经在一份支持

① Dale－L. Ross, "Leicester and the Anti－Vaccination Movement, 1853－1889," *The Leicester Archaeological and Historical Society Transactions*, Vol. 43, 1967－1968, p. 38.

② Peter Alfred Taylor, *Current Fallacies about Vaccination: A Letter to Dr. W. B. Carpenter*, London: Allen, 1881.

③ Dale－L. Ross, "Leicester and the Anti－Vaccination Movement, 1853－1889," *The Leicester Archaeological and Historical Society Transactions*, Vol. 43, 1967－1968, p. 40.

④ Scott Edward Roney, "Trial and Error in the Pursuit of Public Health: Leicester, 1849－1891," thesis of Ph. D., The University of Tennessee, 2002, p. 238.

牛痘接种的报告上签字，当时我是 1871 年专门委员会成员。"①
1879 年进行选举时，候选人兰克斯特医生（Dr. Lankester）信
誓旦旦不反对牛痘接种，另一候选人沃克先生（Mr. Walker）
也宣誓不会堕落到这种地步。只有在这些候选人被选入市议会
或监察员委员会的反牛痘接种平台后，反牛痘接种派才成为莱
斯特的一种政治力量。② 1880—1882 年，牛痘接种法成为莱斯
特市政选举的一个重要地方议题。当得知反牛痘接种派力量强
大到能够左右选举结果的影响力时，兰克斯特医生一再保证将
支持废除强制牛痘接种法，改变立场的原因是害怕失去选票。
比格斯认为 1883 年的监护委员会选举是场大胜，因为大多数
当选者都表态是反牛痘接种派，但一些人后来食言了。③

　　从 1884 年开始，莱斯特市政机构中反牛痘接种派已拥有
多数席位，大多数父母公然反抗强制牛痘接种的法律也没有被
起诉。1899 年，监察员委员会拒绝任命一名新牛痘接种官，
直到被政府强迫任命为止。④ 伦敦废除强制牛痘接种协会在莱
斯特的报刊上刊登信件，宣传反牛痘接种行动，进一步推动了
莱斯特反牛痘接种运动的发展。⑤ 莱斯特的这套独特的天花预

　　① Dale – L. Ross, "Leicester and the Anti – Vaccination Movement, 1853 –
1889," *The Leicester Archaeological and Historical Society Transactions*, Vol. 43, 1967 –
1968, p. 39.

　　② Scott Edward Roney, "Trial and Error in the Pursuit of Public Health: Leicester,
1849 – 1891," thesis of Ph. D., The University of Tennessee, 2002, p. 235.

　　③ J. T. Biggs, *Leicester: Sanitation Versus Vaccination*, London: The National Anti
– Vaccination League, 1912, pp. 82 – 83, 150 – 152.

　　④ Stuart M. Fraser, "Leicester and Smallpox: The Leicester Method," *Medical
History*, Vol. 24, No. 3, 1980, pp. 330 – 331.

　　⑤ Dale – L. Ross, "Leicester and the Anti – Vaccination Movement, 1853 –
1889," *The Leicester Archaeological and Historical Society Transactions*, Vol. 43, 1967 –
1968, p. 40.

防体系，不但提升了它在反牛痘接种运动中的地位，还为 1889 年成立的皇家牛痘接种法委员会开辟了一条道路。①

有学者认为，虽然有人认为莱斯特依靠除牛痘接种外的其他方法预防天花有点走极端，但这种严格的遏制措施确实发挥了作用，使莱斯特在 19 世纪最后 25 年中的天花传播率降至最低。② 威廉·约翰逊根据统计记录甚至认为，如果全国都采用莱斯特方法，天花的预防效果会更佳。③

三 1885 年反牛痘接种大游行

1878—1881 年天花疫情使伦敦的天花死亡人数占全国的 70%，尽管人数并不多，分别为 978 人、283 人、339 人、1673 人。1881 年圣潘克拉斯的卫生医官雪莉·墨菲（Shirley Murphy）这样总结 19 世纪七八十年代伦敦天花高死亡率的原因：外来移民以及从农村和国外初来乍到的未牛痘接种者；新生儿逃避牛痘接种；二次牛痘接种松弛；天花疫情期间牛痘疫苗供应困难。④ 这使得牛痘接种在 1882 年成为一个全国性的问题。⑤ 1884 年，

① Scott Edward Roney, "Trial and Error in the Pursuit of Public Health: Leicester, 1849 - 1891," thesis of Ph. D., The University of Tennessee, 2002, p. 250.

② ［美］唐纳德·霍普金斯：《天国之花——瘟疫的文化史》，沈跃明、蒋广宁译，上海人民出版社 2006 年版，第 120 页。

③ Stuart M. Fraser, "Leicester and Smallpox: The Leicester Method," *Medical History*, Vol. 24, No. 3, 1980, p. 331.

④ Graham Mooney, "'A Tissue of the Most Flagrant Anomalies': Smallpox Vaccination and the Centralization of Sanitary Administration in Nineteenth - Century London," *Medical History*, Vol. 41, No. 2, 1997, p. 267.

⑤ Lindsay Paturalski, "'To Bring Them under Control': Vaccination and Medical Authority in England, India, and Jamaica, c. 1800 - 1910," thesis of Ph. D., Boston College, 2021, p. 83.

伦敦的反牛痘接种派举行儿童葬礼的游行，一辆马车载着演奏
"死于三月"（Death in March）的乐队，马车夫旁的一名妇女
扶着一张大牌子，上面写着"纪念被议会立法杀害的孩子"。
乐队后面是2匹马拉着的一辆敞篷灵车，灵车上是孩子的白色
小棺材及四周的花环。身穿黑衣的妇女坐满哀悼车，打出一条
横幅，上面写着"纪念今年死于牛痘接种的1000名孩子"①，
用象征和情感表达对牛痘接种的抗议。

如前文所述，1878年以来，莱斯特的反牛痘接种人数不断
增加。1884年10月21日，莱斯特监察员委员会向地方政府委
员会提交一份备忘录，要求修改现有起诉制度，遭到拒绝，此
时英国已有5000对父母因拒绝牛痘接种面临起诉。② 另一方
面，随着废除传染病法运动以及妇女选举权运动的兴起，反牛
痘接种运动也迅速发展壮大，此时的莱斯特已经被视为反牛痘
接种运动的圣地。③ 对牛痘接种的不满和对莱斯特方法的认可
推动各地的废除牛痘接种组织决定在莱斯特举行一场大规模的
示威游行。

1885年初，来自英格兰、威尔士和爱尔兰北部50多个城
镇以及国外的反牛痘接种代表纷纷涌向莱斯特，参加示威游
行。游行大致分为三阶段，第一阶段高举各式条幅和标语经节

---

① L. Murdoch, "Anti - Vaccination and the Politics of Grief in Late - Victorian England," in S. Olsen, ed., *Childhood*, *Youth and Emotions in Modern History*: *National*, *Colonial and Global Perspectives*, Houndmills: Palgrave, 2015, p. 252.

② "Anti - Vaccination Demonstration at Leicester," *The Times*, 24 March, 1885, p. 10.

③ Peter Baldwin, *Contagion and the State in Europe*, *1830 - 1930*, New York: Cambridge University Press, 1999, p. 322.

制厅（Temperance Hall）前往市场中心（Market Place），第二阶段是群众听取主题演讲，最后阶段是晚上在节制厅举行集会，继续谴责牛痘接种。

1885 年 3 月 23 日，数万人出现在节制厅，各地的约 700 条横幅迎风招展，核心是反对牛痘接种，维护自由。北安普敦郡强调"强制牛痘接种不公正"；凯特灵（Kettering）要求"自由"；奥尔德姆（Oldham）倡导"卫生与自由"，劝告旁观者"求公正，莫恐慌"；芬斯伯里和班伯里倡导"维护自由"；巴诺尔兹威克（Barnoldswick）坚持"要卫生，不要牛痘接种"；基思利打出"我们为我们的家庭和自由而战"的旗帜；伊斯特本（Eastbourne）号召"止恶向善"。布赖顿（Brighton）、哈利法克斯（Halifax）、米德尔顿、特鲁罗（Truro）等地也都精心制作标语牌。①

圣潘克拉斯提议"向莱斯特的英雄烈士致以诚挚的问候和同情"，还配有一辆设备齐全的灵车，内放一个婴儿的棺材，墓碑上写着"又一个牛痘接种的受害者"，旁边还有下院议员约瑟夫·皮斯爵士（Sir Joseph Pease）的证词"地方政府委员会主席不能否认婴儿死于《牛痘接种法》之下"，还有一条标语是"纯属诈骗——牛痘接种死亡证书"②。一群孩子跟随其他 4 个"小分队"一起游行："被监禁"的父母、警察没收家庭物品用以抵付罚款的父母、支付罚款的父母，以及拒绝执行

---

① Christopher Charlton, "The Fight against Vaccination: The Leicester Demonstration of 1885," *Local Population Studies*, Vol. 30, No. 1, 1983, pp. 61–62.

② Christopher Charlton, "The Fight against Vaccination: The Leicester Demonstration of 1885," *Local Population Studies*, Vol. 30, No. 1, 1983, pp. 61–62.

强制性法律的监察员委员会成员。① 游行中的孩子不仅是未受牛痘疫苗污染的健康、快乐和清白儿童的人证，还充当政治代理人，高举横幅，为旁观者欢呼。儿童不再仅仅是政治辩论的对象，而是开始扮演积极公民的角色，成为工人阶级及其子女要求公民身份和权利的标志。②

除了横幅和标语牌外，游行中还有各种幽默形象的道具和场景。来自比利时的一条标语一面颇具创意地用法文写着"惩罚和监狱都不能阻止牛痘接种成为一种毒药，《牛痘接种法》臭名远扬——休伯特·博恩斯医生（Dr. Hubert Bones）"③，标语的另一面是一位驴头医生正为摇篮中的婴儿接种牛痘疫苗的场景。还有手推车和轻便马车装着真实的道具，如生病的牛和马，说明仍在进行"牛痘痘苗"的供应。绘制的图画也充满反讽意味，作为反面教材的医生高傲地骑着毛驴，以"一基尼一剂"的价格提供"十足的笨驴牛痘疫苗"④。

浩浩荡荡的队伍到达商业中心时已汇聚约 10 万人。有"莱斯特议员杀手"之称的威廉·扬和来自迪尤斯伯里（Dewsbury）的约瑟夫·布朗（Joseph Brown）先后发表演讲，表达反牛痘接种的心声："强制牛痘接种法使可爱而有良知的父母

① "Anti – Compulsory Vaccination Demonstration at Leicester," *Daily News*, 24 March, 1885, p. 6.

② L. Murdoch, "Anti – Vaccination and the Politics of Grief in Late – Victorian England," in S. Olsen, ed., *Childhood, Youth and Emotions in Modern History：National, Colonial and Global Perspectives*, Houndmills：Palgrave, 2015, pp. 243, 255, 244.

③ 这是一个双关语。休伯特（Hubert）是来源于日耳曼语的人名，本身具有"心胸，精神 + 光明的，著名的"意思，Bones 是骨头之意。

④ Christopher Charlton, "The Fight against Vaccination：The Leicester Demonstration of 1885," *Local Population Studies*, Vol. 30, No. 1, 1983, p. 62.

成为罪犯。他们被罚款，破财，坐牢，生病，死亡。在这些法律之下，我们5000位同胞现在正被起诉……（这项法律）应立刻被废除。"在群众高声齐唱"真正的事业"（the Cause that Is True）的热烈氛围中，反牛痘接种代表 J. T. 比格斯当众焚烧《牛痘接种法》的副本，使游行达到高潮。①

第二天，反牛痘接种派在莱斯特的滑铁卢大厅（Waterloo Hall）举行代表大会。报纸杂志争相报道"本国最伟大最具代表性的反牛痘接种法示威游行"②。《泰晤士报》简要评述了这次运动及其背景："莱斯特普遍反对强制牛痘接种条款，以昨天的大规模示威游行达到顶峰，示威游行非常成功。目前超过5000人因拒绝服从法律而面临起诉……过去10年见证了牛痘接种的明显下降，但是莱斯特对天花几乎完全免疫，每次不超过2—3个病例。"③

1885年大游行展示了英国反牛痘接种派的力量，比以往的任何反牛痘接种派事件更吸引报纸杂志的关注，确立了莱斯特反牛痘接种大本营的地位。④ 在游行中，与儿童生活和儿童死亡有关的情感，以及与之相关的更广泛的工人阶级运动和妇女权利运动是维多利亚时代晚期反牛痘接种运动的基本方面。通过公开和反复地将葬礼游行、丧服和音乐融入政治示威，抗议

① Christopher Charlton, "The Fight against Vaccination: The Leicester Demonstration of 1885," *Local Population Studies*, Vol. 30, No. 1, 1983, p. 63.

② Christopher Charlton, "The Fight against Vaccination: The Leicester Demonstration of 1885," *Local Population Studies*, Vol. 30, No. 1, 1983, p. 64.

③ "The Agitation Which Is Now Being Conducted," *The Times*, 24 March, 1885, p. 9.

④ Stuart M. Fraser, "Leicester and Smallpox: The Leicester Method," *Medical History*, Vol. 24, No. 3, 1980, p. 319.

者——包括许多仍然被剥夺投票权的妇女和男性——表达了他们的情感，即牛痘接种法伤害了儿童个人，国家不应忽视这些生命。这些表现形式不仅出于政治目的将儿童的悲伤带入公众视野，还以一种激进的新方式将儿童政治化。①

1885 年反牛痘接种示威游行后，反对强制牛痘接种、支持莱斯特方法的呼声高涨，威廉·约翰逊被迫辞职，亨利·汤姆金斯接任卫生医官一职。汤姆金斯继续执行前任的天花应对体系，尽管支持隔离，但他在年度报告中没有专门提及牛痘接种或隔离，避免新一轮的牛痘接种利弊之争。1885 年示威游行在莱斯特的直接后果体现在 1886 年三年一度的监察员选举中，当选者多为坚定的反牛痘接种派。他们宣誓不遵守牛痘接种法，多次呈递请愿书，在 1889 年之前皆以失败告终。②

1889 年，牛痘接种官威廉·H. 马斯克尔退休，莱斯特的监察员委员会没有任命接任者，被地方政府委员会警告之后仍置若罔闻。其他地方也反对强制牛痘接种，但没有像莱斯特那样维持一种一以贯之和毫不妥协的观点。2 年后，莱斯特市政府向地方政府委员会提交一份备忘录，证明强制牛痘接种毫无价值。③ 地方政府委员会回敬以书面训令，命令莱斯特监察员委员会任命新的牛痘接种官。在莱斯特的监察员们看来，没必

① L. Murdoch, "Anti - Vaccination and the Politics of Grief in Late - Victorian England," in S. Olsen, ed., *Childhood, Youth and Emotions in Modern History: National, Colonial and Global Perspectives*, Houndmills: Palgrave, 2015, p. 256.

② Charles Killick Millard, *The Vaccination Question in the Light of Modern Experience: An Appeal for Reconsideration*, London: H. K. Lewis, 1914, p. 109.

③ Dale - L. Ross, "Leicester and the Anti - Vaccination Movement, 1853 - 1889," *The Leicester Archaeological and Historical Society Transactions*, Vol. 43, 1967 - 1968, p. 43.

要任命新牛痘接种官，因为他如果有意采取任何强制措施的话，有可能点燃反牛痘接种派的斗争火焰，在地方政法委员会的强令之下才不得不任命，但其权限受到极大制约。①

1892 年卫生医官汤姆金斯死在任上后，约瑟夫·普里斯特利继任，因把一个天花病例误诊为水痘致使地方医院开始传播天花，并迅速扩展到全国。莱斯特卫生会决定采取莱斯特方法，只出现 357 例天花病例和 21 例死亡病例，② 成功抵抗住天花的侵袭。约瑟夫·普里斯特利个人主张牛痘接种，1892 年曾为 27 人接种疫苗，但响应者寥寥，1893 年所有被隔离的1544 人中只有 123 人愿意让他接种牛痘疫苗。卫生委员会明确禁止他牛痘接种，医院的一些职员包括护士长在内也不支持他的做法，最终只有 5 人接种牛痘疫苗，其中 1 人死亡。③

莱斯特从支持牛痘接种转变为反牛痘接种大本营源于对强制牛痘接种的反感，以及莱斯特方法在天花预防中卓有成效。斯图尔特·M.弗雷泽研究发现，莱斯特居民认为与牛痘接种带来的灾难相比，牛痘接种的价值不值一提。莱斯特成为反牛痘接种派的大本营，根本原因在于探索出了一种没有浓厚强制色彩而又有效预防天花的新举措。④

1901 年，对牛痘接种的价值持常规观点的查尔斯·基利

① J. T. Biggs, *Leicester：Sanitation Versus Vaccination*, London：The National Anti – Vaccination League, 1912, pp. 82 – 83.
② Scott Edward Roney, "Trial and Error in the Pursuit of Public Health：Leicester, 1849 – 1891," thesis of Ph. D. , The University of Tennessee, 2002, p. 251.
③ Stuart M. Fraser, "Leicester and Smallpox：The Leicester Method," *Medical History*, Vol. 24, No. 3, 1980, p. 322.
④ Stuart M. Fraser, "Leicester and Smallpox：The Leicester Method," *Medical History*, Vol. 24, No. 3, 1980, pp. 323 – 332.

克·米勒德出任莱斯特的卫生医官，承认莱斯特方法在保护集体免受传染病方面的价值，支持莱斯特方法与他采用的牛痘接种相结合："莱斯特应对天花的方法中最本质的特点是完全不存在强制牛痘接种——这在其他大部分地区被认为相当重要……全凭自愿，老实说，强制牛痘接种根本不存在。大多数儿童和民众都没有接种牛痘疫苗是莱斯特和其他大多数城镇最鲜明的区别。"①

莱斯特所历经的支持牛痘接种、反对强制牛痘接种、宣传莱斯特方法的天花预防之路，既出乎意料，又在情理之中。他们通过合乎法律的斗争手段和合情合理的替代方案达到了双重目的：在政治层面上解除国家立法对个人自由之强制，在医学层面上有效避免感染天花之危险，是崇高的政治目标与有效的疾病预防的完美结合。莱斯特方法以其既能维护个人自由又能避免天花危险的双重优点在全国获得广泛的支持，最终迫使政府采取牛痘接种与莱斯特方法相结合的天花防治策略。据此，有学者认为，在19世纪英国对抗天花的过程中，牛痘接种并不是控制天花的唯一原因，莱斯特方法同样贡献良多。② 莱斯特作为反牛痘接种的大本营和莱斯特方法的发源地，必将在英国天花预防史乃至医疗社会史中占据一席之地。

四　立足地方，向议会施压

反牛痘接种运动在英国各地零星出现，在自治倾向浓厚的

---

① Christopher Charlton, "The Fight against Vaccination: The Leicester Demonstration of 1885," *Local Population Studies*, Vol. 30, No. 1, 1983, p. 65.

② Stuart M. Fraser, "Leicester and Smallpox: The Leicester Method," *Medical History*, Vol. 24, No. 3, 1980, p. 332.

地区站稳脚跟，向各地辐射影响力，形成强大的集团压力。他们以游说和选票诱惑的方式向下院施压，以达到废除强制牛痘接种法之目的。

（一）立足地方

1871年后的20年间，英格兰大约6000人因拒绝子女牛痘接种被起诉，61人因未缴纳罚款入狱。[①] 监察员委员会是直接负责强制牛痘接种的权威。作为由选民选举产生的机构，他们的牛痘接种执行力度很大程度上受草根阶层态度的影响，而不受中央机构的控制。[②] 反牛痘接种力量的强弱以及监察员本人的牛痘接种态度直接影响了地方的牛痘接种执行力。在反牛痘接种力量强大的地区，监察员委员会与牛痘接种官之间关系复杂，在强制执行牛痘接种上莫衷一是。一些当选的监察员拒绝命令牛痘接种官起诉违反者，强制牛痘接种成为一纸空文。莱斯特从1869年开始不再起诉未履行牛痘接种职责的父母。奥尔德姆的监察员分属自由党和保守党，但都是忠诚的反牛痘接种派，在反牛痘接种方面立场一致。伦敦麦尔安德（Mile End）的监察员委员会候选人不论其政党归属，反对牛痘接种才有资格成为候选人。[③]

为了改变监察员执法不严的状况，1874年议会通过一项法

① Stanley Williamson, "Anti‐Vaccination Leagues," *Archives of Disease in Childhood*, 1984, Vol. 59, No. 12, p. 1195.

② F. B. Smith, *The People's Health 1830 – 1910*, London: Croom Helm, 1979, pp. 161 – 162.

③ Naomi Williams, "The Implementation of Compulsory Health Legislation: Infant Smallpox Vaccination in England and Wales, 1840 – 1890," *Journal of Historical Geography*, Vol. 20, No. 4, 1994, pp. 403 – 405.

案，授权地方政府委员会明确规定监察员和牛痘接种官在加强牛痘接种方面的职责，从理论上结束了地方政府拒绝起诉违法者、违反法律的不正常现象，但在具体执行中大打折扣。受到中央和地方双重挤压的地方政府委员会于1875年做出两项多少自相矛盾的决定：一方面，提醒监察员他们的职责是追究未接种牛痘者；另一方面，授权他们在个别情况下采取适当的灵活措施，未经监察员同意，不再三令五申地要求牛痘接种官起诉违反者，使监察员拥有自行决定的灵活裁定权。反牛痘接种力量强大的地区形成心照不宣的默契：监察员决定是否一再起诉违反者，而选民决定监察员能否当选，对监察员形成一种无形的牵制和压力。这样一来，中央机构实际上缺乏有效的方法迫使地方当局服从命令，逐步丧失通过强制牛痘接种瓦解抵抗者的能力，[1] 反而加剧了地方对中央命令的抵抗情绪，为随后各地纷纷接受莱斯特方法提供了背景。1885年反牛痘接种大游行展现了各地反牛痘接种组织和成员的实力，更是各地反中央强制的集体表演，自治色彩浓厚的莱斯特成为反牛痘接种派的"首都"[2]。

（二）议会斗争

自1853年《牛痘接种法》通过以来，修改乃至废除牛痘接种的议案不时出现在下院。1854年有议员提出旨在改革牛痘接种法的提案，无疾而终。3年后，议会的反牛痘接种派提

---

① Peter Baldwin, *Contagion and the State in Europe, 1830 - 1930*, New York: Cambridge University Press, 1999, pp. 299 - 300, 346.

② Dale - L. Ross, "Leicester and the Anti - Vaccination Movement, 1853 - 1889," *The Leicester Archaeological and Historical Society Transactions*, Vol. 43, 1967 - 1968, p. 36.

议完全废除牛痘接种，又告失败。[①] 在反牛痘接种的斗争中，反牛痘接种派不断总结经验教训，意识到没有下院多数的支持，政府无法把牛痘接种强加给地方和个人。这促使他们通过议会斗争以废除牛痘接种法。

《1867 年牛痘接种法》在下院通过时，下院议员托马斯·钱伯斯预测"该法很可能引起骚动，被取消才会停止"[②]，被随后的事件所证实。不少地方出现抵制牛痘接种的事件，议会不得不任命一个皇家委员会（Royal Committee）予以调查。皇家委员会综合支持与反对的态度，选择一条折中路线：牛痘接种为预防天花提供安全和保护，国家负有保护所有人口免遭天花的职责，父母无权把他们的孩子或邻居暴露在天花的威胁之下；考虑到坚定的反牛痘接种者的态度和情感，不应强制所有人接种牛痘。几番权衡之下，委员会建议，不管父母何时曾被起诉 2 次，出于对同一个孩子的尊重，不应再累计惩罚。[③] 可惜这项建议并没有体现在 1871 年《牛痘接种法》中。

议会内外请愿期间，反牛痘接种派避免采取过激行为，力图树立良好的社会形象，争取更广泛的支持。当时，民众期待威廉·尤尔特·格拉斯顿政府实施一系列社会改革方案，没有得到积极的回应。借此机会，反牛痘接种派与各社会组织和利

---

① Peter Baldwin, *Contagion and the State in Europe*, *1830 – 1930*, New York: Cambridge University Press, 1999, p. 294.

② R. M. MacLeod, "Law, Medicine and Public Opinion: The Resistance to Compulsory Health Legislation 1870 – 1907," *Public Opinion*, Part Ⅰ, Summer, 1967, p. 116.

③ Peter Baldwin, *Contagion and the State in Europe*, *1830 – 1930*, New York: Cambridge University Press, 1999, p. 297.

益集团在反格拉斯顿第一届政府上达成共识，提出明确的改革目标：主张节制、和平、顺势疗法；反对奴隶制、活体解剖、生物医学实验等。① 1871 年，反牛痘接种派议员提交一份法案，旨在限制多次起诉，减轻已支付的全部 20 先令罚款或已 2 次被判刑的父母的进一步责任，在下院通过后遭上院否决。下院出于没有通过任何法案的担忧，同意修改该提案，力争在牛痘接种支持者与反对者之间维持一种平衡，其核心仍是确保强制牛痘接种。② 反牛痘接种派的努力再次落空。

为了平息反牛痘接种派的不满，议会将济贫委员会的牛痘接种职责转移给新成立的地方政府委员会，由它任命的牛痘接种官向监察员提交所有的违反事件，然而一些监察员拒绝命令他们起诉违反者。随着反牛痘接种派在地方影响的扩大，伦敦废除强制牛痘接种协会于 1880 年开始把斗争的焦点集中在议会游说，③ 其直接影响是下院议员质询牛痘接种的数量增多。查尔斯·卡梅伦在下院发言时强调"有必要改革牛痘接种法"，承诺竭尽所能使它们更令人满意，④ 提交的法案以流产告终。⑤

---

① Richard D. French, *Antivivisection and Medical Science in Victorian Society*, Princeton: Princeton University Press, 1975, ch. 8.

② Peter Baldwin, *Contagion and the State in Europe, 1830 – 1930*, New York: Cambridge University Press, 1999, p. 299.

③ Dorothy Porter and Roy Porter, "The Politics of Prevention: Anti – Vaccinationism and Public Health in Nineteenth – Century England," *Medical History*, Vol. 32, No. 3, 1988, p. 235.

④ *Our Legislators on the Vaccine Question: A Record of Parliamentary and Extra – Parliamentary Utterances and Opinions from 1802 to 1880*, London: Edward W. Allen, 1880, p. 36.

⑤ Hansard, House of Commons, "Vaccination Bill," 9 March, 1880, https://hansard. parliament. uk/Commons/1880 – 03 – 09.

下院议员塞缪尔·莫利（Samuel Morley）在致友人的信中写道："我从来没有支持过强制牛痘接种法，有机会我投票支持废除它。"威廉·尤尔特·格拉斯顿之子、下院议员赫伯特·格拉斯顿（Herbert Gladstone）也在致友人的信中承诺："毫不犹豫地说，我准备投票支持废除强制牛痘接种法。"① 1883年下院议员质询地方政府委员会或内政部有关牛痘接27次，② 核心是希望修改牛痘接种法。4月，下院议员伯特（Burt）质询地方政府委员会是否打算在本届议会提出措施废除或弱化《牛痘接种法》的强制条款，地方政府委员会主席查尔斯·W.迪尔克（Charles W. Dilke）明确回答本年度尚无此意。③

下院议员莱昂·普莱费尔是坚定的牛痘接种派。他生于印度，成长于圣安德鲁，在格拉斯哥和爱丁堡学医后，远赴德国跟随尤斯图斯·冯·李比希（Justus von Liebig, 1803–1873）攻读博士学位，但从未悬壶济世。他在政府机构任职期间主要关注公共卫生尤其是传染病控制，后当选下院议员。普莱费尔善于通过对牛痘接种的细枝末节的询问以阻止修改牛痘接种法。1883年7月，普莱费尔质询地方政府委员会主席："贵部门的一名官员在调查梅毒传播时，是否感染了梅毒且健康受损？如果情况属实，他的感染是否意味着合法接种牛痘疫苗有可能出现的情况？"时任地方政府委员会主席的查尔斯·W.迪

---

① *Our Legislators on the Vaccine Question: A Record of Parliamentary and Extra-Parliamentary Utterances and Opinions from 1802 to 1880*, London: Edward W. Allen, 1880, pp. 39–40.

② 根据汉萨德网站相关信息统计，https://hansard.parliament.uk/search。

③ Hansard, House of Commons, "Vaccination Acts—Legislation," Vol. 277, 6 April, 1883, https://hansard.parliament.uk/Commons/1883–04–06.

尔克回答说，梅毒通过牛痘接种传播很少见，但确实存在，需要了解传播的条件；否认被感染者是他下辖的官员，而是此人自己实验时感染，对他的献身精神表示敬意，对他遭受的痛苦深表遗憾，但这一事件并不会改变他所辖部门对公共牛痘接种员的指示。下院议员霍普伍德（Hopwood）质询医学专业人士是否早就知道并承认梅毒可能通过接种牛痘疫苗传播。迪尔克承认在罕见、偶然以及特殊情况下，可能存在这种情况。来自莱斯特的下院议员彼得·阿尔弗雷德·泰勒追问，任何情况下都未发现接种牛痘疫苗的儿童身上存在梅毒吗？迪尔克没有正面回答，仅以若出现此类情况须通知内科医生搪塞。①

1883 年初，彼得·阿尔弗雷德·泰勒认为国家强制牛痘接种的理由并不充分，② 在下院提出修改强制牛痘接种的建议。莱昂·普莱费尔从反牛痘接种派的观点出发论证国家干预的必要性。在他看来，反牛痘接站派反对牛痘接种的原因有二：它是有害的，将一种疾病引入接种者的身体；它没有预防天花的保护能力，他指出这两种观点都站不住脚，因为牛痘接种所带来的负面结果极为罕见，不能因噎废食，随后用大量的官方数据论证牛痘接种带来的好处。他认为，人人可以按个人喜好应对疾病，只要他不伤害邻居；如若他的不负责任造成自己和邻居的孩子死亡，国家有权干预以保护年轻人免受致命和致残的

---

① Hansard, House of Commons, "Vaccination—Syphilitic Infection," Vol. 279, 7 June, 1883, Column 1919, https://hansard. parliament. uk/Commons/1883 – 06 – 07.

② *Our Legislators on the Vaccine Question: A Record of Parliamentary and Extra - Parliamentary Utterances and Opinions from 1802 to 1880*, London: Edward W. Allen, 1880, p. 48.

疾病伤害。这种疾病（即天花）和 18 世纪一样致命和可怕，现在被明智仁慈的法律控制住。最终，下院投票否决了彼得·阿尔弗雷德·泰勒的建议，认为牛痘接种大大降低了天花的死亡率，牛痘接种法对于预防和减弱天花的致命和致残是必要的。①

1884 年 2 月，彼得·阿尔弗雷德·泰勒再次提出废除牛痘接种法强制条款的法案，② 又失败。泰勒从下院退休后，接任者 J. A. 皮克顿（J. A. Picton）继承了他的改革或废除牛痘接种的立场。此后莱斯特及其周边地区的议员在牛痘接种事务方面都萧规曹随，遵循彼得·阿尔弗雷德·泰勒和 J. A. 皮克顿的先例，③ 成为坚定的反牛痘接种派。1885 年莱斯特大游行后，废除强制牛痘接种法成为每年下院质询的问题。1886 年 3 月，来自格洛斯特的下院议员托马斯·鲁宾逊（Thomas Robinson）质询，鉴于越来越多的父母从良心出发反对子女接种牛痘疫苗，地方政府委员会主席是否会在本届议会提出废除牛痘接种法强制条款的法案。时任地方政府委员会主席的约瑟夫·张伯伦（Joseph Chamberlain，1836 - 1914）明确予以否认，但承诺以后相关法案提交议会进行讨论。④

---

① Hansard, House of Commons, "Vaccination—Resolutionn," Vol. 280, 19 June, 1883, Column 1015 - 1027, https：//hansard. parliament. uk/Commons/1883 - 06 - 19.

② Hansard, House of Commons, "Vaccination Acts（Compulsory Clauses Repeal）Bill," Vol. 284, 6 February, 1884, https：//hansard. parliament. uk/Commons/1884 - 02 - 06.

③ Charles Killick Millard, *The Vaccination Question in the Light of Modern Experience：An Appeal for Reconsideration*, London：H. K. Lewis, 1914, p. 107.

④ Hansard, House of Commons, "Vaccination Act—Repeal of Compulsory Vaccination," Vol. 303, 18 March, 1886, https：//hansard. parliament. uk/Commons/1886 - 03 - 18.

1887—1888 年，下院议员就牛痘接种事宜更频繁地质询地方政府委员会或内政部，1887 年 2—8 月共质询 19 次，① 1888 年 2—12 月共计 12 次，② 主要涉及牛痘接种功效、处罚、监禁和是否调查等问题。

第一，儿童牛痘接种与梅毒有无关联。

1887 年初，来自北安普敦郡的议员钱宁（Channing）质询地方政府委员会：自 1853 年实行强制接种疫苗以来，儿童中的梅毒是否有所增长？这种增长是否在不满 1 岁的婴幼儿中最为明显？与前一年相比，它的死亡人数是否在 1854 年即强制牛痘接种后的那一年增长最多？时任地方政府委员会主席的里奇先生（Mr. Ritchie）用数据予以否认，从登记总署的数据来看，1853—1885 年，梅毒在不满 1 岁以下婴幼儿中的增长并不明显。相反，1—5 岁的儿童比不满 1 岁的婴幼儿要多得多。与 1853 年相比，1854 年的增长比其他任何一年都多，但在不满 1 岁的婴幼儿中最不明显，因此，他认为不能将 1854 年的增长归因于实施强制牛痘接种。③

几个月后，J. A. 皮克顿继续质询牛痘接种与梅毒问题。他问到，乔纳森·哈钦森医生于 1877 年向地方政府委员会提交报告，调查 12 名因接种牛痘疫苗而患上梅毒的病人，如果该报告存在，它是否与哈钦森医生在他的《插图版临床外科》

<hr>

① 根据汉萨德网站相关信息统计，https：//hansard. parliament. uk/search/De-bates？

② https：//hansard. parliament. uk/search/Debates？

③ Hansard, House of Commons, "Vaccination—Increase of Syphilis," Vol. 311, 24 February 1887, Column 463, https：//hansard. parliament. uk/Commons/1887 - 02 - 24.

（*Illustrations of Clinical Surgery*）中对这些病例的评论相同？是否关注过哈钦森医生论述的一长串类似病例？时任地方政府委员会主席的里奇先生回答："哈钦森先生在 1877 年没有向本部门提交报告。本部门知晓哈钦森先生的出版物中提到的梅毒病例，相关事件发生在 10—11 年前。一般情况下，很容易购买到绝对没有风险的牛痘疫苗。多年来本部门每年为 75 万名儿童接种牛痘疫苗，并未发现因接种牛痘疫苗传播疾病的情形。"① 这两起质询与回答意味着，直至 1887 年官方坚决否认牛痘接种与梅毒之间的关系。

第二，牛痘接种方法与莱斯特方法孰优孰劣。

来自约克郡的议员巴伦（Barran）质询地方政府委员会，过去 10 年里，基思利、宾利（Bingley）和莱斯特存在大量未接种牛痘疫苗（牛痘接种实际上形同虚设）的情形，它们的天花病例与遵守牛痘接种法的城镇相比是更多还是更少？时任地方政府委员会主席的里奇先生回答说，根据登记总署的数据，过去 10 年里，19 个大城市实际上没有出现任何值得一提的天花疫情，莱斯特只有 1 例天花死亡病例；但还有 10 例出现在城外的莱斯特市立医院（Leicester Borough Hospital），死亡率为 9/1000000，高于朴次茅斯（Portsmouth）、诺维奇、普利茅斯、布里斯托尔和布拉德福德等港口城镇。基思利和宾利不属于登记总署单独公布统计数据的城镇，都属于基思利的登记区，其人口相当于全地区的 3/4。该地区的最后一次计算是 1871—

---

① Hansard, House of Commons, "Vaccination—Transmission of Syphilis," Vol. 319, 23 August, 1887, Column 1526, https://hansard. parliament. uk/Commons/1887 – 08 – 23.

1880 年的 10 年，此时该地区的天花死亡率为 27/1000000，高于西部 32 个地区中的 25 个，也高于登记总署报告中 20 个大城镇中的 7 个，即赫尔、布里斯托尔、曼彻斯特、利兹、奥尔德姆、布拉德福德和布赖顿。① 这表明采用莱斯特方法的城镇与强制牛痘接种的城镇在天花预防效果方面旗鼓相当，为此后两种方法的并存提供了数据。

第三，政府是否有意成立牛痘接种调查委员会。

1887 年 3 月，托马斯·鲁宾逊质询地方政府委员会三个问题：是否存在众多父母认为牛痘接种无效又危险拒绝让孩子接种牛痘的情形？是否建议采取任何措施结束累计处罚？鉴于许多人良心拒绝牛痘接种，政府是否考虑由皇家委员会或下院的某委员会予以调查？地方政府委员会主席里奇先生只回答了前两个问题：确实存在一些父母拒绝孩子接种牛痘疫苗的情况，但他所在的部门不会提出立法阻止实施累计处罚。②

政府是否会调查牛痘接种事宜成为议员们关注的焦点之一。托马斯·鲁宾逊的问题没有得到回答的 3 天后，查尔斯·拉塞尔（Charles Russell）继续就这一问题质询地方政府委员会。他问到，2 年前皇家统计学会（Royal Statistical Society）曾进行过调查，这是政府不同意任命皇家调查委员会的原因吗？地方政府委员会主席里奇先生不得不辩护说："我提到的政府不同意任命牛痘接种皇家调查委员会的声明是不真实的。我拒

① Hansard, House of Commons, "Vaccination Acts—Keighley, &C," Vol. 311, 28 February 1887, Column 494, https：//hansard. parliament. uk/Commons/1887 - 02 - 28.

② Hansard, House of Commons, "Vaccination," Vol. 311, 1 March, 1887, https：//hansard. parliament. uk/Commons/1887 - 03 - 01.

绝调查的理由是政府已经掌握此问题的准确资料；如果他们同意任命调查委员会，并不会对目前所反对的法律产生任何影响。"他进一步重申自己的观点："2 年前，皇家统计学会已经对国内外的相关病例进行了详尽的调查，他们得出的结论是，接种牛痘疫苗的好处毋庸置疑。"① 这一回复表明政府对牛痘接种的现状很满意，并没有改变或废除相关举措的想法。

第四，拒绝牛痘接种的罚款、累计罚款及监禁问题。

1887 年 3 月，3 起牛痘接种罚款案引起议员们的关注。其一是 J. A. 皮克顿质询地方政府委员会罗伯特·金（Robert King）案。1886 年 2 月 24 日，莱斯特地方法官判处罗伯特·金缴纳罚款 22 先令 6 便士，罪名是他拒绝让孩子接种牛痘疫苗，而后孩子死亡。1887 年 2 月 28 日，金先生收到警察通知，除非在 3 月 2 日之前支付上述罚款，否则扣押他的货物。皮克顿问地方政府委员会是否会采取措施拒绝此类罚款，地方政府委员会主席里奇先生给出的答复是：对这一具体案件不了解，罚款源于不遵律法，他所辖部门对此事没有管辖权。②

其二是北安普敦的布拉德洛先生（Mr. Bradlaugh）质询地方政府委员会查尔斯·海沃德（Charles Hayward）案。在过去的 2 年里，威尔斯伯勒（Willesborough）的机械师查尔斯·海沃德因拒绝让孩子接种疫苗而被阿什福德（Ashford）监察员委员会起诉，被传唤 23 次，12 次被定罪，罚款和费用高达 17 英

① Hansard, House of Commons, "Vaccination," Vol. 311, 4 March, 1887, Column 1271 – 1272, https：//hansard. parliament. uk/Commons/1887 – 03 – 04.

② Hansard, House of Commons, "Vaccination – Mr. Robert King, Evington," Vol. 311, 4 March, 1887, https：//hansard. parliament. uk/Commons/1887 – 03 – 04.

镑 6 便士。布拉德洛质询地方政府委员会是否可以限制当地的监察员委员会对查尔斯·海沃德的进一步诉讼。里奇先生回答说：海沃德先生因一名儿童被罚款 10 次，因另一名儿童被罚款 2 次，在法官面前坦陈不为儿童接种牛痘的理由——担心被牛痘接种伤害。他认为，特定情况下的重复起诉有必要仔细考虑问题的延续性及有害结果，但他所辖部门不会插手。①

其三是詹姆斯·班福德（James Bamford）案。班福德因拒绝 2 个孩子接种牛痘疫苗于 2 月 10 日被判处在北安普敦监狱（Northampton Gaol）监禁 28 天。3 月 8 日，J. A. 皮克顿质询国务大臣：班福德的狱中待遇是否与被判盗窃或袭击者毫无二致？是否监狱对普通罪犯和违反牛痘接种法的良心拒绝者等同视之？国务大臣回答：班福德与被判盗窃或袭击罪的罪犯区别对待，被监禁是由于违法，不用做任何的苦役。② 4 月 14 日，钱宁先生继续质询班福德的监禁判决。里奇先生回答："本部门无权干预任何个案，也不准备立法剥夺充分了解当地情况的监察员在此问题上的自由裁量权。"③

这 3 起案件促使反牛痘接种派议员继续就牛痘接种的处罚问题进行一般性质询。1887 年 5 月，J. A. 皮克顿在下院发言

---

① Hansard, House of Commons, "Vaccination – Cumulated Penalties – Case of Charles Hayward," Vol. 311, 4 March, 1887, Column 1266, https：//hansard. parliament. uk/Commons/1887 – 03 – 04.

② Hansard, House of Commons, "Vaccination Acts – Case of James Bamford," Vol. 313, 8 March, 1887, Column 1573 – 1574, https：//hansard. parliament. uk/Commons/1887 – 04 – 14.

③ Hansard, House of Commons, "Vaccination Acts – Imprisonment of James Bamford," Vol. 313, 14 April, 1887, Column 881, https：//hansard. parliament. uk/Commons/1887 – 04 – 14.

指出，短短几年里，牛痘接种法造成成千上万例诉讼，许多有责任心的人被监禁，许多诚实勤劳之人的财产被扣押，这些人"都是善良、勤劳、节俭、睿智之人，是有独立见解并一以贯之的男男女女"，并以罗伯特·金案为例说明。他认为政府不应袖手旁观，应关注强制牛痘接种所造成的日益加剧的摩擦，采取措施终止现在的局面。里奇先生回答："这些人受到某些（反牛痘接种）协会的蛊惑而不遵法，本部门有义务履行并执行牛痘接种法，政府尚无意对此事进行一般性调查。"① 1888 年 2 月，与前任彼得·阿尔弗雷德·泰勒一样，J. A. 皮克顿提交的废除牛痘接种法处罚的议案，② 也以失败告终。

从以上的议员质询与政府的回复来看，以彼得·阿尔弗雷德·泰勒、J. A. 皮克顿为代表的要求改革牛痘接种法的议员们呼应反牛痘接种派的关切和诉求，致力于揭露牛痘接种的负面效果，以争取政府的相关调查或下院的立法调整。他们的意图虽暂时受挫，但表明反牛痘接种派作为强大的压力集团已经对议会立法和政府决策产生影响，为随后的调整提供了政治舆论。

五　国际斗争的一部分

欧洲大陆各国也存在程度不同的强制牛痘接种政策及反牛痘接种团体。为促进联合与合作，1880 年 12 月，第一届国际

---

① "The Vaccination Act—Action of The Compulsory Law of Vaccination—Observations," Vol. 315, 24 May, 1887, Column 1052 – 1053, https：//hansard. parliament. uk/Commons/1887 – 05 – 24.

② Hansard, House of Commons, "Vaccination Acts," Vol. 322, 10 February, 1888, https：//hansard. parliament. uk/Commons/1888 – 02 – 10.

反牛痘接种大会（International Anti - Vaccination Congress）在巴黎举行，来自法国、德国、俄国等 18 国的代表参会。

随着帝国主义扩张的推进，反牛痘接种派抓住帝国话语助力他们的事业，强调被强制牛痘接种迫害的英国白人公民的遭遇与被臣服的非洲黑人不相上下，以此来批评政府像对待殖民地臣民一样对待白人公民的惨状。[①] 1897 年，威廉·特布把英国本土死于牛痘接种的婴儿比作奴隶贸易售卖奴隶的孩子，[②] 认为"英格兰的反牛痘接种派正发起战斗，不仅为他们自己的祖国，更为殖民地和整个欧洲而战"[③]。19 世纪末，英国的反牛痘接种运动达到顶峰，成为国际运动的一部分。[④]

六　反牛痘接种运动评价

反牛痘接种运动是维多利亚时期公民不服从的典型，"通过动员大众舆论支持更好更负责任的预防措施，展现维多利亚后期波澜壮阔的社会运动"[⑤]。关于国家干预牛痘接种的大辩论引起关于权力、道德、自由、信仰等的争端，[⑥] 关乎民众的

---

①　Nadja Durbach, *Bodily Matters: The Anti - Vaccination Movement in England, 1853 - 1907*, Durham and London: Duke University Press, 2005, pp. 84, 82.

②　William Tebb, *Compulsory Vaccination in England: With Incidental References to Foreign State*, London: E. W. Allen, 1889, p. 12.

③　Nadja Durbach, *Bodily Matters: The Anti - Vaccination Movement in England, 1853 - 1907*, Durham and London: Duke University Press, 2005, p. 79.

④　Peter Baldwin, *Contagion and the State in Europe, 1830 - 1930*, New York: Cambridge University Press, 1999, p. 293.

⑤　R. M. MacLeod, "Law, Medicine and Public Opinion: The Resistance to Compulsory Health Legislation, 1870 - 1907," *Public Opinion*, Autumn, 1967, p. 211.

⑥　F. B. Smith, *The People's Health, 1830 - 1910*, London: Croom Helm, 1979, p. 159.

生存还是死亡，在很多方面反映乃至影响了英国社会事务管理与观念。

反牛痘接种运动表现出现代行政管理手段与传统思想意识的交锋。19 世纪中后期，随着社会问题的逐渐暴露，英国政府逐渐调整主流的自由放任政策，加强对社会事务的管理和干预。面对天花的一再肆虐，国家认为有责任、有义务实施强制牛痘接种政策以降低天花风险，维护社会利益和集体生命安全，故而在天花预防中引入政府干预卫生事务的观念，扩大政府的社会管理职能，从天花预防举措经历任其发展、推广牛痘接种、强制牛痘接种的发展脉络中可见一斑。

学者 F. B. 史密斯（F. B. Smith）认为，反牛痘接种派的反对理由虽有可取之处，但也表现出不理性、走极端的不足。[①] 历史地看，支持牛痘接种与反对牛痘接种，并非简单的革新与保守、进步与倒退的二元对立，而是如何在维护传统与适应社会之间实现平衡。对于这种出于时代需要的社会革新，英国人虽心存疑虑乃至抗拒，但总体上服从议会法令，在一定程度上容忍乃至接受国家对个人自由的干预和管理，使 19 世纪上半叶的牛痘接种状况保持良好。随着 1853 年《牛痘接种法》的出台，随后的一系列法案强化强制牛痘接种，相关规定和处罚日渐严格，当超出民众容忍的底线时，反牛痘接种派随之发展壮大。反牛痘接种派是反对现代政府的首批草根参与者群体，

---

① F. B. Smith, *The People's Health, 1830 – 1910*, London: Croom Helm, 1979, p. 159.

反映出大众政治力量的日益增长和斗争策略的日渐成熟。① 他们以"捍卫自由"为旗号和核心理念，认为是否牛痘接种是私人事务，有权自行选择。在此基础上，他们"重新评估国家政策的核心要义、基本构成和边际界限"②，并积极通过广泛宣传、地方行动、示威游行、寻求立法支持等合法途径维护自身的自由权，在继承英国自由传统的框架下，在符合宪法基本精神的范围内进行坚持不懈的斗争，属于"维多利亚时代英国社会的非暴力不合作运动"③，最终迫使议会做出让步，并影响了政府随后的天花防治举措。

综上所述，反牛痘接种派的观点和做法看似出乎意料，又有其内在合理性。英国自诩为"崇尚自由"的国度，并孕育出自由至上、捍卫自由权的公民。他们重视个人自由，不容忍任何过分的强制措施，而英国政府在某种程度上尊重并维护这种传统和氛围，适时调整政策以顺应民意。这是英国反牛痘接种派力量强大以及随后强制牛痘接种法案被撤销的原因，当然也是反牛痘接种运动取得成功的奥秘所在。

① Peter Baldwin, *Contagion and the State in Europe, 1830 – 1930*, New York: Cambridge University Press, 1999, p. 349.

② Nadja Durbach, "Class, Gender, and the Conscientious Objector to Vaccination, 1898 – 1907," *Journal of British Studies*, Vol. 41, No. 1, 2002, p. 62.

③ R. M. MacLeod, "Law, Medicine and Public Opinion: The resistance to compulsory health legislation, 1870 – 1907," *Public Opinion*, Autumn, 1967, p. 211.

第四章　多措并举：天花防治举措的调适

19 世纪末，天花发病率和死亡率的下降和反牛痘接种运动的快速发展促使英国政府调查强制牛痘接种效果，并在随后的立法中及时调整。政府逐步放松对强制牛痘接种的控制，允许父母以"良心拒绝条款"为孩子自由选择是否接种牛痘。此外，政府不断完善传染病上报和隔离体系建设，承认莱斯特方法的天花防治效果，成为与牛痘接种并存的天花防治举措。20世纪初，英国在事实上完全废除强制牛痘接种，标志着牛痘接种事务又回归个人事务范畴。英国的天花防治由一家独大演变为多措并举的格局。

第一节　强制牛痘接种的逐步废除

19 世纪末，有医生乐观地认为，牛痘接种和二次牛痘接种几乎已经灭绝天花，此病不再是一个周期性杀人的疾病。[1] 新型牛痘疫苗的出现及反牛痘接种派实力的强大促使议会调整牛

---

[1]　Roger McNeill, *The Prevention of Epidemics and the Construction and Management of Isolation Hospitals*, London：J. & A. Churchill, 1894, p. 13.

痘接种立法。1898 年《牛痘接种法》修正了牛痘接种方式和牛痘疫苗选择的规定，允许以"良心拒绝"（conscientious objection）的方式免于牛痘接种，并采用甘油牛痘疫苗提高接种的安全性。1907 年《牛痘接种法》进一步放宽"良心拒绝"的标准，意味着从事实上废除强制牛痘接种。

一　内外夹击下的议会风向转变

如前文所述，19 世纪 80 年代下院议员多次质询地方政府委员会是否有意修改牛痘接种法，均得到否定的回答，表明政府维持现状的态度。然而，1898 年 3 月 15 日，来自林肯郡的下院议员、地方政府委员会主席亨利·卓别林（Henry Chaplin）向下院提交修改牛痘接种法的法案，表明政府态度的变化。他在发言中把改变的原因归为三点：皇家牛痘接种委员会的建议；1895—1896 年格洛斯特等地的天花疫情；新式牛痘疫苗的发现。[①] 历史地看，应再加上一条：反牛痘接种派实力的壮大。

（一）皇家牛痘接种委员会的调查

1888 年，来自曼彻斯特的下院议员雅各布·布赖特提交废除牛痘接种法的法案，遭遇失败。在莱斯特监察员委员会的压力之下，J. A. 皮克顿于 1889 年提议调查牛痘接种的执行情况，下院任命皇家牛痘接种委员会（Royal Commission on Vaccination）调查反牛痘接种游说团的不满以及起草改善牛痘接种效

---

① Hansard, House of Commons, " Amendment of The Vaccination Laws," Vol. 54, 15 March, 1898, Column 1676 – 1678, https：//hansard. parliament. uk/ Commons/1898 – 03 – 15.

率和安全性的建议。① 在杰出的医学从业者——几乎清一色的支持牛痘接种派——的暗中运作下，皇家牛痘接种委员会拖拖拉拉地调查，并受到调查期间出现的天花疫情的影响。与上次的调查类似，此次调查也奉行中庸路线。据《泰晤士报》报道，皇家牛痘接种委员会在证人名单中加入了著名的反牛痘接种派，如查尔斯·克赖顿、埃德加·M.克罗克香克、阿尔弗雷德·R.华莱士、威廉·特布等人。② 莱斯特积极响应调查，不少于 40 人接受调查，包括市长、前市长、地方法官、市议员、政务会委员和监察员等头面人物。③ 莱斯特反牛痘接种联盟推荐 J. T. 比格斯为证人代表。J. T. 比格斯搜集 40 多人的证词以备咨询，被询问时回答了 300 多个问题，竭力证明强制牛痘接种没有意义。④

皇家牛痘接种委员会主要调查牛痘接种的效力、强制接种的伦理道德和改革建议等内容，也对莱斯特的牛痘接种状况和莱斯特方法进行了论述。它认为，莱斯特在 1875 年之前实施牛痘接种，当年新生儿未牛痘接种的比例仅为 4%；1883 年以来，未牛痘接种的比例逐渐提高，1898 年 80% 的新生儿未牛痘接种。1871—1872 年，莱斯特开始在城外设立天花医院，卫生医官 J. 怀亚特·克兰成立感染房（infected house）隔离天

---

① B. J. Stem, *Should We be Vaccinated? A Survey of the Controversy in Its Historical and Scientific Aspects*, London：Harper，1927，p. 85.

② "Royal Commission on Vaccination," *The Times*，25 Dec，1890，p. 4.

③ Charles Killick Millard, *The Vaccination Question in the Light of Modern Experience：An Appeal for Reconsideration*, London：H. K. Lewis，1914，p. 114.

④ Dale - L. Ross, " Leicester and the Anti - Vaccination Movement, 1853 - 1889," *The Leicester Archaeological and Historical Society Transactions*，Vol. 43，1967 - 1968，p. 41.

花患者。他的继任者威廉·约翰逊于 1877 年把它变成一种常规系统。1879 年以后，强制传染病上报成为莱斯特的法规，随后被许多城镇所采纳。1892—1893 年兰开郡和约克郡出现天花疫情，莱斯特出现 357 例天花病例，其中 21 人死亡。对于莱斯特采用莱斯特方法预防天花的效果，该报告认为"应全盘考量"。这也与当时的认知相呼应。考文垂的卫生医官认为，当它继续权衡斟酌时，牛痘接种法已经成为一个"形同虚设的规定"。620 个监察员委员会中有 122 个面临反牛痘接种派的压力。[1] 1896 年伦敦东区的一位卫生医官报告说，43% 的牛痘接种率源于"强硬"反抗和拒绝监察员委员会的起诉。[2]

皇家牛痘接种委员会共举行 136 次会议，采访 187 人，开展了几次小规模的调查，搜集数千页的证词。[3] 它拖拖拉拉的调查经常引得下院议员们质询进度，政府给出的回答经常是"静候调查委员会的报告"[4]。这意味着调查结果对政府和反牛痘接种派都至关重要。经过 7 年的调查，1896 年詹纳发现牛痘疫苗 100 周年之际，皇家牛痘接种委员会公布调查结果，结论

---

① Royal Commission on Vaccination, *A Report on Vaccination and Its Results, Based on Evidence Taken by the Royal Commission during the Years 1889 – 1897*, London：The New Sydenham Society, 1898, pp. 270 – 273, 292.

② Nadja Durbach, "Class, Gender, and the Conscientious Objector to Vaccination, 1898 – 1907," *Journal of British Studies*, Vol. 41, No. 1, 2002, p. 68.

③ Royal Commission on Vaccination, *A Report on Vaccination and Its Results, Based on Evidence Taken by the Royal Commission during the Years 1889 – 1897*, London：The New Sydenham Society, 1898, p. 2.

④ 自 1890 年以来，下院议员每年都质询调查进度，1894 年和 1895 年每年质询 3 次以上，官方回答大致为"稍安勿躁"。Hansard, House of Commons, "Vaccination Commission（Report），" Vol. 41, 8 June, 1896, https：//hansard. parliament. uk/Commons/1896 – 06 – 08.

是应维持强制牛痘接种，儿童不应因他父母的呼吁或冷漠而拒绝牛痘接种。但委员会内部观点出现严重分歧，最终形成的《牛痘接种及其后果的报告》包括多数派报告（Majority Report of the Commission）和少数派报告（A Minority Report）。①

多数派报告追溯 18 世纪以来人痘接种、牛痘接种在英国的演变史后认为，19 世纪后期英国天花死亡率下降并不是卫生改善的结果，因为其他疾病的死亡率并没有同等下降，大量数据表明已接种牛痘者的天花感染率和死亡率远低于未牛痘接种者，因此支持强制牛痘接种继续存在；面对频繁的天花疫情，强调二次牛痘接种和使用小牛疫苗等举措的必要性；针对拒绝牛痘接种的情况，建议个人应缴纳的罚款数量应限制在 2次，允许父母向地方法官“确认”他或她拒绝孩子接种牛痘疫苗发自良心；强调强制上报和隔离的重要性，但对于“良心拒绝”牛痘接种的具体内容语焉不详。②

少数派报告由威廉·J. 柯林斯（William J. Collins）和 J.A. 皮克顿签署，柯林斯曾经资助过《牛痘接种调查员》，也支持皮克顿的观点。少数派报告的内容包括：许多梅毒病例可能是由牛痘接种引起的；公共卫生的改善是天花和其他传染病死亡率下降的重要因素；建议废除未进行牛痘接种的连续惩罚；

---

① Royal Commission on Vaccination, *A Report on Vaccination and Its Results, Based on Evidence Taken by the Royal Commission during the Years 1889–1897*, London: The New Sydenham Society, 1898, pp. 1–336, 337–493.

② Royal Commission on Vaccination, *A Report on Vaccination and Its Results, Based on Evidence Taken by the Royal Commission during the Years 1889–1897*, London: The New Sydenham Society, 1898, pp. 95–96, 98–166, 166–214, 214–246, 306.

应赋予父母基于良心拒绝儿童牛痘接种的权利；强制牛痘接种无效又危险，主张废除强制牛痘接种；举措得当的医院隔离是天花死亡率下降的重要因素。① 总之，少数派报告将天花死亡率下降归因于卫生的改善和自然免疫，支持观察、隔离和清洁等举措防治天花。②

多数派报告主张维持强制牛痘接种的现状，针对反对声浪进行适当调整；而少数派报告主张废除强制牛痘接种，强调多措并举的天花防治，核心争议是是否维持强制牛痘接种。该报告成为随后 7 年间争论的焦点，也为最终解决争端铺平了道路。③

（二）天花疫情的刺激

牛痘接种的天花预防效果不容置疑。1850—1869 年，每年因天花造成的死亡人数接近 4000 人，1885—1894 年，尽管城镇拥挤和人口流动频繁，但这一数字下降到每年平均 743 人。④ 1891 年英国的天花死亡率为 1/100000。⑤

与此同时，天花疫情仍不时出现。谢菲尔德是一个约 30 万人的小镇，95% 的人口接种了牛痘疫苗，1887 年出现天花

① Royal Commission on Vaccination, *A Report on Vaccination and Its Results, Based on Evidence Taken by the Royal Commission during the Years 1889 – 1897*, London: The New Sydenham Society, 1898, pp. 442 – 447, 450, 337, 493, 465.

② Ann Beck, "Issues in the Anti – Vaccination Movement in England," *Medical History*, Vol. 4, No. 3, 1960, p. 318.

③ Peter Baldwin, *Contagion and the State in Europe, 1830 – 1930*, New York: Cambridge University Press, 1999, p. 300.

④ Ian Glynn and Jenifer Glynn, *The Life and Death of Smallpox*, London: Profile Books, 2005, p. 152.

⑤ Anne Hardy, *The Epidemic Streets: Infectious Disease and the Rise of Preventive Medicine, 1856 – 1900*, Oxford: Clarendon Press, 1993, p. 111.

疫情时，位于市中心的一家天花医院变成了"天花分销商"①。
1892—1893 年，英国又出现天花疫情，伦敦 10 岁以下的已牛
痘接种儿童中 110 人感染，无人死亡；未牛痘接种的 10 岁以
下儿童中 228 人感染，其中 61 人死亡。② 其他地区的数据也大
致如此，表明进行牛痘接种的儿童天花死亡率远低于未进行牛
痘接种的儿童。1895—1896 年，英国再次出现严重的天花疫
情，距离詹纳位于伯克利的家只有几英里、约 4 万人的格洛斯
特镇约 1 万名儿童没有接种牛痘疫苗，出现近 2000 例天花患
者，其中 434 人（占未接种疫苗的病例的 4.3%）死亡，包括
281 名儿童。医院人满为患，大多数病例在家接受治疗，所有
的隔离尝试都无效，城市的商业和贸易瘫痪，③"这场瘟疫对
于格洛斯特镇来说是历史上最惨重的一次"④。1895 年 4 月 1
日的监察员会议上，17 票支持强制牛痘接种、11 票反对、5
票弃权，原因是"格洛斯特多年忽视牛痘接种，天花肆虐"，
随后由 6 名公共牛痘接种员强制牛痘接种。⑤ 1895 年利兹天花
疫情期间，卫生医官证明接种过牛痘疫苗的天花患者仅有 2%

---

① Ian Glynn and Jenifer Glynn, *The Life and Death of Smallpox*, London：Profile Books，2005，p. 160.

② Royal Commission on Vaccination, *A Report on Vaccination and Its Results, Based on Evidence Taken by the Royal Commission during the Years 1889 – 1897*, London：The New Sydenham Society，1898，p. 120.

③ Ian Glynn and Jenifer Glynn, *The Life and Death of Smallpox*, London：Profile Books，2005，p. 160.

④ ［美］唐纳德·霍普金斯：《天国之花——瘟疫的文化史》，沈跃明、蒋广宁译，上海人民出版社 2006 年版，第 121 页。

⑤ Ian Glynn and Jenifer Glynn, *The Life and Death of Smallpox*, London：Profile Books，2005，p. 160.

的死亡率，而 88 名未牛痘接种的患者死亡率高达 19.3%。①

表 4 - 1　　　　　　1893 年伦敦的天花病例和死亡人数②

年龄 （岁）	天花病例 （人）	天花死亡 （人）	天花死亡比 （%）	年龄 （岁）	天花病例 （人）	天花死亡 （人）	天花死亡比 （%）
0—5	168	53	31.5	30—35	250	14	5.6
5—10	191	16	8.3	35—40	182	13	7.1
10—15	230	7	3.0	40—50	199	18	9.0
15—20	340	7	2.0	50—60	79	9	11.4
20—25	393	13	3.3	60—70	35	6	17.1
25—30	298	23	7.7	70—80	9	1	11.1

（三）新式牛痘疫苗的发现

牛痘疫苗传染疾病的可能性和事实一直困扰着牛痘接种的支持者和反对者。19 世纪中叶，为了提升牛痘疫苗的质量，欧洲大陆国家如法国、比利时、荷兰和德国使用甘油来稀释和保存牛痘疫苗，后来又把甘油作为牛痘疫苗的防腐剂。悉尼·阿瑟·蒙克顿·科普曼（Sydney Arthur Monckton Copeman，1862 - 1947）于 1891 年成为地方政府委员会的医疗检查员时，对臂对臂的牛痘接种提出反对意见：臂对臂接种有传播其他疾病如丹毒、肺结核和梅毒的危险。科普曼通过实验证明牛痘疫苗失效源于疫苗在液体状态下失去活力，主张向牛痘疫苗中添

① F. B. Smith, *The People's Health, 1830 - 1910*, London: Croom Helm, 1979, p. 170.

② Charles Creighton, *A History of Epidemics in Britain: From the Extinction of Plague to the Present Time*, Vol. II, Cambridge: Cambridge University Press, 1894, p. 619.

加甘油用以杀菌，提升牛痘疫苗的效力和安全性，并降低二次感染的发生率，推动了甘油牛痘疫苗（glycerinated calf lymph）技术的研发。[①] 1891 年在伦敦举行的国际卫生大会（International Conference of Health）上，科普曼宣布了甘油存储牛痘疫苗的实验结果以及甘油牛痘疫苗的原理和保存方式。[②] 与此同时，科普曼与地方政府委员会的医疗官理查德·索恩·索恩爵士（Sir Richard Thorne Thorne，1841 – 1899）一起访问巴黎、布鲁塞尔、柏林、科隆、德累斯顿（Dresden）和日内瓦，以了解这些城市的牛痘疫苗的保护、储存和分发。他们高兴地发现，自科普曼的研究结果发表后，所访问的国家和城市几乎普遍采用甘油牛痘疫苗，德国还放弃了臂对臂和牛对臂的牛痘接种方式。[③]

悉尼·阿瑟·蒙克顿·科普曼的发现也推动议会的牛痘疫苗改革。1897 年，强制甘油牛痘疫苗立法在下院二读后失败。[④] 第二年，亨利·卓别林在下院发言时对甘油牛痘疫苗的特性和优点予以充分肯定，认为这是"首要的和最重要的"，并从三方面予以阐述。首先，这种牛痘疫苗在保留疫苗活力的同时能够破坏外来生物，丹毒、白喉和其他疾病的微生物等非常迅速地消失。其次，它可以量产，长时间维持功效。最后，

---

① Arthur Salusbury MacNalty, "The Prevention of Smallpox: From Edward Jenner to Monckton Copeman," *Medical History*, Vol. 12, No. 1, 1968, pp. 11 – 12.

② Sydney Arthur Monckton Copeman, *Vaccination: Its Natural History and Pathology*, London: Macmillan, 1899, pp. 73 – 84.

③ John Lithiby, *Shaws' Manual of the Vaccination Law*, London: Butterworth & Co., Shaw & Sons, 1908, 8th edn., p. 31.

④ Hansard, House of Commons, "Vaccination (Calf Lymph)," Vol. 50, 3 June, 1897, https://hansard.parliament.uk/Commons/1897 – 06 – 03.

最重要的是减少危害，消除因牛痘接种而感染梅毒的所有风险和可能性。据此，他预测甘油牛痘疫苗将完全改变公共牛痘接种系统。① 下院议员沃尔特·福斯特爵士（Sir Walter Foster）也充分肯定甘油牛痘疫苗的价值，认为它"在保护人们免受最严重疾病的破坏方面仅次于詹纳的重要发现"，因为它有效又安全，没有任何感染梅毒的可能性，也没有任何传播瘰病或任何其他此类疾病的可能性，可以量产又可以长时间保持功效，六七个月功效还能达到96%—97%。这些优点使它在欧洲大陆已经广泛使用，巴黎、柏林、日内瓦、科隆和布鲁塞尔已经把它作为常规方法。威廉·O.普里斯特利等议员也肯定它的作用。② 正是社会各界充分认识到甘油牛痘疫苗的功用和价值，才使它成为1898年《牛痘接种法》议会辩论中几乎毫无争议的内容。

（四）反牛痘接种派实力的增强

埃德加·M.克鲁克香克在1894年出版的著作中认为，强制牛痘接种的存在阻碍了完全扑灭体系的发展，而"隔离是灭绝天花的首要和主要措施"，预测最终强制上报和隔离取代强制牛痘接种，并采取其他的措施预防疾病的注入和传播。③

_____

① Hansard, House of Commons, "Amendment of The Vaccination Laws," Vol. 54, 15 March, 1898, Column 1677, https：//hansard. parliament. uk/Commons/1898 – 03 – 15.

② Hansard, House of Commons, "Vaccination Bill," Vol. 56, 19 April, 1898, Column 423 – 426, 434 – 442, https：//hansard. parliament. uk/Commons/1898 – 04 – 19.

③ Edgar M. Crookshank, *The Prevention of Small – Pox with Special Reference to the Origin and Development of the Stamping – Out System*, London：H. K. Lewis, 1894, pp. 27, 40.

1895—1896 年的天花疫情促使反牛痘接种派再次质疑牛痘接种的效用，壮大了自身的声势，也使各政党面临政治考验。托利党比自由党和激进派（Radicals）更倾向于支持强制，但反对用国家力量支持牛痘接种，全国反牛痘接种联盟估计它的追随者中约 1/3 支持托利党；① 自由党和激进派更倾向于修改强制牛痘接种法，因部分自由党人支持强制致使反牛痘接种派怀疑其自由放任政策的连贯性和真实性。② 因而，是否强制牛痘接种问题并没有遵循标准的政党路线，反而加剧了他们在牛痘接种倾向上的模糊和摇摆，有利于此后两大政党态度的转变。1893 年 5 月，来自曼彻斯特的保守党议员阿瑟·贝尔福（Arther Balfour，1848 – 1930）提议修改《1867 年牛痘接种法》，虽得到部分议员的支持，但最终被否决。③ 第二年，下院议员霍普伍德先生再提废除强制牛痘接种法的法案，④ 依然失败，这使得反牛痘接种派把希望寄托在 1898 年下院大选上。

1898 年下院大选时，反牛痘接种派左右了雷丁（Reading）的议员选举，从支持托利党改为支持自由党的反牛痘接种候选人。保守党转而重视反牛痘接种派的意见，阿瑟·贝尔福提议向抵抗牛痘接种的精神致意，赞成认真严肃的抵制，并保证不会有任何惩罚。下院大选前一天，一位议员候选人

---

① Malcolm Elliott, *Victorian Leicester*, Chichester：Phillimore, 1979, p. 96.
② Peter Baldwin, *Contagion and the State in Europe*, *1830 – 1930*, New York：Cambridge University Press, 1999, p. 334.
③ Hansard, House of Commons, "Vaccination," Vol. 12, 11 May, 1893, https：//hansard. parliament. uk/Commons/1893 – 05 – 11.
④ Hansard, House of Commons, "Compulsory Vaccination Abolition Bill," Vol. 22, 16 March, 1894, https：//hansard. parliament. uk/Commons/1894 – 03 – 16.

向反牛痘接种代表团保证："先生们，如果你明天投我一票，日后必有厚报。"① 在这样的政治氛围下，大批反牛痘接种派议员被选入下院，下院的风向随之变化。

二　强制牛痘接种废除的开端：1898 年《牛痘接种法》

在多重因素的共同作用下，英国颁布 1898 年《牛痘接种法》，在牛痘接种技术和方法等方面进行调整，"良心拒绝"条款为放弃强制牛痘接种铺平了道路。

1898 年 2 月，被反种牛痘接种派视为"最托利化"的亨利·卓别林出任地方政府委员会主席。3 月 15 日，他在下院总结不得不修改牛痘接种法的三大背景后，提出牛痘接种法的改革新思路，即在充分肯定牛痘接种必要性的前提下，建议改革牛痘接种实践的方法和程序：第一，由以公共牛痘接种站接种为主改为全部上门牛痘接种服务，新生儿牛痘接种时限从 3 个月延长至 12 个月；第二，承认原有牛痘疫苗存在缺陷，认可并推广甘油牛痘疫苗；第三，改变强制臂对臂接种牛痘疫苗；第四，限制对未牛痘接种者的惩罚次数。他希望通过这些改革减少天花这一蹂躏人类的最讨厌最可怕的疾病的影响。②

4 月 19 日，下院围绕卓别林的建议进行二读和辩论。来自反牛痘接种派重镇德比郡的自由党议员沃尔特·福斯特爵士充

---

① Peter Baldwin, *Contagion and the State in Europe, 1830 - 1930*, New York：Cambridge University Press, 1999, pp. 300 - 301, 335.

② Hansard, House of Commons, "Amendment of The Vaccination Laws," Vol. 54, 15 March, 1898, Column 1676 - 1678, https：//hansard. parliament. uk/ Commons/1898 - 03 - 15.

分肯定甘油牛痘疫苗的价值。① 威廉·O. 普里斯特利在肯定詹纳贡献的同时，用 19 世纪天花死亡人数下降的数据强调牛痘接种的价值，肯定甘油牛痘疫苗的优点和二次牛痘接种的必要性。他认为卫生条件的改善有助于预防一些疾病如伤寒的传播，但卫生条件不会阻止未接种牛痘疫苗的儿童感染。② 此后十余天，议员们纷纷就违法牛痘接种的多次惩罚、起诉等内容提出修改意见。

5 月 12 日，沃尔特·福斯特爵士提出"合法的良心拒绝"的观点，于 7 月 19 日进行详细阐述。他认为，牛痘接种的风险无论多小，毕竟存在，只要父母的脑海中恐惧它，就无权强迫他的孩子接种牛痘疫苗，这是他向下院提出修正案的原因。他进一步陈述说，如果父母不愿为孩子接种牛痘疫苗，可以去法庭做一个法定声明——认为接种牛痘疫苗损害孩子的健康，然后获得一张证书，交给牛痘接种官并记录在册，从而使"诚实的良心拒绝者"（honest conscientious objector）免于罚款和监禁。他宣称只有信念坚定的父母会如此行事，也没有藐视法律，医学界也能继续用牛痘接种维护民众的健康，于各方都有利。③

阿瑟·贝尔福支持福斯特的观点，同意在提案的修正版本

----

① Hansard, House of Commons, "Vaccination Bill," Vol. 56, 19 April, 1898, Column 423 – 426, https://hansard. parliament. uk/Commons/1898 – 04 – 19.

② Hansard, House of Commons, "Vaccination Bill," Vol. 56, 19 April, 1898, Column 434 – 442, 447 – 448, https://hansard. parliament. uk/Commons/1898 – 04 – 19.

③ Hansard, House of Commons, "Vaccination Bill," Vol. 62, 19 July, 1898, Column 340 – 345, 347 – 348, https://hansard. parliament. uk/Commons/1898 – 07 – 19.

中增加一项在特定情况下因良心拒绝可豁免牛痘接种的新条款，即"良心条款"（Conscience Clause），建议父母应在婴儿出生的 4 个月内"取悦"两位法官或一位领薪的治安法官，"良心上确认牛痘接种损害孩子的健康"①。在讨论条款的术语时，各派议员们使用"真诚""坦率""严肃"和"信念"等术语界定什么是良心，难以达成一致。当两党都急于通过立法来结束反牛痘接种派的煽动时，保守党的"折中"方案被接受。② 保守党的头面人物用辞藻华丽的语言动员后座议员支持这一折中策略。阿瑟·贝尔福认为，有些议员把公众反对牛痘接种的原因归咎于医生，"我不认为这是医学界和科学观点的责任。毕竟，如果说科学是什么的话，科学就是进步，若不修改以前接受的真理，就无法进步"③。最终，"良心条款"在下院通过后被上院删除，又被下院恢复，最终上院以55：45 的投票通过这一修正案。④

8 月 12 日，1898 年《牛痘接种法》（*The Vaccination Act*，1898，61& 62 Vict. c. 49）成为英国新的牛痘接种法。它的主要内容包括：甘油牛痘疫苗取代臂对臂牛痘接种法；维持强制牛痘接种，婴儿在出生的 6 个月而非 3 个月内由父母或监护人

① Hansard, House of Commons, "Vaccination Bill," Vol. 62, 19 July, 1898, Column 350 – 351, https：//hansard. parliament. uk/Commons/1898 – 07 – 19.

② Hansard, House of Commons, "Vaccination Bill," Vol. 62, 20 July, 1898, Column 442 – 478, https：//hansard. parliament. uk/Commons/1898 – 07 – 19.

③ Logie Barrow, "Clashing Knowledge Claims in Nineteenth – century English Vaccination," in Willem de Blécourt and Cornelie Usborne, eds., *Cultural Approaches to the History of Medicine*：*Mediating Medicine in Early Modern and Modern Europe*, New York：Palgrave MacMillan, 2003, p. 182.

④ John Lithiby, *Shaws' Manual of the Vaccination Law*, London：Butterworth & Co., Shaw & Sons, 1908, 8th edn., pp. 32 – 33.

负责牛痘接种，公共牛痘接种员登门去婴儿家而非在公共牛痘接种站接种牛痘疫苗，婴儿的家庭卫生状况不适合牛痘接种或传染病盛行时可以推迟；授权地方政府委员会制定公共牛痘接种员的职责和薪酬；其中"良心条款"规定，婴儿出生的4个月内，父母如果不愿孩子接种牛痘疫苗，向下院2名议员申请"良心拒绝"的申请并获准后，不追究其法律责任，并获得豁免证书；对未履行牛痘接种的监护人的处罚限于一次定罪和20便士的罚款，不再被起诉2次以上。①

将"良心"作为判断是否牛痘接种的观点始于19世纪中叶。1854年，约翰·吉布斯指出，强制牛痘接种是对父母的"良心定罪"（conscientious convictions）。1858年，一个名叫乔治·里德利（George Ridley）的拒绝牛痘接种者使用"良心拒绝"（conscientious objection）一词在法庭上辩护。此后，反牛痘接种派一再争辩，他们拥有"良心"并按良心办事，经常把自己形容为"有良心的"父母，为"良心的自由"而奋斗。他们建议，任何一个有良心的人都应该本能地反对当前的强制牛痘接种体系。② 正是在吸收这些观念的基础上，"良心条款"成为1898年《牛痘接种法》最具改革性的内容。

综合而言，该法产生五方面的直接影响。

第一，政府承认并改进臂对臂牛痘接种的弊端。理查德·索恩·索恩曾建议英国政府出资只使用来自小牛的牛痘疫苗进

---

① John Lithiby, *Shaws' Manual of the Vaccination Law*, London：Butterworth & Co., Shaw & Sons, 1908, 8th edn., p. 33.

② Nadja Durbach, "Class, Gender, and the Conscientious Objector to Vaccination, 1898–1907," *Journal of British Studies*, Vol. 41, No. 1, 2002, p. 63.

行初次和二次牛痘接种；从国家牛痘疫苗中心分发的牛痘疫苗应实行甘油化或用类似的密封管或其他玻璃容器存储；应建立一个细菌学专家直接监督、有适当设备的细菌学实验室，[1] 这些建议先后被采纳。不久，政府在切尔西设立一座新的细菌实验室，于 1899 年 1 月 1 日开始分发甘油牛痘疫苗，清洗医疗器械并包扎接种牛痘疫苗的儿童的伤口，以减少丹毒病例。[2] 1907 年，新成立的政府牛痘疫苗中心（Government Lymph Establishment）负责甘油牛痘疫苗的生产和分发，推动牛痘接种更简单、更安全。[3] 1901—1902 年多地出现的天花疫情又引发初次和二次牛痘接种数量的增多。

牛痘接种程序的规范化和复杂化也意味着公共牛痘接种站的开支上升。1872 年 3 月 25 日，公共牛痘接种的开支是 112942 英镑，此后逐渐下降，1899 年 3 月 25 日降至 72655 英镑，然而到 1900 年 3 月 25 日，即 1898 年《牛痘接种法》实施 1 年之际，开支升至 237527 英镑，1902 年高达 270628 英镑。这促使地方政府委员会于 1903 年任命一个委员会调查公共牛痘接种员和牛痘接种官的薪酬、开支和业务费。该委员会调查了 16 人，其中一些是地方政府委员会、英格兰和威尔士公共牛痘接种员联盟（the Association of Public Vaccinators of

---

[1] Arthur Salusbury MacNalty, "The Prevention of Smallpox: From Edward Jenner to Monckton Copeman," *Medical History*, Vol. 12, No. 1, 1968, p. 13.

[2] Lindsay Paturalski, " ' To Bring Them under Control' : Vaccination and Medical Authority in England, India, and Jamaica, c. 1800 – 1910," thesis of Ph. D., Boston College, 2021, p. 106.

[3] Arthur Salusbury MacNalty, "The Prevention of Smallpox: From Edward Jenner to Monckton Copeman," *Medical History*, Vol. 12, No. 1, 1968, p. 13.

England and Wales）等相关机构的代表。委员会于次年提交调查报告，并于 1905 年出版。该报告认为，1898 年以来公共牛痘接种的花费并不高，有必要调整公共牛痘接种员的职责和地位，地方政府委员会应降低初次和二次牛痘接种的费用。[①]

第二，放松了强制牛痘接种，是议会向反牛痘接种派妥协的开始。19 世纪八九十年代各地零星出现天花疫情，但牛痘接种已经大大降低天花的发病率和死亡率是一个不争的事实，到 1898 年强制牛痘接种成为一个不怎么紧急的公共卫生问题，[②] 适当调整政策也能为各方所接受。

在坚持强制牛痘接种的前提下，以"良心条款"的方式承认拒绝牛痘接种的合理性是看似微不足道实则是重大的让步。"良心条款"通过区分父母反对牛痘接种是"不负责任的忽视"还是"有根有据的反对"的差别化处理，为反牛痘接种派提供合法的借口，限于 2 次的罚款为社会中下层提供了从累计处罚中解放出来的变通之法，既获得反牛痘接种派的支持，也能够得到支持牛痘接种者的拥护，标志着完全强制牛痘接种的结束。[③] 随着天花病例的减少，政府只能进一步放松立法，这是英国政府半心半意地执行牛痘接种政策的最后举措，这样做比坚持强制造成社会撕裂和逃避牛痘接种

① John Lithiby, *Shaws' Manual of the Vaccination Law*, London: Butterworth & Co., Shaw & Sons, 1908, 8th edn., pp. 34 – 37.

② Dorothy Porter and Roy Porter, "The Politics of Prevention: Anti – Vaccination and Public Health in 19th – century England," *Medical History*, Vol. 32, No. 3, 1988, p. 236.

③ Royston J. Lambert, "A Victorian National Health Service: State Vaccination 1855 – 1871," *Historical Journal*, Vol. 5, No. 1, 1962, p. 12.

要好得多。与实施强制牛痘接种的德国相比，英国的天花死亡率明显更低。①

1898 年《牛痘接种法》的核心问题是良心拒绝的含义模糊不清，非但没有减少抵抗者，反而引发新问题，恶化了工人阶级反牛痘接种派和冷漠无情的地方法官之间早已势同水火的关系，② 一个重要表现是地方法官对"良心拒绝"的解读使该条款在具体执行中标准不一。有些地方的听证会在特定的时间举行以迁就忙碌的父母，而在地方法官支持牛痘接种的地方，未给婴儿牛痘接种的父母受到盘问或威胁，他们的动机受到质疑，豁免证书也被拒绝。③ 反牛痘接种派通过三种方式与法庭这种前后矛盾的、盛气凌人的态度斗争：物色同情反牛痘接种条款的官员；依据法律条文表明他们的优势；游说内政部。依据他们自己的良心行事拒绝授予证书的地方法官认为工人阶级缺谋少智，不可能做出他们的良心选择，这使工人阶级感到他们因社会地位受到良心条款的不公平对待。面对这类地方法官，反牛痘接种派使用该法的明确措辞予以抗辩，只要他或她宣称出于良心拒绝就应该被授予一份证书。为了提高良心拒绝的成功率，全国反牛痘接种联盟在 1898 年出版 2 本小册子，建议父母只回答特定的问题，"不与法官辩论"。反牛痘接种派

① E. P. Hennock, "Vaccination Policy against Smallpox, 1835 – 1914: A Comparison of England with Prussia and Imperial Germany," *Social History of Medicine*, Vol. 11, No. 1, 1998, p. 69.

② Nadja Durbach, "Class, Gender, and the Conscientious Objector to Vaccination, 1898 – 1907," *Journal of British Studies*, Vol. 4, No. 1, 2002, p. 71.

③ Peter Baldwin, *Contagion and the State in Europe, 1830 – 1930*, Cambridge: Cambridge University Press, 1999, p. 301.

实力强大的地方积极执行"良心拒绝"条款。①

在反牛痘接种的重要根据地奥尔德姆，市长和一位地方法官同意每周六下午 3 点收取工人阶级的申请表，每晚 6 点审核申请，大批群众夜复一夜地申请豁免证书。到 1898 年 12 月中旬，据说奥尔德姆的地方法官已经开具 3.4 万—4 万份豁免证书。在反牛痘接种派的另一个根据地基思利，任何人在申请豁免证书时，只要以"是"回复地方法官的问题，就立刻得以豁免，一天之内批准 800 份豁免证书。据说这些地区新生儿的牛痘接种率已经从 95% 骤降至 2%。② 到 1898 年末，英国各地根据"良心条款"而颁发的豁免证书达 203143 份之多，意味着当年有 20 多万婴儿没有接种牛痘疫苗，其中兰开郡占 1/4 强，莱斯特颁发 28524 份豁免证书。③

当然，坚定的反牛痘接种派认为，议会的这些调整丝毫没有改变强制牛痘接种的实质，在地方上的表现也不尽如人意，是一场不彻底的胜利。④ 譬如，没有牛痘接种证明的人在人寿保险、租房、求职等方面依然寸步难行。到 1904 年，内政部收到约 500 封针对法官和地方法官拒绝授予良心拒绝者豁免证书的抱怨。1904 年和 1906 年，内政部两次公布的备忘录鼓励

---

① Nadja Durbach, "Class, Gender, and the Conscientious Objector to Vaccination, 1898 – 1907," *Journal of British Studies*, Vol. 41, No. 1, 2002, pp. 73 – 74.

② Nadja Durbach, "Class, Gender, and the Conscientious Objector to Vaccination, 1898 – 1907," *Journal of British Studies*, Vol. 41, No. 1, 2002, p. 75.

③ F. B. Smith, *The People's Health, 1830 – 1910*, London: Croom Helm, 1979, p. 165.

④ Lindsay Paturalski, "'To Bring Them under Control': Vaccination and Medical Authority in England, India, and Jamaica, c. 1800 – 1910," thesis of Ph. D., Boston College, 2021, p. 106.

地方法官在评估良心拒绝时保持一致，重申只要申请者是真诚的，地方法官无须认同申请者的立场，① 以此限制地方法官的随意拒绝权。

第三，引发申请良心拒绝人选的性别问题。在 1898 年《牛痘接种法》的辩论中，亨利·卓别林认为，无论父亲还是母亲都拥有孩子的监护权，都可以申请良心拒绝证书。② 正如许多议员坚持的，英国法律普遍的主张是父亲对孩子负主要责任，父亲作为合法监护人决定牛痘接种与否。事实上，大多数家庭中母亲操持家庭，照顾孩子的健康，对孩子的健康负责，许多自由党和工党议员认为母亲申请孩子豁免证书的权利是自然而然的。他们还认为，女性申请豁免也较容易，因为她们不用被迫浪费一个工作日只为法庭一日游。③ 最终，监护人性别的认定由地方法官自行裁决，"通常父亲是申请良心拒绝证书的唯一人选。孩子处于父亲而非母亲的监护下"，把该法中的 "Parent" 默认为 "若父母共同生活，由父亲（father）负责孩子的牛痘接种"④。某些地方把申请豁免证书的母亲打发走，给出的解释是必须由父亲申请，还有一些地方承认母亲也是良心拒绝者，当她们面临起诉被传唤时，可以出现在法庭上申请

---

① Nadja Durbach, "Class, Gender, and the Conscientious Objector to Vaccination, 1898 – 1907," *Journal of British Studies*, Vol. 41, No. 1, 2002, p. 76.

② Hansard, House of Commons, "Vaccination Bill," Vol. 62, 25 July, 1898, Column 1137, https://hansard.parliament.uk/Commons/1898 – 07 – 25.

③ Nadja Durbach, "Class, Gender, and the Conscientious Objector to Vaccination, 1898 – 1907," *Journal of British Studies*, Vol. 41, No. 1, 2002, p. 79.

④ John Lithiby, *Shaws' Manual of the Vaccination Law*, London: Butterworth & Co., Shaw & Sons, 1908, 8th edn., p. 102.

豁免。1898 年基思利 95% 申请豁免证书的是母亲。[1] 孩子监护人的性别模糊也在随后的立法中予以明确。

第四，对医学界和国家医学干预产生影响。反牛痘接种运动使工人阶级在社会上发出了新的声音，影响公共医疗系统随之变化。反牛痘接种派利用医生自己的统计数据"证明"牛痘接种的危险，形成了一种新的医疗语言和一种新的"真理"[2]，改变了牛痘接种的方式和选择。

牛痘接种方式和地点的改变对家庭来说更安全更容易，提升了民众对医学界的信任。[3] 随着公共医生学会说服而不是强迫公众，那些依赖公共医学为生的人用更好的经验和更完美的结果为医学行业创造更多的信任，有助于他们专业权威形象的塑造。穷人和工人阶级积极参与公共卫生活动，也是建构更有效更健全的公共卫生体系的基础，一个很明显的结果是工人阶级越来越多地主动选择接种牛痘疫苗，在事实上提高了被保护者的数量。[4] 1898 年《牛痘接种法》通过后的 3 个月内牛痘接种婴儿数量超过了以往时期。[5] "良心条款"是国家医学为适

---

[1] Nadja Durbach, "Class, Gender, and the Conscientious Objector to Vaccination, 1898 – 1907," *Journal of British Studies*, Vol. 41, No. 1, 2002, p. 78.

[2] Lindsay Paturalski, "'To Bring Them under Control': Vaccination and Medical Authority in England, India, and Jamaica, c. 1800 – 1910," thesis of Ph. D., Boston College, 2021, p. 107.

[3] Lindsay Paturalski, "'To Bring Them under Control': Vaccination and Medical Authority in England, India, and Jamaica, c. 1800 – 1910," thesis of Ph. D., Boston College, 2021, p. 106.

[4] Royston J. Lambert, "A Victorian National Health Service: State Vaccination *1855 – 1871*," *Historical Journal*, Vol. 5, No. 1, 1962, p. 12.

[5] Ann Beck, "Issues in the Anti – Vaccination Movement in England," *Medical History*, Vol. 4, No. 3, 1960, p. 318.

应不断变化的形势而不断调整的结果，促使政府不断探索更灵活更有效的预防医学举措，更注重国家医学的普遍性和有效性与民众接受的差异性和灵活性的调适。

第五，没有完全满足反牛痘接种派的要求。1898 年《牛痘接种法》的"良心拒绝"条款放宽了对拒绝牛痘接种者的惩罚，并没有承认以莱斯特方法为代表的隔离等方法的地位。在 1900 年伊斯特本举行的冬季会议上，"反牛痘接种斗士"穿着囚服亮相，① 意味着反牛痘接种派还在继续斗争。

三　强制牛痘接种的彻底废除

1898 年《牛痘接种法》通过后，执行"良心拒绝"条款所引发的各种案件以及豁免证书成为下院质询的重要问题。譬如，1899 年 3 月，来自莱斯特的下院议员洛根（Logan）质询地方政府委员会，有无在本届议会提议修改 1898 年《牛痘接种法》的部分内容以防止地方法官拒绝颁发豁免证书的议案，得到否定的回答。②

在 1901 年伦敦天花疫情的背景下，1902 年初，地方政府委员会主席沃尔特·朗（Walter Long）在下院回复议员质询时指出，政府还没有收到 1901 年新生儿初次和二次牛痘接种的资料，过去几个月里，伦敦及周边地区出现众多的牛痘接种异常情况。他所辖部门自 1901 年 9 月初以来已向公共牛痘接种

---

① Nadja Durbach, *Bodily Matters*：*The Anti - Vaccination Movement in England*，*1853 - 1907*，Durham and London：Duke University Press, 2005，p. 103.

② Hansard, House of Commons, "Vaccination Exemption Certificates," Vol. 68, 21 March, 1899, https：//hansard. parliament. uk/Commons/1899 - 03 - 21.

员发放了 48 万份牛痘疫苗，比这一时期的正常供应多出约 30 万份，多出的相当一部分已经发给了伦敦。① 几天后，牛痘接种法修正案在下院二读后又流产。②

随着 1906 年大选自由党的大获全胜，100 名反牛痘接种派议员进入下院，下院先后出现 12 次质询豁免证书事宜，③ 为新牛痘接种法的出台提供强大的舆论基础。1907 年初，出身工人阶级、代表反牛痘接种立场的约翰·伯恩斯（John Burns）出任地方政府委员会主席，提出了一项折中而不是废除牛痘接种的法案。但在"父母"作为监护人的界定上，伯恩斯又表现出强烈的父权思想，认为承认母亲（mother）作为监护人（parent）之一是"不明智的坏法律，思虑不周"，应否认女性拥有申请豁免证书的权利，因为"冷漠或懒惰的男人把自己的主要职责转嫁给妻子"是错误的，孩子的责任主要仰赖"父亲"（father）④。在妇女争取政治和家庭权利如火如荼进行的 20 世纪初，这一赤裸裸否认母亲的女性权利的观点引起轩然大波，遭到社会各界的反对（图 4 - 1）。"父母"（parent）的界定引起各方关注，成为最具争议的词汇，下院多次辩论才达

① Hansard, House of Commons, "Small Pox Epidemic—Vaccination Statistics," Vol. 101, 23 January, 1902, Column 678, https：//hansard. parliament. uk/Commons/1902 - 01 - 23.

② Hansard, House of Commons, "Vaccination Acts Amendment Bill," Vol. 101, 28 January, 1902, https：//hansard. parliament. uk/Commons/1902 - 01 - 28.

③ 根据汉萨德资料统计。https：//hansard. parliament. uk/search/Debates?. https：//hansard. parliament. uk/search/Debates?

④ Nadja Durbach, "Class, Gender, and the Conscientious Objector to Vaccination, 1898 - 1907," *Journal of British Studies*, Vol. 41, No. 1, 2002, pp. 77, 79.

成共识。①

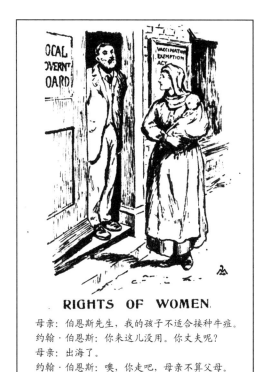

图 4 - 1　女性的权利（约 1907 年）

资料来源：Nadja Durbach, *Bodily Matters：The Anti - Vaccination Movement in England, 1853 - 1907*, Durham and London：Duke University Press, 2005, p. 193.

1907 年 8 月 28 日颁布的《牛痘接种法》（*The Vaccination*

---

① 1907 年 8 月 8 日的下院辩论参见 Hansard, House of Commons, "Vaccination Bill," Vol. 180, 8 August, 1907, https：//hansard. parliament. uk/Lords/1907 - 08 - 08. 1907 年 8 月 22 日的下院辩论参见 Hansard, House of Commons, "Vaccination Bill," Vol. 181, 22 August, 1907。

Act，1907，7 Edw.，c. 31）规定：允许按需豁免，扩大被豁免婴儿的范围，父母之一或其他监护人一宣布牛痘接种"不利于孩子健康"的"良心拒绝"就自动获得豁免证书，无须得到地方法官的同意；父母俱在时由父亲申请良心拒绝，父亲连续 4 个月不在家时由母亲申请。该法于 1908 年 1 月 1 日起实施，其他法律与之相抵触的条款一律作废。[①] 该法表明，在公开和合法的方式内，工人阶级也拥有了完全的选择权，摧毁了豁免权中的阶级偏见，[②] 并赋予母亲一定的豁免申请权。女性和工人阶级赢得良心拒绝者地位是反牛痘接种运动的一项重要的社会成就和政治进步，挑战了中产阶级男性的家庭权威地位，深化了女性和工人阶级的公民权主张，对他们继续争取法律面前的平等待遇至关重要。良心拒绝的豁免证书数量在该法通过后几乎上涨 3 倍，从 1907 年的 57675 份升至 1908 年的 162799 份、1909 年的 190689 份。这意味着父母任一方或监护人都能够通过声明获得豁免证书，消除起诉违反者的法律依据，从事实上取消了英国的强制牛痘接种。[③]

工人阶级对该法表示满意。然而，自由派和个人权利的捍卫者认为 1907 年《牛痘接种法》仍不尽如人意，继续坚持反牛痘接种运动。组织有序的反牛痘接种派采取中间立场，把新

---

① John Lithiby, *Shaws' Manual of the Vaccination Law*, London：Butterworth & Co., Shaw & Sons, 1908, 8th edn., pp. 118, 40 – 41.

② Nadja Durbach, "Class, Gender, and the Conscientious Objector to Vaccination, 1898 – 1907," *Journal of British Studies*, Vol. 41, No. 1, 2002, p. 77.

③ Lindsay Paturalski, "'To Bring Them under Control': Vaccination and Medical Authority in England, India, and Jamaica, c. 1800 – 1910," thesis of Ph. D., Boston College, 2021, pp. 105 – 106.

的良心条款视为"通向绝对自由的一部分"。全国反牛痘接种联盟表达了反牛痘接种派在广泛原则上应团结和保留平台的愿望，[1] 但其根基进一步弱化。到 1908 年，全国反牛痘接种运动逐渐退潮，其原因除工人阶级获得更多的豁免证书，反牛痘接种运动的主要领导人或退休或辞世外，还与莱斯特方法作为天花防治的另一种方式被官方认可密切相关。

第二节 天花防治新风向

在强制牛痘接种逐渐放松的过程中，以隔离和上报为特色的莱斯特方法的优势不断凸显，不仅是抗衡强制牛痘接种的重要举措，还被许多城镇广泛接受，加快了隔离医院等相关设施的建设。1901 年官方正式把莱斯特方法视为与牛痘接种并列的天花防治方法，标志着英国的天花防治从强制接种一家独大演变为多措并举。

一 隔离与免疫接种的并存

莱斯特倡导和实施的莱斯特方法实际上是一种以上报和隔离为核心的天花防治体系。这既是英国传统传染病防治的重要举措，又在莱斯特的推动下不断完善和发展，最终被政府接纳为与牛痘接种并存的天花防治方式。这一方法对英国的预防医学、国家干预等方面也产生重要影响。

---

① Nadja Durbach, *Bodily Matters*：*The Anti - Vaccination Movement in England*，*1853 - 1907*，Durham and London：Duke University Press，2005，p. 200.

（一）缓慢发展的传染病上报制度

19 世纪以来，上报制度已经存在于形形色色的公共卫生旗号下。1851 年和 1853 年的《公共住房法》（*The Common Lodging Houses Act*）是上报制度的先驱。1851 年法案要求房东在房客发烧或患有传染病时通知当地部门或济贫机构的医学官员，房东若疏忽大意课以 40 先令的罚款。1853 年的法案规定，房客如发烧或患有传染病，经地方当局同意后及时送医。① 1866 年之前，立法机构没有制定立法来兴建传染病医院并推动这些病例的隔离。② 作为 1855 年《垃圾清理法》（*Nuisances Removal Act*）的修正版，1866 年的《卫生法》授权卫生医官把患者由社区转入医院，第二十五条和二十八条规定泄露被感染患者信息属于犯罪。③ 该法并没有强制要求提供隔离医院，上报无须登记名字，只是确认传染病的情况，目的是尽可能减少传染的风险；逮捕和隔离那些坚持危险行为的潜在危险病例，也没有引起社会各界的反对。1877 年的《博尔顿改善法》（*Bolton Improvement Act*）规定，户主及医务人员有责任把天花、霍乱或其他任何传染病或传染性发烧的所有病例上报至相关机构。医务人员每确认一个病例奖励 2 先令 6 便士，故意隐瞒者被处以最高 10 英镑的罚款。从 1879 年开始，通报体系逐渐在哈德斯

① Graham Mooney, "Public Health versus Private Practice: The Contested Development of Compulsory Infectious Diseas Notification in Late – Nineteenth – Century Britain," *Bulletin of the History of Medicine*, Vol. 73, No. 2, 1999, p. 244.

② Royal Commission on Vaccination, *A Report on Vaccination and Its Results Based on the Evidence Taken by the Royal Commission 1889 – 1897*, London: New Sydenham Society, 1898, p. 258.

③ Robert Cecil Austin, *The Sanitary Act, 1866*, London: Nicholls Bros, 1867, pp. 30 – 33.

菲尔德（Huddersfield）、博尔顿、莱斯特、诺维奇等地实施。[1]
1883 年底，英格兰和威尔士共在 34 个城镇约 250 万人口中实
行包括天花在内的传染病的上报，报告包括周边最近的传染病
病例及传播的证据等，[2] 具体的上报种类和方法略有差异。[3]
从 1885 年开始，许多反牛痘接种城镇把严格执行上报和隔离
作为天花防治的重要举措。[4]

　　为更及时有效地应对传染病，1889 年 8 月 30 日通过的
《传染病修正案》（*Infectious Diseases* ［*Notification*］ *Act*，1889，
52 & 53 Vict. c. 72）明确规定：法案公布之后的 2 个月内，伦
敦的地方政府必须执行，选择接受该法的其他城市、乡村和港
口也可以上报，地方政府可根据情况扩大上报的传染病种类，
户主和医学从业人员在发现相关传染病后立即向当地的卫生医
官报告，必须上报的传染病包括天花、霍乱、腹泻、猩红热、
伤寒、斑疹伤寒等 13 种传染病。[5] 天花居于上报的第一位，表
明天花在传染病中的地位。该法立即被 75 个地方政府所接受，
约克郡西区实施该法的地方数量从 1889 年末的 17 个增至 1891

---

　　① F. B. Smith, *The People's Health*，*1830 – 1910*，London：Croom Helm，1979，
p. 170.

　　② Royal Commission on Vaccination, *A Report on Vaccination and Its Results Based
on the Evidence Taken by the Royal Commission 1889 – 1897*, London：New Sydenham So-
ciety，1898，pp. 264 – 265.

　　③ Graham Mooney, "Public Health versus Private Practice：The Contested Devel-
opment of Compulsory Infectious Disease Notification in Late – Nineteenth – Century Brit-
ain," *Bulletin of the History of Medicine*, Vol. 73, No. 2, 1999, p. 244.

　　④ F. B. Smith, *The People's Health*，*1830 – 1910*，London：Croom Helm，1979，
p. 170.

　　⑤ Great Britain, *Infectious Disease* (*Notification*) *Act*, 1889, London：Eyre and
Spottiswoode, for T. Digby Pigott, 1889, pp. 1 – 3.

年的 96 个。到 1891 年，该法已适用于 555 座城市和 372 个农村地区，英格兰和威尔士 2000 万人中的 1600 万人理论上已经生活在它的保护之下。1895—1901 年，天花、白喉、猩红热和斑疹伤寒的上报率从 14% 升至 30.4% 。上报体系发展缓慢的一个原因是：它以自愿为基础，医学专业人士在这个问题上分为两派。两派都意识到上报的重要性，但由谁负责存在争议，当地的卫生医官想把上报的责任落在医生身上，而普通医生想把它完全放在户主的肩上。①

（二）莱斯特方法的被认可

1876 年以来，莱斯特方法形成一套行之有效的运行体系，并在政府相关立法的推动下不断向周边区域扩展，加快了传染病隔离医院建设等配套设施的发展。以莱斯特方法为代表的隔离获得从地方到中央的认可与反牛痘接种派的大力宣传、强制牛痘接种激起的社会不满密切相关。反牛痘接种派的声势壮大之时，反牛痘接种、宣传隔离之路也较为顺畅。如果牛痘接种是 19 世纪 60 年代末之前的主要预防政策，那么 1885 年后天花的控制主要依靠地方预防部门的警觉性。② 19 世纪末的天花疫情证明了以上报和隔离为特色的莱斯特方法在保护个人免遭天花方面的功效。20 世纪初英国天花数量减少的原因，除了初次和二次牛痘接种外，作为公共卫生标志的卫生学和莱斯特方法在公众的广泛支持下蓬勃发展也是重要推动力。③

① Anthony S. Wohl, *Endangered Lives： Public Health in Victorian Britain*, London： J. M. Dent & Sons Ltd. , 1983, pp. 140, 137.

② Anne Hardy, *The Epidemic Streets： Infectious Disease and the Rise of Preventive Medicine, 1856 – 1900*, Oxford： Clarendon Press, 1993, p. 150.

③ Lindsay Paturalski, " ' To Bring Them under Control'： Vaccination and Medical Authority in England, India, and Jamaica, c. 1800 – 1910," thesis of Ph. D. , Boston College, 2021, p. 108.

1897 年公布的皇家牛痘接种委员会报告的第四部分着重讲述除牛痘接种之外其他有助于减弱天花危害的方法及其实施，其实质是论述以莱斯特方法为代表的隔离和上报体系，并以莱斯特、谢菲尔德、伦敦等地的隔离和上报体系为例论述。"除牛痘接种外还有什么措施能够减弱天花的流行？"皇家牛痘接种委员会自问自答："我们可以毫不犹豫地回答，疾病的完全上报体系，辅之以及时将被感染者送至医院隔离，再加上认真的监督，或者，尽可能把那些与之接触过的人立即隔离 16 天，对于减弱天花流行至关重要。"当然，它也提醒"需要注意两个成功的条件"：首先，不要让众多的天花患者拥挤在医院，医院也不要坐落在人口稠密的街区；其次，配备一应俱全的救护设施。如果这些条件无法贯彻，效果会大打折扣，难以达到隔离的效果。[①]就英国的实际情况而言，这是英国各地隔离和上报的经验和教训的深刻总结，并影响了随后隔离医院建设和隔离体系的发展。

1887—1888 年天花盛行期间，谢菲尔德没有实行强制上报，在上报实施的前 3 个月，实际感染的 32 例天花病例中只有 8 例上报，严峻的疫情也使上报的比例上升。疫情最严峻的时刻，有证据表明该体系被认为是失败的，医院的床位短缺无法接收天花患者。然而，天花疫情之初家庭及时把天花患者送医的好处很快显露出来，周边地区天花病例增多，而谢菲尔德的天花得到有效控制。[②]作为莱斯特方法的发源地，莱斯特的

①　Royal Commission on Vaccination, *A Report on Vaccination and Its Results Based on the Evidence Taken by the Royal Commission 1889 – 1897*, London：New Sydenham Society, 1898, pp. 253 – 289, 283 – 284.

②　Royal Commission on Vaccination, *A Report on Vaccination and Its Results Based on the Evidence Taken by the Royal Commission 1889 – 1897*, London：New Sydenham Society, 1898, p. 274.

天花预防更是卓有成效，比其他大城镇无论是在天花病例还是天花死亡数量方面都少得多。莱斯特的卫生医官总结莱斯特的天花防治方法包括上报、医院隔离、消毒、牛痘接种和接触监测（surveillance of contacts）等内容，作为普遍被认可的应对天花的重要方式在许多地区实施。其中接触监测被认为是与天花预防相关的最重要的行政措施之一，莱斯特是实施这一举措的先驱之一。1892—1893 年，莱斯特出现 355 例天花，21 人死亡，死亡率低于 6%。① 卫生医约瑟夫·官普里斯特利在 1893年的报告中认为这是城镇积极主动预防天花的结果。莱斯特的经历表明，在天花盛行期间警觉而又迅速地采取隔离等措施是限制天花传播的有效的方式。②

至 1879 年，英国大约 1510 个主要卫生机构中只有 296 个（约 1/5）配备隔离传染病的措施，此后各地开始设立隔离医院。③ 理查德·索恩·索恩医生受皇家委员会委托调查 1881—1882 年伦敦的天花疫情和报告发烧病例的医院。他认为天花比其他传染病更适合隔离，患者也比其他特殊发烧的患者更愿意隔离。④ 然而，与上报和隔离措施配套的隔离医院慢慢悠悠的发展，影响了隔离措施的实施。医生罗杰·麦克尼尔（Rog-

① Charles Killick Millard, *The Vaccination Question in the Light of Modern Experience*: *An Appeal for Reconsideration*, London: H. K. Lewis, 1914, pp. 124 – 126.

② Royal Commission on Vaccination, *A Report on Vaccination and Its Results Based on the Evidence Taken by the Royal Commission 1889 – 1897*, London: New Sydenham Society, 1898, pp. 272 – 273.

③ Roger McNeill, *The Prevention of Epidemics and the Construction and Management of Isolation Hospitals*, London: J. & A. Churchill, 1894, p. 4.

④ Royal Commission on Vaccination, *A Report on Vaccination and Its Results Based on the Evidence Taken by the Royal Commission 1889 – 1897*, London: New Sydenham Society, 1898, pp. 261 – 262.

er McNeill）在《传染病预防与隔离医院的建设和管理》一书中认为，隔离医院的重要性还没有引起医学界的重视，隔离医院周边民众甚至认为医院是一大危险源，还没有意识到它通过采取适当措施预防传染病的保障功能。他强调隔离医院的主要目标是把患者与健康人隔开，以阻止传染病的传播。[1]

　　除了对隔离医院的认识不足外，英国各地对隔离医院的开支和建造等相关事宜还处于摸索阶段。1882 年地方政府委员会估计，每张床位耗资 200—300 英镑，这笔费用大大超出了绝大多数农村地区政府的支付能力，也超过了许多城镇的支付能力。到 1891 年，英国仅有隔离医院 400 家，发展缓慢的原因依然是资金缺乏。例如，德比郡有 2 家地方卫生机构，每年所获得的拨款仅 4000 英镑，其他四五个地区卫生机构的拨款也仅有 4000—8000 英镑。德比郡的卫生医官写道，"这些地区不可能负担建立隔离医院的职责，即使建立了也难以维持"。达拉谟的一家隔离医院，只有 5 张床，没有任何消毒器械。卡莱尔的隔离医院设有 32 张床，缺少消毒设备。人口超过 36.7 万人的利兹只有一家设有 64 张床位的"康复房"和一家配备 36 张床位的天花医院。与其他许多城镇一样，50 多万人口的利物浦也依靠当地的济贫院为传染病患者提供住处，因没有合适的隔离场所被地方政府委员会严厉批评，到 1892 年才设立 3 家隔离医院，总共 298 张床位，花费 8 万多英镑。[2] 截至 1892

---

① Roger McNeill, *The Prevention of Epidemics and the Construction and Management of Isolation Hospitals*, London: J. & A. Churchill, 1894, p. vii.

② Anthony S. Wohl, *Endangered Lives: Public Health in Victorian Britain*, Cambridge: Cambridge University Press, 1983, pp. 138 – 139.

年 12 月，英国 36.6% 的卫生机构提供传染病的隔离设施，或是在他们自己的医院或是在周边，其中 20.4% 的机构为天花患者提供专门的住宿。这意味着隔离在限制天花传播方面的价值被地方政府委员会的医疗官们所认可。①

　　皇家牛痘接种委员会建议采取更广泛的措施隔离天花患者，也意识到隔离体系若要完全运转不仅需要最高的效率，还需要相关立法的许可。② 1893 年出台的《隔离医院法》（*The Isolation Hospitals Act*）授权各郡建立隔离医院，所需开支仍是最大的掣肘。11 万多人口的博尔特（Bolter）在 1877 年成为英格兰第一个实施传染病强制上报的城镇，要求医生和业主必须上报传染病，但它没有隔离病房，1882 年才建立市立发烧医院（Borough Fever Hospital），到 1895 年才仅有 32 张床位和一些临时床位。拥有 42.6 万人口的德比郡到 1895 年才建立了一家常设隔离医院。③

　　隔离医院的选址直到 1905 年还在下院争论不休。5 月 25 日，下院议员贝利先生（Mr. Bayley）在下院质询地方政府委员会主席：贵部门的医疗检查员里斯医生（Dr. Reece）是否向利物浦市政府提供了利物浦天花医院报告的副本？利物浦市政府为了避免周围居民感染天花，打算停止使用位于市区的 2 家

---

　　① Royal Commission on Vaccination, *A Report on Vaccination and Its Results Based on the Evidence Taken by the Royal Commission 1889 – 1897*, London: New Sydenham Society, 1898, p. 260.

　　② Royal Commission on Vaccination, *A Report on Vaccination and Its Results Based on the Evidence Taken by the Royal Commission 1889 – 1897*, London: New Sydenham Society, 1898, pp. 285 – 286.

　　③ Anthony S. Wohl, *Endangered Lives: Public Health in Victorian Britain*, Cambridge: Cambridge University Press, 1983, p. 138.

天花医院，里斯医生对此予以严厉谴责，请问贵部门是否就此事给出回复？地方政府委员会主席杰拉尔德·贝尔福（Gerald Balfour）回答说，本部门已经将里斯医生的报告副本寄给了利物浦市议会，但没有收到明确的反馈意见；不过，本部门收到利物浦市政府发来的一份备忘录，主要包括天花医院是否存在传播疾病的责任，以及在远离人口密集区设立天花医院的意见等内容，并于 1902 年将此备忘录的副本发给包括利物浦在内的各城市的市议会，附带通知中明确建议天花医院应设于人口稀少之所。①

皇家牛痘接种委员会认为，伦敦的医疗实践表明，隔离体系确实能够阻止天花传播。② 伦敦于 1870 年设立第一家发烧医院，主要接收天花和猩红热病人，到 1893 年已拥有 5000 多张床位。③ 为了节省开支和减少传染，为军队服务的医院营地（hospital camp）④ 也曾临时被用作隔离医院。大都市收容救济委员会（Metropolitan Asylums Board）于 1883 年底使用达伦斯（Darenth）⑤ 的一家医院营地用于天花患者的隔离和治疗。⑥

① Hansard, House of Commons, "Isolation of Liverpool Smallpox Hospitals," Vol. 146, 25 May, 1905, Column 1380, https://hansard. parliament. uk/Commons/1905 – 05 – 25/debates/d0f26605 – 27f0 – 407b – 8444 – 3abf46686629/IsolationOfLiverpoolSmallpoxHospitals.

② Royal Commission on Vaccination, *A Report on Vaccination and Its Results Based on the Evidence Taken by the Royal Commission 1889 – 1897*, London: New Sydenham Society, 1898, p. 280.

③ Anthony S. Wohl, *Endangered Lives: Public Health in Victorian Britain*, Cambridge: Cambridge University Press, 1983, p. 140.

④ 医院营地（hospital camp），即兵站医院（camp hospital），主要为军队服务的医院。

⑤ 达伦斯位于肯特郡，有驻军。

⑥ Royal Commission on Vaccination, *A Report on Vaccination and Its Results Based on the Evidence Taken by the Royal Commission 1889 – 1897*, Vol. 1, London: New Sydenham Society, 1898, p. 263.

1901 年，地方政府委员会印发医疗署就隔离医院规章致各地的备忘录："隔离医院最重要的功能是隔离传染病的第一个病例，及时阻止传染病传播到其他家庭和地方。"① 莱斯特卫生医官查尔斯·基利克·米勒德认为，英国其他传染病的预防举措并没有像隔离之于天花那样有效，医院的天花隔离取得了引人注目的成功。②

　　针对改善卫生预防天花的观点，《牛痘接种调查员》派遣卫生医官到格洛斯特郡的农村地区调查，公开谴责仅凭卫生就能预防天花的理论，强调卫生的改善并不能有效预防天花，因为天花不是一种肮脏病（filth discase）而是传染病。③ 20 世纪初，莱斯特的卫生医官查尔斯·基利克·米勒德并不反对牛痘接种，但认为应在卫生条件良好的情况下实施，这是他对比国内外莱斯特方法、牛痘接种和卫生在天花预防中的作用后得出的结论。他认为，卫生问题不仅是清洁和供水卫生的问题，还包括相关问题，即防止过度拥挤，提供足够的医院床位和适当的隔离设施。④ 在列举日本、印度等地的例子后，查尔斯·基利克·米勒德以米德尔斯伯勒（Middlesbrough）、沃林顿（Warrington）、谢菲尔德为例说明牛痘接种和卫生相对有限的

---

① Alexander Paul, *The Vaccination Problem in 1903 and the Impracticability of Compulsion*, London: P. S. King, 1903, pp. 33 - 34.

② Charles Killick Millard, *The Vaccination Question in the Light of Modern Experience: An Appeal for Reconsideration*, London: H. K. Lewis, 1914, p. 49.

③ Dorothy Porter and Roy Porter, "The Politics of Prevention: Anti - Vaccination and Public Health in 19th - century England," *Medical History*, Vol. 32, No. 3, 1988, p. 247.

④ Ian Glynn and Jenifer Glynn, *The Life and Death of Smallpox*, London: Profile Books, 2005, p. 159.

影响。譬如，米德尔斯伯勒卫生状况良好，积极实施牛痘接种，因缺少独立的天花医院，传染病医院为天花患者提供 14 张床位，1897 年的天花疫情使医院的 60 张床位不够用，最终出现 1411 例天花病例，其中 1213 例（86%）接种牛痘疫苗。这也使查尔斯·基利克·米勒德得出"牛痘接种和卫生在保护群体免于天花方面作用有限"的结论。[1]

皇家牛痘接种委员会对隔离体系的未来持保守态度，认为"没有人能言之凿凿地得出结论，认为牛痘接种被隔离体系取而代之。它作为牛痘接种的辅助措施是一回事，能否取而代之是另一回事"[2]。历史的发展超出了它的审慎，与莱斯特方法相比，牛痘接种才是天花出现时的一种应急措施。[3] 反牛痘接种派在完全取消强制牛痘接种法未果后，力图通过立法程序把牛痘接种置于个人自由选择的框架内。在他们的不懈斗争下，1901 年议会正式同意把牛痘接种与莱斯特体系都作为官方的天花预防办法，[4] 但在具体执行时，莱斯特坚持上报、隔离、消毒至上，其次才是牛痘接种，即以莱斯特方法为主，牛痘接种为辅；而官方原则则是初次和二次牛痘接种第一，其他措施

---

① Charles Killick Millard, *The Vaccination Question in the Light of Modern Experience: An Appeal for Reconsideration*, London: H. K. Lewis, 1914, pp. 54 – 55, 44.

② Royal Commission on Vaccination, *A Report on Vaccination and Its Results Based on the Evidence Taken by the Royal Commission 1889 – 1897*, London: New Sydenham Society, 1898, p. 286.

③ Charles Killick Millard, *The Vaccination Question in the Light of Modern Experience: An Appeal for Reconsideration*, London: H. K. Lewis, 1914, p. 126.

④ Dorothy Porter and Roy Porter, "The Politics of Prevention: Anti – Vaccinationism and Public Health in Nineteenth – Century England," *Medical History*, Vol. 32, No. 3, 1988, p. 236.

第二,① 即用莱斯特方法保护集体，牛痘接种保护个人。② 从随后的应对来看，很多卫生机构试图兼顾两种方法。③

20 世纪初，零星出现的天花病例继续影响天花的防治举措。1903 年 7 月 21 日，来自米德尔斯伯勒的下院议员质询地方政府委员会主席，是否考虑制定防止天花传播条例，即所有与天花患者接触者应在天花潜伏期隔离，或初次或二次接种牛痘疫苗；隐瞒天花病例信息或提供虚假信息是否构成犯罪。地方政府委员会主席沃尔特·朗将"考虑就这些问题赋予地方当局便宜行事之权，若要令人满意地处理，可能有必要立法"作为回答。④ 最终，这类立法并没有出台，而英国已经能够及时有效地控制零星的天花病例。1905—1906 年，反牛痘接种派的据点拉夫伯勒（Loughborough）、北安普敦、班伯里和基思利几乎一半的新生儿都获得了豁免证书。其他区域几乎所有的豁免也来自工人阶级和下层中产阶级。⑤ 医学界曾哀叹大规模不接种牛痘疫苗会导致天花的卷土重来，但这一悲观预测并未成真。⑥

---

①　William Osler, *Principles and Practice of Medicine*, New York and London：Appleton, 1916, p. 324.

②　Dorothy Porter and Roy Porter, "The Politics of Prevention：Anti – Vaccinationism and Public Health in Nineteenth – Century England," *Medical History*, Vol. 32, No. 3, 1988, pp. 236 – 237.

③　Stuart M. Fraser, "Leicester and Smallpox：The Leicester Method," *Medical History*, Vol. 24, No. 3, 1980, p. 325.

④　Hansard, House of Commons, "Smallpox—Isolation or Vaccination of Persons Exposed to Infection," Vol. 125, 21 July, 1903, Column 1301, https：//hansard. parliament. uk/Commons/1903 – 07 – 21.

⑤　Nadja Durbach, *Bodily Matters：The Anti – Vaccination Movement in England, 1853 – 1907*, Durham and London：Duke University Press, 2005, pp. 171 – 172.

⑥　Lindsay Paturalski, " 'To Bring Them under Control'：Vaccination and Medical Authority in England, India, and Jamaica, c. 1800 – 1910," thesis of Ph. D., Boston College, 2021, p. 104.

（三）莱斯特方法评价

19 世纪末，许多城镇实施的隔离体系证明了它的功效。[①]
20 世纪初，政府认可莱斯特方法是与牛痘接种并行的天花防治方法，确立了莱斯特方法的正统地位。莱斯特方法从一地特色发展为全国通行，意味着英国的天花防治措施也从牛痘接种一家独大转变为牛痘接种与莱斯特方法的并行，实际是预防医学方式转变、国家干预调整、民心所向、渐变改革的体现，折射出诸多值得反思之处。

其一，莱斯特从支持牛痘接种转变为反牛痘接种大本营，源于对强制牛痘接种的反感以及莱斯特方法的卓有成效。牛痘接种能够预防天花，也存在一定的风险，强制牛痘接种立法和政府的强硬措施使许多民众既不愿对中央政府的指令卑躬屈膝，也不甘心忍受强制立法，[②] 故而自由派把强制牛痘接种与个人自由对立起来，从思想上予以抵制。莱斯特成为反牛痘接种派的大本营，固然源于各式反牛痘接种组织成功宣传的影响以及对强制牛痘接种的反感，但根本原因在于探索出一种没有浓厚强制色彩而又有效防治天花的新举措。[③] 恰如有学者指出的，反牛痘接种运动的核心并非是否应该强制，而是如何在牛

---

① Royal Commission on Vaccination, *A Report on Vaccination and Its Results Based on the Evidence Taken by the Royal Commission 1889 - 1897*, London: New Sydenham Society, 1898, p. 273.

② Peter Baldwin, *Contagion and the State in Europe, 1830 - 1930*, New York: Cambridge University Press, 1999, p. 140.

③ Stuart M. Fraser, "Leicester and Smallpox: The Leicester Method," *Medical History*, Vol. 24, No. 3, 1980, pp. 327, 323 - 332.

痘接种与莱斯特方法中取得平衡。① 正如莱斯特的卫生医官查尔斯·基利克·米勒德所认为的，莱斯特方法在保护一个集体免受传染病方面价值巨大，因为"莱斯特对付天花的方法中最本质的特点是完全不存在强制牛痘接种，这点在其他大部分地区被认为相当重要……所有做法完全自愿，强制牛痘接种根本不存在……这是莱斯特和其他大多数城镇最鲜明的区别"②。莱斯特的每一位卫生医官都承认牛痘接种能保护个人，③ 而莱斯特方法以其既能维护个人自由又能避免天花传播的双重优点更适合全国推广，最终迫使政府接受牛痘接种与莱斯特方法相结合的天花防治策略。

其二，从牛痘接种到莱斯特方法的转变不仅反映出 19 世纪英国医学理论的变迁，还揭示了维多利亚时期医学在理论和实践中的悖论。公共卫生人员自诩为预防医学阵线的先锋，从未考虑向反牛痘接种派做出让步以达到更有效的预防保健，而是把他们视为预防医学的主要障碍。④ 而爱德华·詹纳有缺陷的牛痘接种方式和理论加剧了这种"唯我独尊"的心态。詹纳曾保证一次牛痘接种，终身免疫。⑤ 然而，牛痘痘苗的有效性

---

① Peter Baldwin, *Contagion and the State in Europe*, *1830 - 1930*, New York: Cambridge University Press, 1999, p. 320.

② Christopher Charlton, "The Fight against Vaccination: The Leicester Demonstration of 1885," *Local Population Studies*, Vol. 30, No. 1, 1983, p. 65.

③ Charles Killick Millard, *The Vaccination Question in the Light of Modern Experience: An Appeal for Reconsideration*, London: H. K. Lewis, 1914, p. 126.

④ Dorothy Porter and Roy Porter, "The Politics of Prevention: Anti - Vaccinationism and Public Health in Nineteenth _ Century England," *Medical History*, Vol. 32, No. 3, 1988, p. 236.

⑤ ［美］唐纳德·霍普金斯：《天国之花——瘟疫的文化史》，沈跃明、蒋广宁译，上海人民出版社 2006 年版，第 80 页。

在几年内逐渐消失，造成不少人接种牛痘疫苗后仍感染天花死
亡，甚至感染其他疾病，这使医学界人士对于牛痘接种为何有
时无效、如何更准确地免疫等问题无法给出令人满意的解释，
导致牛痘接种的科学性和有效性大打折扣。① 莱斯特方法的出
现及其效果看似地区个案，实则符合当时的医学发展潮流。

就预防方法而言，牛痘接种和莱斯特方法的预防原则大相
径庭：前者通过温和传播天花病毒激发人体的免疫力，后者则
是隔离病人限制传染媒介的传播。② 通过牛痘接种预防天花是
医学的重大发现和免疫学的重大突破，推动了其他传染病的疫
苗接种的免疫接种研发。然而，强制牛痘接种因种种原因引起
英国社会各界的不满，倡导莱斯特方法的呼声高涨。"莱斯特
方法"意味着"通知、医院隔离、消毒、接种疫苗和监测接触
者"③，既不会过分侵犯公民的自由权，又因隔离而避免感染
其他疾病。更重要的是，莱斯特方法以天花传染理论为基础而
整合现存的卫生设施，积极推动全国强制上报，在还没有发现
天花病毒的情况下无形中契合当时盛行的"细菌理论"的要
求，在医学理论上更"科学"④，其实质是新兴的细菌学战胜

① Ann Beck, "Isuues in the Anti – Vaccination Movement in England," *Medical History*, Vol. 4, No. 3, 1960, p. 313.

② Anne Hardy, "Smallpox in London: Factors in the Decline of the Disease in the Nineteenth Century," *Medical History*, Vol. 27, No. 1, 1983, pp. 111 – 112.

③ Chars Killick Millard, *The Vaccination Question in the Light of Modern Experience: An Appeal for Reconsideration*, London: H. K. Lewis, 1914, p. 125.

④ Dorothy Porter, Roy Porter, "The Politics of Prevention: Anti – Vaccinationism and Public Health in Nineteenth_ Century England," *Medical History*, Vol. 32, No. 1, 1988, p. 247.

了以牛痘接种为代表的模糊不清的"免疫学"①，无形中完成了医学理论的更新。另一方面，莱斯特方法所倡导的隔离仅是及时将感染者和健康人隔离开，防止天花蔓延，但隔离不足以根除天花，②还需要牛痘接种等方法的配合。

其三，与欧洲大陆相比，英国的做法在一定程度上揭示政治体制和预防方法之间的联系，并凸显英国一贯的渐进式改革传统。19 世纪的欧洲国家都面临天花防治问题，实行了各不相同的策略：欧洲大陆支持强制牛痘接种并贯穿始终，强制牛痘接种被认为是大陆无限制立法干涉特色的一个例证；而英国政府早先不介入牛痘接种事务，随后走向全民免费牛痘接种、逐渐强化强制色彩，历经取消多次起诉拒绝牛痘接种的父母、允许豁免、接纳隔离、废除强制、自由牛痘接种与莱斯特方法并存的发展历程，是一种灵活的渐进式改革和调整，体现出高度的政治智慧。在欧洲大陆看来，如果英国人能够坚持强制举措，就能像德国或法国那样坚持公共利益至上，取得更好的天花预防效果。英国的一些观察家虽然羡慕欧洲大陆"专制"和"父权制"的国家有能力推行强制牛痘接种，但也深知在英国这样的"自由国度"，强制"与我们政府的精神毫无共同之处，英国人从感情上对它深恶痛绝"③。英国政府虽一度采取强制牛痘接种，但也重视民意和民心走向，意识到没有民众支

① Stuart M. Fraser, "Leicester and Smallpox: The Leicester Method," *Medical History*, Vol. 24, No. 3, 1980, p. 332.

② Scott Edward Roney, "Trial and Error in the Pursuit of Public Health: Leicester, 1849 – 1891," thesis of Ph. D., The University of Tennessee, 2002, p. 224.

③ Peter Baldwin, *Contagion and the State in Europe, 1830 – 1930*, New York: Cambridge University Press, 1999, p. 333.

持的法律要么被弃若敝履，要么被歪曲执行。当英国政府意识到强制牛痘接种法不得民心之时，逐渐向反牛痘接种派妥协，承认莱斯特方法的价值，用莱斯特方法保护集体，牛痘接种保护个人。①

其四，莱斯特反牛痘接种历程中所形成的"莱斯特精神"符合当时英国社会运动的潮流。麦克劳德把反牛痘接种运动视为维多利亚社会中公民不服从的表现。② 这种不服从与英国一贯的"自由至上"、合理抵抗的原则相一致。莱斯特作为强制牛痘接种不服从的代表，是有理有据、积极合理的不服从，所倡导的莱斯特方法既能收防治天花之效果，又能避免强制之诟病；既逐步消解了国家对个人自由之强制，又避免引起民众的反感。英国政府重视乃至珍视英国人的自由传统和合乎法律规范的反抗精神，在反牛痘接种派的不懈斗争下，在莱斯特方法的有效性不断被证实的情况下，渐渐向反牛痘接种派妥协，逐渐放松强制，最终承认莱斯特方法的法律地位。③ 在莱斯特方法形成并被认可过程中所形成的"莱斯特精神"也成为19世纪英国思想史中的一部分。

二　天花的退隐

1907年以来，下院的反牛痘接种派议员每年致力于完全废

① Stuart M. Fraser, "Leicester and Smallpox: The Leicester Method," *Medical History*, Vol. 24, No. 3, 1980, p. 332.

② R. M. MacLeod, "Law, Medicine and Public Opinion: The Resistance to Compulsory Health Legislation, 1870 – 1907," *Public Opinion*, Part I, Summer, 1967, p. 112.

③ Stuart M. Fraser, "Leicester and Smallpox: The Leicester Method," *Medical History*, Vol. 24, No. 3, 1980, p. 332.

除牛痘接种法。1912 年，英国约 50% 的新生儿接种牛痘疫苗，12 人死于天花。① 自 1934 年以来，除旅行传入或实验室事件的单个天花病例外，英国没有关于天花病例的报告。②

1946 年，随着《国家卫生服务法》（*National Health Service Act*，9 & 10 Geo. 6，c. 81）的颁布，英国开始建立一套国家医疗服务体系，强制牛痘接种被取消，隔离成为预防天花的首选，新生儿牛痘接种率从 1946 年的 41% 降至 1947 年的 27%。③ 2 年后，全国反牛痘接种联盟向联合国请愿，要求根据人权规章行使拒绝牛痘接种的权利。世界卫生组织于 1958 年发起的全球扑灭天花计划成效显著，天花对各国的影响日趋式微。20 世纪 70 年代，在天花的危险已经大大降低的情况下，英国停止婴儿的天花牛痘接种业务。

1980 年 5 月 8 日，世界卫生组织第 33 届大会正式宣布，人类彻底根除天花。这意味着天花成为人类根除的第一种传染病，人类根除天花的预测和愿景变成现实。2 年后，英国的反牛痘接种组织正式解散。④ 天花和天花防治完全成为历史的一部分。

---

① Ian Glynn and Jenifer Glynn，*The Life and Death of Smallpox*，London：Profile Books，2005，pp. 163 – 164.

② Joan Lane，*A Social History of Medicine：Health，Healing and Disease in England，1750 – 1950*，London：Routledge，2001，p. 40.

③ Peter Baldwin，*Contagion and the State in Europe，1830 – 1930*，New York：Cambridge University Press，1999，p. 302.

④ Nadja Durbach，*Bodily Matters：The Anti – Vaccination Movement in England，1853 – 1907*，Durham and London：Duke University Press，2005，p. 201.

结　　语

　　作为第一个被人类所根除的传染病，天花不会再危害人类，"预防并最终征服天花是社会史上的一个里程碑"①，而人类应对天花的历程却值得探究。天花的有效防治与最终被征服是 18 世纪英国医学发现和推广以及相关举措有效配合的必然结果。为了有效控制天花，19 世纪英国的天花防治措施几经变迁，经历了从人痘接种、牛痘接种、禁止人痘接种、强制牛痘接种、废除牛痘接种到牛痘接种与莱斯特方法并存的演变。这是英国根据医学发展和国情不断摸索天花防治举措的结果，形成独特的天花防治特色，为世界各国的传染病防治提供借鉴和参考。

一　英国天花防治特色

　　19 世纪的英国是天花肆虐并不断得到有效控制的时代，防治举措几经变迁，也最具成效最具特色。概括而言，其防治特色主要表现在四个方面。

---

　　① ［英］弗雷德里克·F.卡特莱特、迈克尔·比迪斯：《疾病改变历史》，陈仲丹、周晓政译，山东画报出版社 2004 年版，第 91 页。

首先，具有独特性，是"医学进步与名医"范式的代表。疾病的有效控制和消除有赖于人类医学的进步。人类与疾病斗争的历史实际是医学技术的曲折进步史。18 世纪天花在英国的频繁出现使传统的天花应对举措难以为继，天花接种传入英国推动改良版萨顿法的出现及盛行，成为 18 世纪英国主流的天花预防措施。18 世纪末爱德华·詹纳发现牛痘接种成为英国乃至人类有效防治进而灭绝天花的重大医学发现，英国成为牛痘接种的故乡。在 19 世纪所有的主要传染病中，只有天花是通过医学的发现而被有效控制的传染病，① 这是英国医学对世界医学的重要贡献。

19 世纪英国的天花防治措施不断调整，大致可分为四个时期：人痘接种与牛痘接种的并存期（1798—1840）；国家干预下牛痘接种一家独大期（1840—1871）；反牛痘接种与莱斯特方法的形成期（1871—1883）；牛痘接种与莱斯特方法的并行期（1883—1907）。在不同的时期，英国的天花防治侧重点既各不相同，又相互联系，形成适合英国国情的独特发展路径。更重要的是，与发现萨顿法的萨顿家族谋利与治疗兼顾的从医理念不同，詹纳将牛痘接种的方法无偿公布于众，并传之四海，造福世人和后代，挽救众多生灵免于天花之祸，体现出医者以"救死扶伤"为天职的妙手仁心和医学进步的无远弗届。在此过程中，牛痘疫苗的提取、保存和运输，甘油牛痘疫苗的创制和应用等相关医学进步为牛痘接种的广泛传播保驾护航，形成一系列的天花医学进步，为 20 世纪人类最终灭绝天花奠

---

① A. J. Mercer, "Smallpox and Epidemiological – Demographic Change in Europe: The Role of Vaccination," *Population Studies*, Vol. 39, No. 2, 1985, pp. 287 – 307.

定坚实的医学基础。

其次，具有延续性，展现一贯的渐进式改革色彩。牛痘接种于 18 世纪末面世，19 世纪初展现其强大的天花预防效果，很快在英国及欧美地区传播。欧洲大陆国家如德国、丹麦、法国、俄国先后实施强制牛痘接种，全面禁止人痘接种，天花预防效果有目共睹，而作为牛痘接种故乡的英国一直处于人痘接种和牛痘接种并行的局面，政府并没有采取任何干预措施。随着天花疫情的不断出现及欧洲大陆国家天花预防效果的凸显，直到 1840 年英国才实行全面免费牛痘接种制度，1853 年才实施强制牛痘接种，并于 1867 年以后严格执行。几年后，强制牛痘接种的不足及其引起的社会不满逐渐增多，要求废除强制牛痘接种的呼声高涨，反牛痘接种运动的兴起和发展以及莱斯特方法的实施使"废除强制、维护自由"成为反牛痘接种派诉求的核心，并不断通过下院向政府施压，成为有影响力的压力集团。下院成为正反双方辩论的战场，天平不断向反牛痘接种派倾斜，先后通过取消累计处罚、接纳隔离、允许豁免、废除强制牛痘接种等调整，最终于 1901 年形成实行牛痘接种和莱斯特方法并行的局面。

纵观 19 世纪英国的天花防治举措，从放任自流、免费牛痘接种、强制牛痘接种、累计处罚的逐渐强制转变为允许豁免、承认隔离、废除强制牛痘接种、牛痘接种与莱斯特方法并存的结局，既照顾到天花防治的需要，又充分考量政府政策的限度，既重视适度的国家干预，又保障民众的自由权利，在天花防治与生命安全、国家干预与个人自由之间寻找平衡点，成为医学社会史上疾病防治的范例。这是英国政府延续"渐进"

改革传统以及尊重并维护公民自由权的典型体现。

再次，具有广泛性。这种广泛性既是指天花防治举措关乎英国社会各阶层各家庭乃至个人的生命安危，也指民众对天花防治的关切程度和参与程度。与其他局限于特定区域特定环境的传染病不同，天花随时有可能出现在任何地方、任何阶层、任何年龄段的个人身上，上至王室贵族，下至贩夫走卒，都有可能成为它的受害者，即便痊愈也给患者留下终身的遗憾（或毁容或不育或耳聋等）。它通过飞沫传播，传播快速，如何防治激起社会各阶层的关注，并在社会上层的带动下形成全民性的天花防治热潮，这也是天花防治最早采取强制举措的原因。民众在对传统的天花防治措施充满希望又不断失望的情况下，愿意接受新兴的天花防治方式，助推了人痘接种、萨顿法、牛痘接种法、莱斯特方法的盛行，成为强大的压力集团。当然，因侧重点不同，关注天花的压力集团也细分为支持牛痘接种派、支持强制牛痘接种派、支持莱斯特方法派、反牛痘接种派等不同类别，体现出天花防治事务的重要性和多样性，对政府是否干预天花预防接种、是否实施强制牛痘接种、是否废除强制牛痘接种、是否接纳莱斯特方法等重要举措产生直接影响，成为天花预防政策几经变迁的推手，表明民众在疾病防治中的作用日益增强。

最后，具有全球性。1851 年 7 月 23 日召开的第一届国际卫生大会（International Sanitary Conference）正式拉开国际医疗合作的序幕，实际上在此之前的天花防治举措就已经体现国际合作。天花作为 18 世纪以来盛行于全球的一种主要传染病，其防治也具有全球性。与其他传染病防治具有较强的区域或国

别特色不同，18—19 世纪英国的天花防治不单是一国举措，还
与全球的天花防治密切相关。18 世纪初从土耳其传入英国的
人痘接种源于东方，并从英国传至美洲，成为一种全球性预防
方法。牛痘接种和牛痘疫苗更是以英国为中心向欧洲大陆、美
洲、英帝国等地传播，到 19 世纪末传至世界绝大部分国家和
地区，并跨越当地的传统天花疗法和政治、宗教、医学等方面
的差异而成为全球最主要的天花防治举措，体现出全球适
用性。

二　英国天花防治评析

作为 19 世纪英国最成功防治的传染病之一，天花防治历
史悠久，举措几经变迁，牵涉者众，影响深远，对其评价也各
有侧重，见仁见智，此处从以下几方面予以总结。

第一，19 世纪天花防治最直接最重要的影响是降低天花的
发病率和死亡率，使天花不再成为英国主要的传染病。自 19
世纪初接种牛痘疫苗大大降低欧洲天花的死亡率，[①] 天花对英
国人口的影响也逐渐减弱。到 19 世纪末，天花衰落已经成为
各界的共识，也助推英国人口死亡率的下降。1850 年英国的
人口死亡率是 22.2‰，1880 年降至 19.1‰。1888 年伦敦的人
口死亡率第一次降到 20‰以下，1899 年以后再没有超过这一
比率，其中 1903—1907 年的人口死亡率降至 15.8‰。[②]

---

① Michael Bennett, *War against Smallpox*: *Edward Jenner and the Global Spread of Vaccination*, Cambridge: Cambridge University Press, 2020, p. 373.
② ［英］克拉潘:《现代英国经济史》（下卷），姚曾廙译，商务印书馆 1985
年版，第549 页。

是何种因素导致 19 世纪末天花的衰落？学术界形成四种观点：牛痘接种说、公共卫生说、莱斯特方法说和多因素说。牛痘接种说是医学界和史学界的主流观点。牛痘接种在天花预防方面的作用备受肯定。19 世纪以来欧美各国各行各业对詹纳的赞誉和纪念均源于他在天花预防方面的贡献。1882 年威廉·盖伊（William Guy，1810 - 1885）医生在对比天花和其他疾病死亡状况后，向皇家统计协会总结了 250 年来天花发展状况，"传染性的麻疹、猩红热、白喉、百日咳、发烧和腹泻在 19 世纪后 40 年均下降"，但天花死亡率下降最为明显。如果追溯天花下降最多的原因，"只有一种合乎情理的原因——牛痘接种"[1]。史学家彼得·拉泽尔认为 19 世纪上半叶"所有人口"受到牛痘接种或人痘接种的保护。[2] 医学史家托马斯·麦基翁有保留地承认"多数传染病学家"的观点，即牛痘接种是天花衰落的原因。[3] 安东尼·S. 沃尔（Anthony S. Wohl）认为天花衰落的主要原因是牛痘接种的实施。[4]《疾病改变历史》一书的两位作者认为，"大规模强制牛痘接种将天花由一种常见病变为一种很少见的外来疾病，最后又将其消灭"。[5] 这一观点与德博拉·布伦顿不谋而合，布伦顿也认为英国借助高效

---

① 转引自 Herman J. Loether, *The Social Impacts of Infections Disease in England, 1600 - 1900*, New York: the Edwin Mellen Press, 2000, pp. 144 - 145。

② Peter Razzell, "Population Change in Eighteenth - century England," *Economic History Review*, Vol. 18, No. 2, 1965, p. 312.

③ Thomas McKeown, *The Modern Rise of Population*, London: Edward Arnold, 1976, p. 99.

④ Anthony S. Wohl, *Endangered Lives: Public Health in Victorian Britain*, Cambridge: Cambridge University Press, 1983, p. 135.

⑤ ［英］弗雷德里克·F. 卡特莱特、迈克尔·比迪斯：《疾病改变历史》，陈仲丹、周晓政译，山东画报出版社 2004 年版，第 91 页。

的牛痘接种最终征服天花。①

　　传染病学家查尔斯·克赖顿认为，1877 年后婴儿的天花死亡率明显下降原因在于卫生的改善而不是牛痘接种。② 莱斯特方法的研究者多是莱斯特方法说的拥护者。譬如，罗伊斯顿·J. 兰伯特认为"牛痘接种并不是天花衰落的唯一原因"③，斯图尔特·M. 弗雷泽认为天花从地球上根除，莱斯特对此贡献良多。④ 安妮·哈迪是多因素说的倡导者。她认为，牛痘接种的单一预防效果并不会导致天花的消失，过于强调牛痘接种的观点忽视了牛痘接种措施的真实局限性，低估了其他预防措施的重要贡献，⑤ 天花的衰落是多因素共同作用的结果。⑥

　　上述四种观点各有其侧重和合理之处，具体原因还须回归历史的深处分析。从前文分析可以看出，牛痘接种在 19 世纪上半叶是最主要最有效的天花预防方式，19 世纪中后期以来，城市卫生状况的改善、居民生活水平的提高以及莱斯特方法的认可和推广等因素也有利于天花防治，呈现出以牛痘接种为主、多措并举的格局。故而，19 世纪末天花的衰落是多因素

①　Deborah Brunton, *The Politics of Vaccination: Practice and Policy in England, Wales, Ireland, and Scotland, 1800 – 1874*, Rochester: University of Rochester Press, 2008, p. 169.

②　Ann Beck, "Issues in the Anti – Vaccination Movement in England," *Medical History*, Vol. 4, No. 3, 1960, p. 315.

③　Royston J. Lambert, "A Victorian National Health Service: State Vaccination 1855 – 71," *Historical Journal*, Vol. 5, No. 1, 1962, p. 1.

④　Stuart M. Fraser, "Leicester and Smallpox: The Leicester Method," *Medical History*, Vol. 24, No. 3, 1980, p. 332.

⑤　Anne Hardy, *The Epidemic Streets: Infectious Disease and the Rise of Preventive Medicine, 1856 – 1900*, Oxford: Clarendon Press, 1993, pp. 110 – 111.

⑥　Anne Hardy, "Smallpox in London: Factors in the Decline of the Disease in the Nineteenth Century," *Medical History*, Vol. 27, No. 1, 1983, p. 138.

共同作用的结果，只是在不同时期不同区域各有侧重。

第二，推动国家干预医疗事务，开启"预防胜于治疗"的国家预防医学。"预防胜于治疗"的医学观念是从天花疫苗开始的，牛痘接种是"预防医学的基石"[1]。无论是 18 世纪的人痘接种，还是 19 世纪的牛痘接种，都是通过注入温和病毒提升人体免疫力的天花预防举措。在细菌理论尚未成形、天花病毒还未发现的时代，牛痘接种是预防传染而不是治疗的医学技术，[2] 及时有效的预防措施成为遏制天花疫情蔓延的关键。反牛痘接种派和公共卫生派都强调预防医学的重要性。正是源于此，英国政府在自由放任盛行的时代，围绕天花预防出现经年累月的议会辩论和诸多流产的牛痘接种法案，推动国家干涉医疗事务，迈入国家医学的时代。牛痘接种作为一种正统的医学技术，是英国法律强制执行的第一项医疗干预措施，[3]《1840年牛痘接种法》的出台意味着英国正式拉开国家预防医学的序幕，[4] 此后出台的相关立法达十余项之多，从公共牛痘接种站的成立到人员配套、强制牛痘接种立法的实施、上报制度的完善、隔离医院的设立、莱斯特方法的被认可等，普遍设立医学配套设施各方面，形成一套行之有效的预防医学体系，不但扩

---

① P. Streefland, "Public Doubts about Vaccination Safety and Resistance against Vaccination," *Health Policy*, Vol. 55, 2001, p. 159.

② Joan Lane, *A Social History of Medicine: Health, Healing and Disease in England, 1750-1950*, London: Routledge, 2001, p. 137.

③ Nadja Durbach, *Bodily Matters: The Anti-Vaccination Movement in England, 1853-1907*, Durham and London: Duke University Press, 2005, p. 17.

④ Deborah Brunton, *The Politics of Vaccination: Practice and Policy in England, Wales, Ireland, and Scotland, 1800-1874*, Rochester: University of Rochester Press, 2008, p. 35.

大政府职能和国家干预的力度，还为天花的防治提供制度保障和医学保障。到 19 世纪 70 年代，英国开始从医学角度尝试疾病的防治，预防医学观念逐渐形成。作为维多利亚时代国家医疗卫生系统的主要发起人，约翰·西蒙在 1881 年的伦敦国际医学大会（International Medical Congress）上强调国家医学在医学的成熟中的重要性，主张营造科学、社会与国家之间的和谐关系。在城市化和人口快速增长的 19 世纪，除天花外，其他传染病也到了控制，成为预防医学的巨大胜利。这是国家强制干预实施国家医学和预防医学的结果，也是地方采取各种方式应对的结果。当然在这个过程中，国家干预的深度和广度对原有的行政体系构成挑战，与地方自治传统产生冲突。① 德博拉·布伦顿认为，牛痘接种的成功最终取决于小范围的地方努力，而不是立法，② 强调地方应对的重要性。应当说，正是中央干预的强度和广度的不断强化，促使地方在顺应中央号令的过程中因地制宜地应对天花，从而达到更好的防治效果。

　　第三，提升了医学界在公共卫生改革乃至社会事务中的地位和作用。19 世纪中叶埃德温·查德威克领导的城市公共卫生改革聚焦城市垃圾清理、下水道建设等方面，尽管威廉·法尔等医生参与其中，但并没有凸显医学界的作用。广义而言，医疗事务也是公共卫生事务的重要组成部分。提升工作和居所卫生、重视个人卫生、拓宽医疗服务内容都属于公共卫生的范

　　① Anthony S. Wohl, *Endangered Lives：Public Health in Victorian Britain*, Cambridge：Cambridge University Press, 1983, p. 141.
　　② Deborah Brunton, *The Politics of Vaccination：Practice and Policy in England, Wales, Ireland, and Scotland, 1800 – 1874*, Rochester：University of Rochester Press, 2008, p. 169.

畴，公共卫生学也被纳入医学课程。① 从这个角度来说，天花
牛痘接种是英国首次实施的大规模公共卫生举措之一，是"最
伟大的成功的公共卫生故事之一"②，这与医学界的作用分不
开。牛痘接种充分体现了 19 世纪医学的进步和医学界的社会
价值，为医生提供施展才华的舞台。医学界作为牛痘接种事务
的主力军，在提升他们的社会地位的同时，还推动医学专业化
的发展。以爱德华·西顿、约翰·西蒙为代表的知名医学人士
还积极参与以医疗为主的社会事务，拓展医学界的社会影响力
和政治参与度，在天花防治调查、下院辩论、相关立法制定、
医学机构的设立和分工等方面一展所长，推进隔离医院、专科
医院的建立以及预防医学的发展，有助于公共卫生的深入开展
和持续推进。

　　第四，英国的天花防治是政府、医学界和民众三方博弈共
赢的结果。天花是被医学干预和政府行动所根除的疾病的光辉
典范，③ 国家组织安排医疗专业人员参与其中贡献智慧和力量。
在没有找到天花病毒和传播途径的背景下，19 世纪英国的天
花应对以最大化的预防为主，治疗为辅，而如何预防成为核心
命题。天花预防必须适应社会的、文化的和政治的现实需求，④

----

① S. E. Finer, *The Life and Times of Sir Edwin Chadwick*, London：Routledge, 1997, p. 510.

② G. A. Poland, and R. M. Jacobson, "Understanding Those Who Do not Understand：a Brief Review of the Anti – Vaccine Movement," *Vaccine*, Vol. 19, 2001, p. 2440.

③ Joan Lane, *A Social History of Medicine：Health, Healing and Disease in England, 1750 – 1950*, London：Routledge, 2001, pp. 140 – 141.

④ Colin R. Howard, "The Impact on Public Health of the 19th Century Anti – Vaccination Movement," *Microbiology Today*, Vol. 30, No. 2, 2003, p. 23.

以议会为代表的政府部门、以治病救人为天职的医学界、以维护生命安全为目标的团体和个人，从不同的认知和立场出发，提出不同的对策和观点，各方的交锋和博弈推动天花防治几经变迁，使天花防治史在某种程度上成为"一部社会纷争史和政治斗争史"①。随着人痘接种、牛痘接种、莱斯特方法等举措而来的风险和认知也是天花防治的一部分。天花防治在很大程度上依赖于个人与专家和政策之间的关系，即病人和医生以及公民和国家之间的关系，这些关系须以信任为基石才能稳妥前行，② 最终达成"莱斯特方法保护集体，牛痘接种保护个人"③的共赢局面。

英国在防治天花历程中所进行的每一次调整，如人痘接种和牛痘接种并存、独尊牛痘接种、严禁人痘接种、强制牛痘接种、允许"良心拒绝"豁免，认可牛痘接种与莱斯特方法并存等举措，吸引各阶层各派别或多或少地牵涉其中，呈现出支持者有之、反对者有之、中立者有之、转化阵营者有之的多样面貌。这些举措和调整意味着复杂的权力冲突，涉及诸多的利益较量，引发国家干预与地方自治的权力协调之争、立法机构与地方执行机构的权责之争、牛痘接种派和反牛痘接种派的方法之争、医学界积极参与医疗事务与赢得民众信赖的立场之争、

①　Mary Wilson Carpenter, *Health, Medicine and Society in Victorian England*, Santa Barbara：ABC – CLIO, LLC, 2010, p. 93.

②　Pru Hobson – West, "Understanding Resistance to Childhood Vaccination in the UK：Radicals, Reformists and the Discourses of Risk, Trust and Science," thesis of Ph. D., University of Nottingham, 2005, p. 2.

③　Stuart M. Fraser, "Leicester and Smallpox：The Leicester Method," *Medical History*, Vol. 24, No. 3, 1980, p. 332.

国家强制与个人自由的权利边界之争等错综复杂的冲突和辩论，在或大或小的交锋和博弈中达成妥协和共识，使天花防治从一个医学问题延伸为政治问题和社会问题，并影响了天花防治的思路和立法。

围绕天花防治这一核心问题，英国没有照搬国外的经验，而是根据国情沿用稳健的渐变改革思路，既关注天花防治的整体效果，又尊重公民的个人自由和选择，在公利与私意之间博弈，在坚持与改革中调整，弱化争议，凝聚共识，运用高度的政治智慧和灵活的应变能力，在曲折前行中摸索出一条适合英国国情的天花防治之路，凸显英国天花防治政策的独特性、灵活性与阶段性，最终形成兼顾各方之利益的决策，达到天花防治成效显著的总体目标，为全球的天花防治做出贡献。

时至今日，天花已经从地球上消失，其他传染病仍不时为祸人间。英国天花防治得失在今日世界其他传染病防治中仍不失其借鉴意义。

参考文献

一　原始资料

（一）相关立法

An Act to Amend an Act to Extend the Practice of Vaccination（4 & 5 Vict. c. 32）（1841）

Anatomy Act（2 & 3 Will. 4 c. 75）（1832）

Infectious Diseases（*Notification*）*Act*（52 & 53 Vict. c. 72）（1889）

National Health Service Act（9 & 10 Geo. 6 c. 81）（1946）

Public Health Act（38 & 39 Vict.，c. 55）（1875）

Sanitary Act（29 & 30 Vict.，c. 90）（1866）

the Act of Vaccination of 1840（3 & 4 Vict. c. 29）（1840）

the Act of Vaccination（16 & 17 Vict. c. 100）（1853）

the Public Health Act 1858（21 & 22 Vict. c. 97）（1858）

the Union Chargeability Act（28 & 29 Vict. c. 79）（1865）

the Vaccination Act, 1867 and 1871.

the Vaccination Act（7 Edw. 7 c. 31）（1907）

the Vaccination Act of 1867（30 & 31 Vict. c. 84）（1867）

the Vaccination Acts Amendment Act（24 & 25 Vict. c. 59）（1861） *the Vaccination Act*（61＆62 Vict. c. 49）（1898）

the Vaccination Act（21 Vict. c. 25）（1858）

（二）法律集与官方资料（按年份排序）

Board of Guardians of Gloucester, *Gloucester Epidemic of Smallpox, 1895 – 1896*, Gloucester: Jenner Society, 1896.

Chappell, T. B. , *Report of the Medical Officer of Health for Hanover Square*, *St. George*, London: George Phipps, 1861.

Epidemiological Society of London, Small – pox and Vaccination Committee, *Report on the State of Small – Pox and Vaccination in England and Wales and Other Countries*, *and on Compulsory Vaccination*, *with Tables and Appendices*, London: H. M. S. O. , 1853.

Epidemiological Society of London, *The Commemoration Volume*, *Containing an Account of the Foundation of the Society and of the Commemoration Dinner*, London: Shaw & Sons, 1902.

Fry, Danby P. , *The Law Relating to Vaccination*, London: Knight, 1872.

Fry, Danby P. , *The Vaccination Acts and Instructional Circulars*, *Orders*, *and Regulations*, London: Knight, 1869, 4th edn.

General Board of Health, *Papers Relating to the History and Practice of Vaccination*, London: HMSO, 1857.

Hillier, Thomas, *Report of the Medical Officer of Health*, *St. Pancras*, London: No qualified press, 1860.

House of Commons, *Debates in Parliament Respecting the Jennerian Discovery*, London: W. Phillips, 1808.

House of Commons, *Report from the Select Committee on the Vaccination Act (1867); Together with the Proceedings of the Committee, Minutes of Evidence, Appendix and Index*, London: HMSO, 1871.

Lithiby, John, *Shaws' Manual of the Vaccination Law*, London: Butterworth & Co., Shaw & Sons, 1908.

London Society for the Abolition of Compulsory Vaccination, *Some Leading Arguments against Compulsory Vaccination*, London: E. W. Allen, 1887.

London Society for the Abolition of Compulsory Vaccination, *Testimonies Concerning Vaccination and Its Enforcement by Scientists, Statisticians, Philosophers, Publicists, and Vaccine Physicians*, London: London Society for the Abolition of Compulsory Vaccination, 1883.

London Vaccine Pock Institution, *The Report on the Cow – pock Inoculation, from the Practice at the Vaccine – Pock Institution, during the Years 1800, 1801, and 1802*, London: Henry Reynell, 1803.

Lumley, W. G., *The New Sanitary Laws: Namely, the Public Health Act, 1848, the Public Health Act, 1858, and the Local Government Act, 1858*, London: Shaw and Sons, 1859.

National Vaccine Establishment, *National Vaccine Establishment Annual Reportin London for the Year 1814*, London: National Vaccine Establishment, 1815.

Nottingham Vaccine Institution, *First Report of the Vaccine Institution* with a View to the Extermination of Small – pox in the Town of Nottingham, Nottingham：J. Dunn, 1806.

Nottingham Vaccine Institution, *Proceedings for Establishing a Plan of General Cow – pock Inoculation, with a View to the Extinction of the Small – pox, in the Town of Nottingham*, Nottingham：J. Dunn, 1805.

Our Legislators on the Vaccine Question：*A Record of Parliamentary and Extra – Parliamentary Utterances and Opinions from 1802 to 1880*, London：Edward W. Allen, 1880.

Royal College of Physicians of London, *Report of the Royal College of Physicians of London on Vaccination*, London：L. Hansard for Longman, Hurst, Rees, & Orme, 1807.

Royal Commission on Vaccination, *A Report on Vaccination and Its Results Based on the Evidence Taken by the Royal Commission 1889 – 1897*, London：New Sydenham Society, 1898.

Royal Commission on Vaccination, *Final Report of the Royal Commission Appointed to Inquire into the Subject of Vaccination*；*with Minutes of Evidence and Appendices*, London：Printed for her Majesty's Stationery Office, by Eyre and Spottiswoode, 1896.

Royal Commission on Vaccination, *First Report of the Royal Commission Appointed to Inquire into the Subject of Vaccination*；*with Minutes of Evidence and Appendices*, London：HMSO, 1889.

Royal Jennerian Society, *Address of the Royal Jennerian Society for the Extermination of Small – Pox*, London：W. Phillips, 1803.

Hansard, http：//hansard. parliament. uk/, 最后一次访问日期：

2023 年 9 月 15 日。

（三）报纸杂志

British Medical Journal（资料来源：JSTOR 数据库）

Daily News（资料来源：The British Library）

Lancet（资料来源：JSTOR 数据库）

Punch（资料来源：Punch Digital Archive 数据库）

The Times（资料来源：The Times Digital Archive 数据库）

（四）时人论著

Baron，John，*Report of the Section Appointed to Enquire into the Present State of Vaccination*，London：J. Churchill，1840.

Baron，John，*The Life of Edward Jenner*，London：Henry Colburn，1827.

Bateman，Thomas，*On the Progress and Present State of the Practice of Vaccination*，London：J. Spence，1811.

Bauke，Algernon Cooke，*The Vaccination Act，1867，and the Vaccination Act，1871*，London：Shaw and Sons，1871.

Bell，George Hamilton，*A Treatise on the Cow – pox*，Edinburgh：Laing，1802.

Biggs，J. T.，*Leicester：Sanitation Versus Vaccination*，London：The National Anti – Vaccination League，1912.

Blanc，Henry，*Compulsory Vaccination：An Inquiry into the Present Unsatisfactory Condition of Vaccine Lymph and a Remedy Proposed*，London：John Churchill & Sons，1869.

Blane，Gilbert，A *Statement of Facts，Tending to Establish an Estimate of the True Value and Present State of Vaccination*，London：

G. Woodfall，1819.

Browne, Annabella Maria, *The Story of Vaccination*, London: Gardner, Darton, & Co. , 1896.

Burridge, Arthur Francis, "Vaccination and the Act of 1898," *Journal of the Institute of Actuaries*, Vol. 37, No. 3, 1902, pp. 245 – 311.

Carpenter, William Benjamin, *The Truth about Vaccination & Smallpox*, London: Shaw & Sons, 1881.

Chadwick, Edwin, *The Sanitary Condition of the Labouring Population of G. T. Britain*, 1st. edn. , 1842; Flinn, M. W. , ed. Edinburgh: Edinburgh University Press, 1965.

Charles Brown, *A Treatise on Scrophulous Diseases*, London: M. Allen, 1798.

Coffin, Albert Isaiah, *Medical Botany: A Course of Lectures Delivered at Sussex Hall During 1850*, London: W. B. Ford, 1851.

Colley, Ven. Archdeacon, *Vaccination a Moral Evil, a Physical Curse and a Psychological Wrong*, Leicester: National Anti – Compulsory Vaccination League, 1882.

Collinson, Joseph, *What It Costs to Be Vaccinated: The Pains and Penalties of an Unjust Law*, London: Humanitarian League, 1896.

Collins, William J. , *Twenty Years' Experience of a Public Vaccinator: Smallpox, Vaccination, and Re – vaccination*, London: Printed for the Anti – Compulsory Vaccination League, and published by Job Caudwell, 1866.

Conolly, John, *An Address to Parents on the Present State of Vaccination in this Country*; *with an Impartial Estimate of the Protection Which It Is Calculated to Afford against the Small – Pox*, London: Longman, Hurst Rees, Orme & Brown, 1822.

Constable, Henry Strickland, *Letter on Vaccination to a Medical Practitioner*, London: Hamilton, Adams & Co., 1871.

Copeman, Sydney Monckton, *Vaccination*: *Its Natural History and Pathology*, London: Macmillan, 1899.

Creighton, Charles, *A History of Epidemics in Britain*: *From the Extinction of Plague to the Present Time*, Vol. II, Cambridge: Cambridge University Press, 1894.

Creighton, Charles, *Jenner and Vaccination*: *A Strange Chapter of Medical History*, London: Swan Sonnenschein, 1889.

Creighton, Charles, *The Natural History of Cow – Pox and Vaccinal Syphilis*, London: Cassell and Company, 1887.

Crookshank, Edgar March, *History and Pathology of Vaccination*, 2 Vols., London: H. K. Lewis, 1889.

Crookshank, Edgar March, *The Prevention of Small – Pox with Special Reference to the Origin and Development of the Stamping – Out System*, London: H. K. Lewis, 1894.

Cross, John, *A History of the Variolous Epidemic which Occurred in Norwich in the Year 1819 and Destroyed 530 Individuals*, London: Burgess and Hill, 1820.

Dimsdale, Thomas, *Thoughts on General and Partial Inoculations*, London: William Richardson for W. Owen and T. Carnan, 1776.

Douglas, Mordey, *How to Prevent Small – Pox*; *Being Plain Facts on Vaccination and Hints on Sanitary Procedures.* London: Bailliere, Tindall & Cox, 1871.

Drewitt, F. Dawtrey, *The Life of Edward Jenner: Naturalist, and Discoverer of Vaccination*, London: Longmans, Green and co., 1933. 2nd edn.

Eastes, George, *Concerning Vaccination: A Critical Exposition of the Subject for Non Professional Readers*, London: Robert Hardwicke, 1871.

Epps, John, *The Life of John Walker*, London: Whittaker, Treacher, 1831.

Fraser, Donald Manson, *The Small – pox Epidemic of 1870 – 73 in Relation to Vaccination*, London: Spottiswoode, printers, 1883.

Fraser, John, *An Attempt to Prove That Vaccination with Its Compulsory Law, Instead of Being a General Blessing, Is a Universal Curse*, London: British College of Health, 1871.

Gibbs, George S., *The Evils of Vaccination: With a Protest against Its Legal Enforcement*, London: John Chapman, 1856.

Gibbs, George S., *Vaccination: A Remonstrance Respecting the Vaccination Bill of 1866*, London: J. Caudwell, 1866.

Gibbs, George S., *Vaccination: A Reply to the Question, Is Vaccination Scientific?* London: E. J. Darey, 1884.

Gibbs, John, *Compulsory Vaccination Briefly Considered in Its Scientific, Religious, and Political Aspects*, London: Sotheran and Willis, 1856.

Gibbs, John, *Our Medical Liberties, or The Personal Rights of the Subject, as Infringed by Recent and Proposed Legislation: Compromising Observations on the Compulsory Vaccination Act, the Medical Registration and Reform Bills, and the Maine Law*, London: Sotheran, Son and Draper, 1854.

Goldson, William, *Cases of Small Pox, Subsequent to Vaccination, with Facts and Observations*, Portsea: W. Woodward, 1804.

Greenwood, Major, *The Law Relating to the Poor Law Medical Service and Vaccination*, London: Balliere, Tindall and Cox, 1901.

Griffin, Richard, *The Grievances of the Poor Law Medical Officers*, London: Simpkin, Marshall & Co. , 1858.

Hart, Ernest, *The Truth about Vaccination: An Examination and Refutation of the Assertions of the Anti - Vaccinators*, London: Smith, Elder and Company, 1880.

Hart, Ernest, *Vaccination, and What It Does: Simply Explained*, London: Society for Promoting Christian Knowledge, 1896.

Haygarth, John, *A Letter to Dr. Percival on the Prevention of Infectious Fevers*, Bath: printed by R. Cruttwell, for Cadell and Davies, 1801.

Haygarth, John, *An Inquiry How to Prevent the Small - pox; And Proceedings of a Society for Promoting General Inoculation at Stated Periods, and Preventing the Natural Small - pox, in Chester*, Chester: J. Monk, 1784.

Haygarth, John, *Sketch of a Plan to Exterminate the Casual Small - pox from Great Britain, and to Introduce General Inoculation*, London：J. Johnson，1794.

Heath，Edward，*Vaccination*；*or*，*Blood Poisoning with Animal Diseases*，London：Heath and Company，1898.

Houlton，Robert，*Indisputable Facts Relative to the Suttonian Art of Inoculation*，Dublin：W. G. Jones，1768.

Houlton，Robert，*The Practice of Inoculation Justified*，London：R. Davis，J. Wilkie，and J. Kingman，1767.

Howard，John，*The State of the Prisons in England and Wales*，*with Preliminary Observations*，*and an Account of Some Foreign Prisons*，Warrington：W. Eyres，1777.

Hume – Rothery，Mary，*Women and Doctors：Or Medical Despotism in England*，Manchester：Abel Heywood，1871.

Hutton，Arthur Wollaston，*The Vaccination Question：A Letter Addressed by Permission to the Right Hon. H. H. Asquith*，London：Methuen，1894.

Jenner，Edward，*An Inquiry into the Causes and Effects of the Variolæ Vaccinæ，a Disease Discovered in Some of the Western Counties of England*，*Particularly Gloucestershire*，*and Known by the Name of the Cow Pox*，London：Sampson Low，1798，1st edn.；1801，2nd edn.

Jenner，Edward，*Further Observations on the Variolæ Vaccinæ*，*or Cow Pox*，London：Sampson Low，1799.

Jenner，Edward，*The Origin of the Vaccine Inoculation*，London：D. N. Shury，1801.

Johnson，Horace，*Essay upon Compulsory Vaccination*，Brighton：

Fleet and Son, 1856.

Jurin, James, *An Account of the Success of Inoculating the Small pox in Great Britain*, London: J. Peele, 1724.

Kennedy, Peter, *An Essay on External Remedies*, London: A. Bell, 1715.

Kingscote, Howard, *The English Baby in India and How to Rear It*, London: Churchill, 1893.

Leese, Edward, *An Explanation of the Cause Why Vaccination Has Sometimes Failed to Prevent Smallpox*, London: Law & Gilbert, 1812.

Lettsom, John Coakley, *Expositions on the Inoculation of the Small Pox, And of the Cow Pock*, London: H. Fry for J. Mawman, 1805.

Lettsom, John Coakley, *Observations on the Cow – pock*, London: Nichols & son for J. Mawman, 1801.

Lipscomb, George, *Inoculation for the Small – Pox Vindicated; and Its Superior Efficacy and Safety to the Practice of Vaccination Clearly Proved*, London: George Robinson, 1805.

Maitland, Charles, *Mr. Maitland's Account of Inoculating the Small Pox*, London: J. Peele, 1723, 2nd edn.

Marylebone Anti – Compulsory Vaccination League, *Compulsory Vaccination: Report of a Public Meeting*, London: Watson Bros, 1870.

McNeill, Roger, *The Prevention of Epidemics and the Construction and Management of Isolation Hospitals*, London: J. & A. Churchill, 1894.

McVail, John, *Vaccination Vindicated*: *Being an Answer to the Leading Anti – Vaccinators*, London: Cassell and Company, 1887.

Medical Committee, *Report of a Medical Committee on the Cases of Supposed Small – pox after Vaccination*: *Which Occurred in Fullwood's Rents*, *Holborn*, *in August and September*, *1804*, London: S. Highley (successor to the late Mr. John Murray), 1804.

Millard, Charles K., *The Vaccination Question in the Light of Modern Experience*: *An Appeal for Reconsideration*, London: H. K. Lewis, 1914.

Montagu, MaryWortley, *The Turkish Embassy Letters*, London: Trafalgar Square, 1994.

Moore, James Carrick, *The History and Practice of Vaccination*, London: J. Callow, 1817.

Moseley, Benjamin, *A Review of the Report of the Royal College of Physicians of London*, *on Vaccination*, London: Longman, 1808.

Moseley, Benjamin, *A Treatise on the Lues Bovilla*, *or*, *Cow Pox*, London: Longman, Hurst, Rees, and Orme, 1805.

Moseley, Benjamin, *Medical Tracts*, London: John Nichols, 1800.

Munk, William; J. F. Marson, *Small – pox and Vaccination Hospital*: *Medical Report for 1868*, London: The Hospital, 1869.

Murray, Charles, *An Answer to Mr. Highmore's Objections to the Bill before Parliament to Prevent the Spreading of the Infection of the Small Pox*, London: Longman, Hurts, Rees & Orme, 1808.

Murray, Charles, *Debates in Parliament*, *Respecting the Jennerian*

Discovery, London: W. Phillips, 1803.

Nettleton, Thomas, *An Account of the Success of Inoculating the Small – pox; in a Letter to Dr. William Whitaker*, London: S. Palmer for J. Batley, 1722.

Newman, Francis William, *The Political Side of the Vaccination System*, Leicester: National Anti – Compulsory Vaccination League, c. 1874, 4th edn.

Nichols, Mary Gove, *A Woman's Work in Water Cure and Sanitary Education*, London: Hygienic Institute, 1874.

Nicholson, Henry Alleyne, *Is Vaccination Injurious?* London: Churchill & Sons, 1869.

Paul, Alexander, *The Vaccination Problem in 1903 and the Impracticability of Compulsion*, London: P. S. King, 1903.

Pearce, Charles T. , *Vital Statistics: Small – pox & Vaccination in the United Kingdom of Great Britain and Ireland and Continental Countries and Cities*, London: The London Society for the Abolition of Compulsory Vaccination; E. W. Allen, 1882.

Pearson, G. , *An Inquiry Concerning the History of the Cowpox; Principally with a View to Supersede and Extinguish the Smallpox*, London: J. Johnson, 1798.

Pickering, John, *Anti – Vaccination: The Statistics of the Medical Officers to the Leeds Smallpox Hospital Exposed and Refuted in a Letter to the Leeds Board of Guardians*, Leeds: McCorquodale and Company, 1876.

Pickering, John, *The Smallpox Epidemic in Gloucester and the Water*

Cure, London：E. W. Allen，1896.

Pickering, John, *Which? Sanitation and Sanatory Remedies or Vaccination and the Drug Treatment?* London：E. W. Allen，1892.

Pitcairn, Archibald, *The Method of Curing the Smallpox*, Edinburgh：C. Erskine，1730.

PLayfair, Lyon；Chas. Dilke, *Facts about Vaccination：Speeches in Parliament, 19th June, 1883*, London：Jarrold & Sons，1883.

Purvis, John Prior, *Statistics of Vaccination at the Greenwich Public Vaccination Station, from February 23, 1870 to September 29, 1875*, London：J. and A. Churchill，1876.

Ring, John, *An Answer to Mr. Goldson；Proving that Vaccination is a Permanent Security against the Small – pox*, London：J. Murray，1804.

Ring, John, *A Treatise on the Cow – pox*, 2 Vols. , London：J. Richardson，1801 – 1803.

Robinson, Enoch, *Can Disease Protect Health? Being a Reply to Mr. Ernest Hart's Pamphlet Entitled the Truth about Vaccination*, London：E. W. Allen，1880.

Rowley, William, *Cow – pox Inoculation No Security against Small – pox Infection*, London：J. Barfield for the author & sold by J. Harris, etc. , 1805.

Rowley, William, *Cow – pox Inoculation No Security against Small – pox Infection*, London：printed for the author by J. Barfield，1806, 3rd end.

Royal Jennerian Society, *Address of the Royal Jennerian Society, for the Extermination of the Small – pox*, London: Printed by W. Phillips, 1803.

Rumsey, Henry, *Essays on State Medicine*, London: John Churchill, 1856.

Rumsey, Henry, *On State Medicine in Great Britain and Ireland*, London: William Ridgway, 1867.

Seaton, Edward, *A Handbook of Vaccination*, London: Macmillan, 1868.

Seaton, Edward, *On the Protective and Modifying Powers of Vaccination*, London: T. Richards, 1857.

Sexton, George, *Vaccination Useless and Injurious*, *A Lecture Delivered in the Temperance Hall*, *Sheffield*, *on February 11th*, *1869*, London: G. Howe, 1869.

Simon, John, *English Sanitary Institutions*: *Reviewed in Their Course of Development*, *and in Some of Their Political and Social Relations*, London: John Murray, 1897.

Squirrell, Robert [John Gale Jones], *Observations Addressed to the Public in General on the Cow – pox*, London: W. Smith & son, 1805.

Stephens, Alexander, *Public Characters of 1802 – 1803*, London: Printed for Richard Phillips, by C. Mercier, 1803.

Sutton, Daniel, *The Tryal of Mr. Daniel Sutton*, *for the High Crime of Preserving the Lives of His Majesty's Lege Subjects*, *by Means of Inoculation*, London: S. Bladon, 1767.

Taylor, Peter Alfred, *Anti – Vaccination*, London: publisher not identified, 1882.

Taylor, Peter Alfred, *Current Fallacies about Vaccination: A Letter to Dr. W. B. Carpenter*, London: Allen, 1881.

Taylor, Peter Alfred, *Personal Rights, Speeches of P. A. Taylor*, London: Vigilance Association for the Defense of Personal Rights, 1884.

Tebb, William, *A Century of Vaccination and What It Teaches*, London: Swan Sonnenschein & Co. , Lim, 1898.

Tebb, William, *A Personal Statement of the Results of Vaccination*, London: London Society for the Abolition of Compulsory Vaccination, 1891.

Tebb, William, *Compulsory Vaccination in England: With Incidental References to Foreign States*, London: E. W. Allen, 1884.

Tebb, William, *Sanitation, not Vaccination, The True Protection against Small Pox*, London: London Society for the Abolition of Compulsory Vaccination, 1882.

Tebb, William, *The Results of Vaccination and the Inequity and Injustice of Its Enforcement*, London: E. W. Allen, 1887.

Thompson, C. J. S. , *Edward Jenner, the Discoverer of Vaccination*, Leyden: E. J. Brill, 1921.

Thornton, Robert John. , *Facts Decisive in Favour of the Cow – pock*, London: printed for H. D. Symonds, 1802.

Wallace, Alfred R. , *Forty – five Years of Registration Statistics, Proving Vaccination to Be Both Useless and Dangerous: in Two Parts*, London: E. W. Allen, 1885.

Wallace, Alfred R. , *The Army and Navy*: *A Demonstration of the Uselessness of Vaccination*, London: Issued by the National Anti – Vaccination League, 1901.

Wallace, Alfred R. , *Vaccination a Delusion*: *Its Penal Enforcement a Crime Proved by the Official Evidence in the Reports of the Royal Commission*, London: Swan Sonnenschein, 1898.

Watson, James Henry, *An Essay on Vaccination*: *Its Actual Value and Attendant Dangers*, London: East Post Printing Works, 1869.

White, William, *Sir Lyon Playfair Taken to Pieces and Disposed of*, *Likewise Sir Charles W. Dilke*, *bart.* , London: E. W. Allen, 1884.

Willan, Robert, *On Vaccine Inoculation*, London: Richard Phillips, 1806.

Willcocks, Arthur Durant, *Alexander Popham*, *M. P. for Taunton*, *and the Bill for the Prevention of the Gaol Distemper*, *1774*: *A Hygienic Retrospect*, London: Harrison and Sons, printers, 1894.

Woodville, William, *Reports of a Series of Inoculations for the Variolæ Vaccinæ*, *or Cow – Pox*; *with Remarks and Observations on This Disease*, *Considered as a Substitute for the Small – Pox*, London: J. Phillips and Son, 1799.

Woodville, William, *The History of Inoculation of the Small – Pox*, *in Great Britain*, London: J. Phillips, 1796.

（五）书信汇编

Miller, Genevieve, ed. , *Letters of Edward Jenner and Other Docu-*

ments Concerning the History of Vaccination, Baltimore and London：Johns Hopkins University Press，1983.

二 英文专著与论文

（一）专著

Ackerknecht，Erwin，*A Short History of Medicine*，Baltimore：Johns Hopkins University Press，1982.

Arnold，David，*Colonizing the Body：State Medicine and Epidemic Disease in Nineteenth Century India*，Berkeley：University of California Press，1993.

Auerbach，Nina，*Our Vampires，Ourselves*，Chicago：University of Chicago Press，1995.

Baldick，Chris，*In Frankenstein's Shadow：Myth，Monstrosity，and Nineteenth Century Writing*，Oxford：Clarendon Press，1987.

Baldwin，Peter，*Contagion and the State in Europe，1830 – 1930*，New York：Cambridge University Press，1999.

Bashford，Alison，*Imperial Hygiene：A Critical History of Colonialism，Nationalism and Public Health*，Handsmills：Palgrave，2004.

Bashford，Alison，*Purity and Pollution：Gender，Embodiment and Victorian Medicine*，Houndsmills：Macmillan，1998.

Baxby，Derrick，*Jenner's Smallpox Vaccine：The Riddle of Vaccinia Virus and Its Origin*，London：Heinemann Educational Books，1981.

Bazin，Hervé，*The Eradication of Smallpox：Edward Jenner and the*

First and Only Eradication of a Human Infection, translated by Andrew Morgan and Glenise Morgan, San Diego: Academic Press, 2000.

Bazin, Hervé, *Vaccination: A History, from Lady Montagu to Genetic Engineering*, London: John Libbey Eurotext Limited, 2008.

Bennett, Michael, *War against Smallpox: Edward Jenner and the Global Spread of Vaccination*, Cambridge: Cambridge University Press, 2020.

Boddice, Rob, *Edward Jenner*, Stroud: History Press, 2015.

Brunton, Deborah, *The Politics of Vaccination: Practice and Policy in England, Wales, Ireland, and Scotland, 1800 – 1874*, Rochester: University of Rochester Press, 2008.

DeLacy, M., *Contagionism Catches on: Medical Ideology in Britain, 1730 – 1800*, New York: Palgrave MacMillan, 2017.

Digby, Anne, *Making a Medical Living: Doctors and Patients in the English Market for Medicine, 1720 – 1911*, Cambridge: Cambridge University Press, 1994.

Dock, George, *The Works of Edward Jenner and Their Value in the Modern Study of Small Pox*, New York: Unknown Publisher, 1902.

Dolan, Edward F., *Jenner and the Miracle of Vaccine*, New York: Dodd, Mead, 1960.

Durbach, Nadja, *Bodily Matters: The Anti – Vaccination Movement in England, 1853 – 1907*, Durham and London: Duke University Press, 2005.

Edwardes, Edward J. , *A Concise History of Smallpox and Vaccination in Europe*, London: H. K. Lewis, 1902.

Elliott, Malcolm, *Victorian Leicester*, Chichester: Phillimore, 1979.

Eyler, John M. , *Sir Arthur Newsholme and State Medicine, 1885 – 1935*, Cambridge: Cambridge University Press, 1997.

Eyler, John M. , *Victorian Social Medicine: The Ideas and Methods of William Farr*, London: The Johns Hopkins Press, 1979.

Fenner, Frank; D. A. Henderson; I. Arita; Z. Ježek; I. D. Ladnyi, *Smallpox and Its Eradication*, Geneva: World Health Organization, 1988.

Finer, S. E. , *The Life and Times of Sir Edwin Chadwick*, London: Routledge, 1997.

Fisher, Richard B. , *Edward Jenner 1749 – 1823*, London: Andre Deutsch, 1991.

Glynn, Ian, and Jenifer Glynn, *The Life and Death of Smallpox*, London: Profile Books, 2005.

Goldman, Lawrence, *Science, Reform, and Politics in Victorian Britain: The Social Science Association 1857 – 1886*, Cambridge: Cambridge University, 2002.

Hardy, Anne, *Health and Medicine in Britain since 1860*, Houndmills: Palgrave, 2001.

Hardy, Anne, *The Epidemic Streets: Infectious Disease and the Rise of Preventive Medicine, 1856 – 1900*, Oxford: Clarendon Press, 1993.

Hays, J. A. , *The Burdens of Disease*: *Epidemics and Human Response in Western History*, New Brunswick, N. J. : Rutgers University Press, 1998.

Hopkins, Donald R. , *Princes and Peasants*: *Smallpox in History*, Chicago: University of Chicago Press, 1983, 1st edn. .

Hopkins, Donald R. , *The Greatest Killer*: *Smallpox in History*, Chicago: University of Chicago Press, 2002.

Hopkins, Jack W. , *The Eradication of Smallpox*: *Organizational Learning and Innovation in Intellectual Health*, Boulder: Westview Pr, 1989.

Kotar, S. L. and J. E. Gessler, *Smallpox*: *A History*, London: McFarland & Company, Inc. , Publishers, 2013.

Landers, John, *Death and the Metropolis*: *Studies in the Demographic History of London*, *1670 – 1830*, Cambridge: Cambridge University Press, 1993.

Lane, Joan, *A Social History of Medicine*: *Health*, *Healing and Disease in England*, *1750 – 1950*, London: Routledge, 2001.

LeFanu, William, *A Bio – bibliography of Edward Jenner*, *1749 – 1823*, London: Harvey and Blythe, 1951.

Loether, Herman J. , *The Social Impacts of Infections Disease in England*, *1600 to 1900*, New York: the Edwin Mellen Press, 2000.

Lupton, Deborah, *Medicine as Culture*: *Illness*, *Disease and the Body*, London: SAGE Publications Ltd. , 1994, 1st edn. , 2012, 3rd edn. .

Lupton, Deborah, *The Imperative of Health*: *Public Health and the*

Regulated Body, London: Sage, 1995.

McKeown, Thomas, *The Modern Rise of Population*, London: Edward Arnold, 1976.

McKeown, Thomas, *The Role of Medicine: Dream, Mirage, or Nemesis?* Princeton: Princeton University Press, 1979.

Miller, Genevieve, *The Adoption of Inoculation for Smallpox in England and France*, Philadelphia: University of Pennsylvania Press, Inc, 1958.

Persson, Sheryl Ann, *Smallpox, Syphilis and Salvation: Medical Breakthroughs That Changed the World*, Wollombi: Exisle Pub., 2009.

Plotkin, Stanley A., eds., *History of Vaccine Development*, New York: Springer, 2011.

Porter, Dorothy, *Health, Civilization and the State: A History of Public Health from Ancient to Modern Times*, London: Routledge, 1999.

Porter, Dorothy, *The History of Public Health and the Modern State*, Netherlands: Rodopi Editions, 1994.

Razzell, Peter, *Edward Jenner's Cowpox Vaccine: The History of a Medical Myth*, Sussex: Caliban Books, 1977.

Razzell, Peter, *Population and Disease: Transforming English Society, 1550 – 1850*, Pittsburgh: Caliban Books, 2007.

Razzell, Peter, *The Conquest of Smallpox: The Impact of Inoculation on Smallpox Mortality in Eighteenth Century Britain*, Firle: Caliban Books, 1977.

Rodriguez, Ana Maria, *Edward Jenner: Conqueror of Smallpox*, New Jersey: Enslow Publishers, 2006.

Saunders, Paul, *Edward Jenner: The Cheltenham Years 1795 – 1823*, Being a Chronicle of the Vaccination Campaign, London: University Press of New England, 1982.

Sheard, Sally and Liam J. Donaldson, *The Nation's Doctor: The Role of the Chief Medical Officer 1855 – 1998*, Abingdon: Radcliffe, 2006.

Smith, F. B., *The People's Health*, *1830 – 1910*, London: Croom Helm, 1979.

Smith, J. R., *The Speckled Monster: Smallpox in England*, *1670 – 1970*, *with Particular Reference to Essex*, Chelmsford: Essex Record Office, 1987.

Stem, B. J., *Should We be Vaccinated? A Survey of the Controversy in Its Historical and Scientific Aspects*, London: Harper, 1927.

Szreter, Simon, *Health and Wealth: Studies in History and Policy*, Rochester: University of Rochester Press, 2005.

Weightman, Gavin, *The Great Inoculator: The Untold Story of Daniel Sutton and His Medical Revolution*, New Haven: Yale University Press, 2020.

Williams, Gareth, *Angel of Death: The Story of Smallpox*, Basingstoke: Palgrave Macmillan, 2010.

Williamson, Stanley, *The Vaccination Controversy: The Rise*, *Reign*, *and Fall of Compulsory Vaccination for Smallpox*, Liverpool: Liverpool University Press, 2007.

Wohl, Anthony S. , *Endangered Lives*：*Public Health in Victorian Britain*, *Cambridge*：*Cambridge University Press*, 1983.

Worboys, Michael, *Spreading Germs*：*Disease Theories and Medical Practice in Britain*, *1865 – 1900*, Cambridge：Cambridge University Press, 2000.

（二）英文论文

Akel, Kaitlyn, "'A Splendid Delusion'：Reassessing Vaccination in England, 1796 – 1853," *International Social Science Review*, Vol. 95, No. 3, 2019, pp. 1 – 40.

Amin, Alvin Nelson El, Michelle T. Parra, Robert Kim – Farley, Jonathan E. Fielding, "Ethical Issues Concerning Vaccination Requirements," *Public Health Reviews*, Vol. 34, No 1, 2012, pp. 1 – 30.

Arata, Stephen D. , "The Occidental Tourist：*Dracula* and the Anxiety of Reverse Colonization," *Victorian Studies*, Vol. 33, No. 4, 1990, pp. 621 – 45.

Arnup, Katherine, "'Victims of Vaccination?'：Opposition to Compulsory Immunization in Ontario, 1900 – 90," *Canadian Bulletin of Medical History*, Vol. 9, No. 2, 1992, pp. 159 – 176.

Bailey, Peter, "'Will the Real Bill Banks Please Stand Up?'：Towards a Role Analysis of Mid – Victorian Respectability," *Journal of Social History*, Vol. 12, No. 3, 1979, pp. 336 – 353.

Barnes, Diana, "The Public Life of a Woman of Wit and Quality：Lady Mary Wortley Montagu and the Vogue for Smallpox Inoculation," *Feminist Studies*, Vol. 38, No. 2, 2012, pp. 330 – 362.

Barquet, Nicolau and Pere Domingo, "Smallpox: The Triumph over the Most Terrible of the Ministers of Death," *Annals of Internal Medicine*, Vol. 127, No. 8, 1997, pp. 635 – 642.

Baxby, Derrick, "A Death from Inoculated Smallpox in the English Royal Family," *Medical History*, Vol. 28, No. 3, 1984, pp. 303 – 307.

Beck, Ann, "Issues in the Anti – Vaccination Movement in England," *Medical History*, Vol. 4, No. 3, 1960, pp. 310 – 321.

Bennett, Michael, "Jenner's Ladies: Women and Vaccination against Smallpox in Early Nineteenth Century Britain," *Journal of the Historical Association*, Vol. 93, No. 312, 2008, pp. 497 – 513.

Bhattacharya, Sanjoy & Niels Brimnes, "Introduction: Simultaneously Global and Local: Reassessing Smallpox Vaccination and Its Spread, 1789 – 1900," *Bulletin of the History of Medicine*, Vol. 83, No. 1, 2009, pp. 1 – 16.

Bhattacharya, Sanjoy, "Re – devising Jennerian Vaccines? European Technologies, Indian Innovation and the Control of Smallpox in South Asia, 1850 – 1950," *Social Scientist*, Vol. 26, No. 11 – 12, 1998, pp. 27 – 66.

Boddice, Rob, "Vaccination, Fear and Historical Relevance," *History Compass*, Vol. 14, No. 2, 2016, pp. 71 – 78.

Bowers, John Z., "The Odyssey of Smallpox Vaccination," *Bulletin of the History of Medicine*, Vol. 55, No. 1, 1981, pp. 17 – 33.

Braithwaite, Constance, "Legal Problems of Conscientious Objection to Various Compulsions under British Law," *Journal of the*

Friends' Historical Society, Vol. 52, No. 1, 1968, pp. 3 – 18.

Brunton, D., "Smallpox Inoculation and Demographic Trends in Eighteenth Century Scotland," *Medical History*, Vol. 36, No. 4, 1992, pp. 403 – 429.

Carroll, Patrick E., "Medical Police and the History of Public Health," *Medical History*, Vol. 46, No. 4, 2002, pp. 461 – 494.

Charlton, Christopher, "The Fight against Vaccination: The Leicester Demonstration of 1885," *Local Population Studies*, Vol. 30, No. 1, 1983, pp. 60 – 66.

Choi, Tina Young, "Vaccination, Poetry, and an Early – Nineteenth – Century Physiology of the Self," *Literature and Medicine*, Vol. 29, No. 1, 2011, pp. 58 – 80.

Clark, Ann, "Compliance with Infant Smallpox Vaccination Legislation in Nineteenth – Century Rural England: Hollingbourne, 1876 – 88," *Social History of Medicine*, Vol. 17, No. 2, 2004, pp. 175 – 198.

Colgrove, J., "The McKeown Thesis: A Historical Controversy and Its Enduring Influence," *American Journal of Public Health*, Vol. 92, No. 5, 2002, pp. 725 – 729.

Cook, G. C., "The Smallpox Saga and the Origin (s) of Vaccination", *Journal of the Royal Society of Health*, Vol. 116, 1996, pp. 253 – 255.

Cottrell – Boyce, Aidan, "'Medical Popes' and 'Vaccination Protestants': Anti – Catholicism and the Campaign against Compulsory Vaccination in Victorian England," *Journal of Victorian Culture*,

Vol. 27, No. 3, 2022, pp. 542 – 558.

Davenport, R. J.; J. Boulton and L. Schwarz, "Urban Inoculation and the Decline of Smallpox in Eighteenth – Century Cities—a Reply to Razzell," *Economic History Review*, Vol. 69, No. 11, 2016, pp. 188 – 214.

Davenport, R. J.; M. Satchell and L. Shaw – Taylor, "The Geography of Smallpox in England before Vaccination: A Conundrum Resolved," *Social Science and Medicine*, Vol. 205, No. 1, 2018, pp. 75 – 85.

Davenport, R., L. Schwarz, J. Boulton, "The Decline of Adult Smallpox in Eighteenth – century London," *The Economic History Review*, Vol. 64, No. 4, 2011, pp. 1289 – 1314.

Dern, John A., "Beyond Vaccination: Edward Jenner and the Problem of Contingency," *Interdisciplinary Literary Studies*, Vol. 14, No. 2, 2012, pp. 164 – 179.

Duncan, S. R.; Susan Scott; C. J. Duncan, "The Dynamics of Smallpox Epidemics in Britain, 1550 – 1800," *Demography*, Vol. 30, No. 3, 1993, pp. 405 – 423.

Durbach, Nadja, "Class, Gender, and the Conscientious Objector to Vaccination, 1898 – 1907," *Journal of British Studies*, Vol. 41, No. 1, 2002, pp. 58 – 83.

Durbach, Nadja, "'They Might As Well Brand Us': Working – Class Resistance to Compulsory Vaccination in Victorian England," *Social History of Medicine*, Vol. 13, No. 1, 2000, pp. 45 – 63.

Eriksen, Anne, "Cure or Protection? The Meaning of Smallpox Inoculation, ca 1750 – 1775," *Medical History*, Vol. 57, No. 4, 2013, pp. 516 – 536.

Fichman, M. and J. E. Keelan, "Resister's Logic: The Anti – Vaccination Arguments of Alfred Russel Wallace and Their Role in the Debates over Compulsory Vaccination in England, 1870 – 1907," *Studies in History and Philosophy of Biological and Biomedical Sciences*, Vol. 38, No. 3, 2007, pp. 585 – 607.

Fraser, Stuart M., "Dr William Johnston (1846 – 1900) of Leicester—an Unknown Victorian General Practitioner," *The Journal of the Royal College of General Practitioners*, Vol. 33, No. 251, 1983, pp. 369 – 371.

Fraser, Stuart M., "Leicester and Smallpox: The Leicester Method," *Medical History*, Vol. 24, No. 3, 1980, pp. 315 – 332.

Hanley, James G., "The Public's Reaction to Public Health: Petitions Submitted to Parliament, 1847 – 1848," *Social History of Medicine*, Vol. 15, No. 3, 2002, pp. 393 – 411.

Hardy, Anne, "Smallpox in London: Factors in the Decline of the Disease in the Nineteenth Century," *Medical History*, Vol. 27, No. 1, 1983, pp. 111 – 138.

Harris, B., "Public Health, Nutrition, and the Decline of Mortality: The McKeown Thesis Revisited," *Social History of Medicine*, Vol. 17, No. 3, 2004, pp. 379 – 407.

Hennock, E. P., "Vaccination Policy against Smallpox, 1835 – 1914: A Comparison of England with Prussia and Imperial Germany," *Social History of Medicine*, Vol. 11, No. 1, 1998, pp. 49 – 71.

Hinde, Andrew & Bernard Harris, "Mortality Decline by Cause in Urban and Rural England and Wales, 1851 – 1910," *History of the Family*, Vol. 24, No. 2, 2019, pp. 377 – 403.

Hodgkinson, Ruth G., "Poor Law Medical Officers of England, 1834 – 1871," *Journal of the History of Medicine and Allied Science*, Vol. 11, No. 3, 1956, pp. 299 – 338.

Hudson, Pat & Lynette Hunter, "The Autobiography of William Hart, Cooper, 1776 – 1857: A Respectable Artisan in the Industrial Revolution," *London Journal*, Vol. 7, No. 2, 1981, pp. 144 – 160.

Keith – Lucas, B., "Some Factors Affecting the Development of Sanitary Legislation in England," *Economic History Review*, Vol. 6, No. 3, 1954, pp. 290 – 296.

Kennedy, Thomas C., "Public Opinion and the Conscientious Objector, 1915 – 1919," *Journal of British Studies*, Vol. 12, No. 2, 1973, pp. 105 – 119.

Lambert, Royston J., "A Victorian National Health Service: State Vaccination 1855 – 1871," *Historical Journal*, Vol. 5, No. 1, 1962, pp. 1 – 18.

Lilienfeld, D. E., "The Greening of Epidemiology: Sanitary Physicians and the London Epidemiological Society (1830 – 1870)," *Bulletin of the History of Medicine*, Vol. 52, No. 4, 1978, pp. 503 – 528.

Luckin, Bill, "The Decline of Smallpox and the Demographic Revolution of the Eighteenth Century," *Social History*, Vol. 2, No. 6,

1977，pp. 793 – 799.

MacLeod，R. M.，"Law，Medicine and Public Opinion：The Resistance to Compulsory Health Legislation，1870 – 1907，" *Public Opinion*，Part II，Autumn，1967，pp. 188 – 211.

MacLeod，R. M.，"Law，Medicine and Public Opinion：The Resistance to Compulsory Health Legislation，1870 – 1907，" *Public Opinion*，Part I，Summer，1967，pp. 107 – 128.

MacLeod，R. M.，"Medico – Legal Issues in Victorian Medical Care，" *Medical History*，Vol. 10，No. 1，1966，pp. 44 – 49.

MacLeod，R. M.，"The Frustration of State Medicine，1880 – 99，" *Medical History*，Vol. 11，No. 1，1967，pp. 15 – 40.

MacNalty，Arthur Salusbury，"The Prevention of Smallpox：From Edward Jenner to Monckton Copeman，" *Medical History*，Vol. 12，No. 1，1968，pp. 1 – 18.

Major，Ralph H.，"Think before You Vaccinate：An Item of Historical Interest，" *Journal of the History of Medicine and Allied Sciences*，Vol. 6，No. 1，1951，pp. 125 – 126.

May，Maisie，"Inoculating the Urban Poor in the Late Eighteenth Century，" *British Journal for the History of Science*，Vol. 30，No. 3，1997，pp. 291 – 305.

McKeown，T. & R. G. Record，"Reasons for the Decline of Mortality in England and Wales during the Nineteenth Century，" *Population Studies*，Vol. 16，1963，pp. 94 – 122.

McQuigge，Alexis，"'They Give No Cordials to Heighten the Fever'：Lady Mary，Corruption，and the Problem of Royal Influence," *Eighteenth – Century Fiction*, Vol. 27, No. 2, 2014, pp. 181 – 200.

Mercer, A. J., " Smallpox and Epidemiological – Demographic Change in Europe: The Role of Vaccination," *Population Studies*, Vol. 39, No. 2, 1985, pp. 287 – 307.

Millard, C. Killick. , " The End of Compulsory Vaccination," *British Medical Journal*, Vol. 2, 1948, pp. 1073 – 1075.

Mooney, Graham, " ' A Tissue of the Most Flagrant Anomalies ': Smallpox Vaccination and the Centralization of Sanitary Administration in Nineteenth – Century London," *Medical History*, Vol. 41, No. 2, 1997, pp. 261 – 290.

Mooney, Graham, " Professionalization in Public Health and the Measurement of Sanitary Progress in Nineteenth – Century England and Wales," *Social History of Medicine*, Vol. 10, No. 1, 1997, pp. 53 – 78.

Mooney, Graham, " Public Health versus Private Practice: The Contested Development of Compulsory Infectious Disease Notification in Late – Nineteenth – Century Britain," *Bulletin of the History of Medicine*, Vol. 73, No. 2, 1999, pp. 238 – 267.

Murdoch, Lydia, " Carrying the Pox: The Use of Children and Ideals of Childhood in Early British and Imperial Campaigns against Smallpox," *Journal of Social History*, Vol. 48, No. 3, 2015, pp. 511 – 535.

Nelson, M. C. and J. Rogers, " The Right to Die? Anti – Vaccination Activity and the 1874 Smallpox Epidemic in Stockholm," *Social*

History of Medicine, Vol. 5, No. 3, 1992, pp. 369 – 388.

Novak, Stephen, "Professionalism and Bureaucracy: English Doctors and Victorian Public Health Administration," *Journal of Social History*, Vol. 6, No. 4, 1972 – 73, pp. 440 – 462.

Ogborn, Miles, "Local Power and State Regulation in Nineteenth Century Britain," *Transactions of the Institute of British Geographers*, New Series, Vol. 17, No. 2, 1992, pp. 215 – 226.

Poland, G. A. and R. M. Jacobson, "Understanding Those Who do not Understand: A Brief Review of the Anti – Vaccine Movement," *Vaccine*, Vol. 19, 2001, pp. 2440 – 2445.

Porter, Dorothy and Roy Porter, "The Politics of Prevention: Anti – Vaccination and Public Health in 19th – century England," *Medical History*, Vol. 32, No. 3, 1988, pp. 231 – 252.

Porter, Roy, "The Patient's View: Doing Medical History from Below," *Theory and Society*, Vol. 14, No. 2, 1985, pp. 175 – 198.

Razzell, Peter, "Population Change in Eighteenth – Century England: A Reinterpretation," *Economic History Review*, Vol. 18, No. 2, 1965, pp. 312 – 332.

Razzell, Peter, "The Decline of Adult Smallpox in Eighteenth – century London: A Commentary," *The Economic History Review*, Vol. 64, No. 4, 2011, pp. 1315 – 1335.

Robinson, Solveig C., "Review on Bodily Matter: The Anti – Vaccination Movement in England, 1853 – 1907," *Perspectives in Biology and Medicine*, Vol. 49, No. 3, 2006, pp. 471 – 473.

Ross, Dale – L., "Leicester and the Anti – Vaccination Movement,

1853 – 1889," *The Leicester Archaeological and Historical Society Transactions*, *Vol.* 43, 1967 – 1968, pp. 35 – 45.

Rowbotham, Judith, "Legislating for Your Own Good: Criminalising Moral Choice, The Modern Echoes of the Victorian Vaccination Acts," *Liverpool Law Review*, Vol. 30, No. 1, 2009, pp. 13 – 33.

Rusnock, Andrea, "Catching Cowpox: The Early Spread of Small-pox Vaccination, 1798 – 1810," *Bulletin of the History of Medicine*, Vol. 83, No. 1, 2009, pp. 17 – 36.

Rusnock, Andrea, "Medical Statistics and Hospital Medicine: The Case of the Smallpox Vaccination," *Centaurus*, Vol. 49, No. 4, 2007, pp. 337 – 359.

Rusnock, Andrea, "Review on the Politics of Vaccination: Practice and Policy in England, Wales, Ireland and Scotland, 1800 – 1874," *Medical History*, Vol. 54, No. 1, 2010, pp. 115 – 117.

Sigsworth, Michael and Michael Worboys, "The Public's View of Public Health in Mid – Victorian Britain," *Urban Health*, Vol. 21, No. 2, 1994, pp. 237 – 250.

Stewart, Larry, "The Edge of Utility: Slaves and Smallpox in the Early Eighteenth Century," *Medical History*, Vol. 29, No. 1, 1985, pp. 54 – 70.

Streefland, P., "Public Doubts about Vaccination Safety and Resistance against Vaccination," *Health Policy*, Vol. 55, 2001, pp. 159 – 172.

Swales, J. D., "The Leicester Anti – Vaccination Movement," *Lan-*

cet，Vol. 340，No. 8826，1992，pp. 1019 – 1121.

Szreter，Simon，"Economic Growth，Disruption，Deprivation，Disease，and Death：On the Importance of the Politics of Public Health for Development，" *Population and Development Review*，Vol. 23，No. 4，1997，pp. 693 – 728.

Szreter，Simon，"History，Policy and the Social History of Medicine，" S*ocial History of Medicine*，Vol. 22，No. 2，2009，pp. 235 – 244.

Szreter，Simon，"Rethinking McKeown：The Relationship between Public Health and Social Change，" *American Journal of Public Health*，Vol. 92，No. 5，2002，pp. 722 – 725.

Szreter，Simon，"The Importance of Social Intervention in Britain's Mortality Decline c. 1850 – 1914：A Re – interpretation of the Role of Public Health，" *Social History of Medicine*，Vol. 1，No. 1，1988，pp. 1 – 38.

Weber，Thomas P.，"Alfred Russel Wallace and the Antivaccination Movement in Victorian England，" *Historical Review*，Vol. 16，No. 4，2010，pp. 664 – 668.

Williams，Naomi，"The Implementation of Compulsory Health Legislation：Infant Smallpox Vaccination in England and Wales，1840 – 1890，" *Journal of Historical Geography*，Vol. 20，No. 4，1994，pp. 396 – 412.

Zwanenberg，David Van，"The Suttons and the Business of Inoculation，" *Medical History*，Vol. 22，No. 1，1978，pp. 71 – 82.

（三）论文集

Barrow，Logie，"Clashing Knowledge Claims in Nineteenth – century

English Vaccination," in Willem de Blécourt and Cornelie Us-
borne, eds. , *Cultural Approaches to the History of Medicine: Me-
diating Medicine in Early Modern and Modern Europe*, New York:
Palgrave MacMillan, 2003, pp. 179 – 191.

Barrow, Logie, "In the Beginning Was the Lymph: The Hollowing
of Stational Vaccination in England and Wales, 1840 – 1898," in
Steve Sturdy, ed. *Medicine, Health and the Public Sphere in Brit-
ain, 1600 – 2000*, London: Routledge, 2002, pp. 205 – 223.

Bashford, Alison, "Foreign Bodies: Vaccination, Contagion, and
Colonialism in the Nineteenth Century," in Alison Bashford and
Claire Hooker, eds. , *Contagion: Historical and Cultural Studies*,
London: Routledge, 2001, pp. 39 – 60.

Bennett, Michael, "Inoculation of the Poor against Smallpox in
Eighteenth – century England," in A. Scott, ed. , *Experiences of
Poverty in Late Medieval and Early Modern England and France*,
Farnham: Ashgate, 2012, pp. 199 – 226.

Boddice, Rob, "Sympathy, Liberty, and Compulsion: Vaccina-
tion," in Rob Boddice, ed. , *The Science of Sympathy: Morality,
Evolution and Victorian Civilization*, Urbana – Champaign: Uni-
versity of Illinois Press, 2016, pp. 101 – 115.

Davenport, Romola, "Cultures of Contagion and Containment? The
Geography of Smallpox in Britain in the Pre – vaccination Era," in
Véronique Petit, Kaveri Qureshi, Yves Charbit and Philip Kre-
ager, eds. , *The Anthropological Demography of Health*, Oxford:
Oxford University Press, 2020, pp. 61 – 84.

Digby, A., "The Patient's View," in I. Loudon, ed., *Western Medicine – An Illustrated History*, Oxford: Oxford University Press, 1997, pp. 291 – 305.

Murdoch, Lydia, "Anti – Vaccination and the Politics of Grief in Late – Victorian England," in S. Olsen, ed., *Childhood, Youth and Emotions in Modern History: National, Colonial and Global Perspectives*, Houndmills: Palgrave, 2015, pp. 242 – 260.

（四）博士学位论文

Arnott, Janine, "The Social Construction of Vaccine Controversies," thesis of Ph. D., The University of Manchester, 2007.

Auerbach, Alexander, "'In the Courts and Alleys': The Enforcement of the Laws on Children's Education and Labor in London, 1870 – 1904," thesis of Ph. D., Emory University, 2001.

Brunton, Deborah, "Pox Britannica: Smallpox Inoculation in Britain, 1721 – 1830," thesis of Ph. D., University of Pennsylvania, 1990.

Durbach, Nadja, "'Disease by law': Anti – Vaccination in Victorian England, 1853 – 1907," thesis of Ph. D., The Johns Hopkins University, 2001.

Hobson – West, Pru, "Understanding Resistance to Childhood Vaccination in the UK: Radicals, Reformists and the Discourses of Risk, Trust and Science," thesis of Ph. D., University of Nottingham, 2005.

Leadbeater, Rosemary Anne, "Experiencing Smallpox in Eighteenth – century England," thesis of Ph. D., Oxford Brookes University,

2015.

MacLeod, R. M., "In the Interests of Health: State Medicine, Social Policy and the Power of Public Opinion in the Late – Victorian Vaccination Services, 1871 – 1907," thesis of Ph. D., Harvard University, 1963.

Miller, Genevieve, "The Adoption of Inoculation for Smallpox in England and France," thesis of Ph. D., Cornell University, 1955.

Paturalski, Lindsay, "'To Bring Them under Control': Vaccination and Medical Authority in England, India, and Jamaica, c. 1800 – 1910," thesis of Ph. D., Boston College, 2021.

Razzell, P. E., "Role of Smallpox Inoculation in the Growth of Population in Eighteenth Century Britain," thesis of Ph. D., University of Oxford, 1968.

Roney, Scott Edward, "Trial and Error in the Pursuit of Public Health: Leicester, 1849 – 1891," thesis of Ph. D., the University of Tennessee, 2002.

三 中文专著与论文

（一）中文译著

[法] 伏尔泰：《哲学通信》，高达观等译，上海人民出版社2005年版。

[法] 米歇尔·福柯：《疯癫与文明》，刘北成、杨远婴译，生活·读书·新知三联书店2019年版。

[法] 米歇尔·福柯：《临床医学的诞生》，刘北成译，译林出版

社 2011 年版。

［法］米歇尔·福柯：《性经验史》，佘碧平译，上海人民出版社 2000 年版。

［美］艾尔弗雷德·杰伊·布里特：《瘟疫与苦难——人类历史 对流行性疾病的影响》，周娜、朱连成、刘沛主译，化学工业 出版社医学出版分社 2008 年版。

［美］亨利·欧内斯特·西格里斯特：《疾病的文化史》，秦传安 译，中央编译出版社 2009 年版。

［美］霍华德·马凯尔：《瘟疫的故事——瘟疫改变人类命运和 历史进程的悲惨史话》，罗尘译，上海社会科学院出版社 2003 年版。

［美］贾雷德·戴蒙德：《枪炮、病菌与钢铁：人类社会的命 运》，谢延光译，上海译文出版社 2000 年版。

［美］肯尼思·F. 基普尔主编：《剑桥世界人类疾病史》，张大庆 主译，上海科技教育出版社 2007 年版。

［美］唐纳德·霍普金斯：《天国之花——瘟疫的文化史》，沈跃 明、蒋广宁译，上海人民出版社 2006 年版。

［美］威廉·H. 麦克尼尔：《瘟疫与人》，余新忠、毕会成译， 中国环境科学出版社 2010 年版。

［瑞士］亨利·E. 西格里斯特：《伟大的医生：一部传记式西方 医学史》，柏成鹏译，商务印书馆 2014 年版。

［英］保罗·巴克主编：《福利国家的创建者：十六位英国社会 改革先驱的故事》，洪惠芬、简守宁译，唐山出版社 1999 年版。

［英］弗雷德里克·F. 卡特莱特、迈克尔·比迪斯：《疾病改变

历史》，陈仲丹、周晓政译，山东画报出版社 2004 年版。

［英］蒙太古夫人：《东方来信：蒙太古夫人书信集》，冯环译，
商务印书馆 2022 年版。

（二）中文著作

王广坤：《全科医生：英国维多利亚时代医生的职业变迁》，社
会科学文献出版社 2018 年版。

王渝主编：《征服瘟疫之路：人类与传染病斗争科学历程》，河
北科学技术出版社 2003 年版。

（三）中文论文

丁见民：《18 世纪到 19 世纪初期英美医疗信息的跨大西洋交
流》，《历史教学》（下半月刊）2021 年第 10 期。

丁见民：《天花接种、牛痘接种与美国早期天花防疫机制的形
成》，《安徽史学》2020 年第 4 期。

毛利霞：《国家强制与个人自由的交锋——19 世纪后期英格兰反
种痘运动》，《历史教学》（下半月刊）2014 年第 1 期。

毛利霞：《19 世纪后期莱斯特天花预防对策的演变》，《历史教
学》（下半月刊）2014 年第 12 期。

申向洋：《19 世纪英属印度天花疫苗接种技术的调适》，《自然
辩证法通讯》2021 年第 9 期。

王广坤：《十九世纪英国强制接种天花疫苗引发的争端》，《历史
研究》2013 年第 5 期。

王磊、申向洋：《冲突与妥协：传统文化与英属印度牛痘疫苗的
推广》，《世界历史》2022 年第 3 期。

叶乐乐：《英国国家医学时代的医生与强制性天花免疫制度》，
《经济社会史评论》2018 年第 3 期。

（四）学位论文

崔一冰：《近代英国天花病预防的演进》，硕士学位论文，河南大学，2014 年。

简天天：《英属北美殖民地天花传播及其防治研究》，硕士学位论文，重庆师范大学，2019 年。

尤婉玲：《19 世纪英属印度的天花防疫与殖民地国家治理》，硕士学位论文，华中师范大学，2022 年。

后　　记

前文已经呈现书稿的主要内容，此处主要讲讲书稿背后的故事，并借此表达对相关部门和人员的敬谢之意。

自 2003 年秋考入北京师范大学师从梅雪芹教授研习环境史，至今二十余年。跟随梅老师研读《瘟疫与人》《哥伦布大交换》等著作时，我对天花这一疾病产生浓厚的兴趣，并撰文以天花为例探讨环境史视角疾病研究的意义。十几年前之情景，今日思来，恍如昨日。

从环境史视角对天花的偶然研究激起我的好奇心，促使我尝试从医疗社会史探讨它的可能性。2012 年，我以《19 世纪英国传染病及其防治研究》为题申报河南省教育厅青年项目，意外地获得了重点项目资助。此后两年间，我聚焦 19 世纪英国天花防治举措研究，发表相关学术论文 2 篇，以"免鉴定"的方式顺利结项。也正是在这项研究的过程中，我对从医疗社会史视角探究疾病的兴趣和信心提升，并关注英国其他传染病的个案研究。可以说，天花打开我通向医疗社会史的大门，使我在此领域发现另一幅迷人的风景，并结识可敬又可爱的学界师友。

近几年，我一直在坚持搜集天花相关资料，为找到更多样更丰富的天花电子资料而欣喜，更为当年的天花研究在史料等方面的不足深感不安，有意以天花为题写出一部专著，为英国天花研究暂时划下一个句点。日常琐事缠身，加之天性懒散，此事竟拖至 2023 年才如愿，再次惊呼时光飞逝。

回望十余年的点点滴滴，甘苦自知。幸运的是，太多机构和个人的支持、帮助和鼓励，让我在濒临绝望时感受到温暖，在此挂一漏万地表达感激之情。

本书的撰写和出版是在山东师范大学历史文化学院的领导和同仁的关心、鼓励和帮助下才有序推进的，尤其是赵树国教授负责的山东省高等学校青创人才引育计划团队"中外关系史创新团队"提供部分出版资助，在此深表谢意。中国国家图书馆、北京师范大学图书馆、清华大学图书馆、英国惠康图书馆（Wellcome Library）丰富的馆藏资料是本书得以完成的重要前提。

河南省教育厅和评审专家的抬爱一直让我心怀感激。或许在一般人看来，厅级项目级别不高，资助经费不多，在职称晋升中甚至可略而不提，但对我别具意义。2012 年度河南省教育厅项目是我申请到的第一项由青年类提升到重点类且有经费资助的项目，评审专家们的肯定和抬爱对于在科研的黑夜里孤独摸索的我来说是莫大的鼓励和认可，让我坚信只要坚持和努力，总会有光照进来，总会有人看到，总会有希望在前方，为我继续攀登省部级和国家级项目增添了信心。无数次，面对艰难险阻我想躺平时，我又总会在某个时刻回想起拿到项目立项书时的惊喜和感动，看到怀揣梦想没有放弃的那个年轻的自己，然后沉淀心情，继续努力。

相关研究成果先后在《世界历史》、《光明日报》（理论版）、《学术研究》、《学习与探索》、《云南民族大学学报》（社会科学版）、《历史教学》（高校版）、《北方论丛》、《英国研究》、《鄱阳湖学刊》、《苏州科技大学学报》（社会科学版）等刊物登载，在此一并致谢。编辑老师们治学专长有别，但对学术的专业与认真让人折服，在此特别感谢《学术研究》的郭秀文老师和《世界历史》的任灵兰老师。《学术研究》是国内较早刊登环境史和医疗社会史的学术刊物，郭老师学术敏锐，认真专业又柔和，无论稿件采用与否，皆用鼓励的话语回复，让我倍感温暖。当身为普通高校讲师的我做好被拒稿的心理建设向《世界历史》投稿竟然收到专家的修改建议时，我难以置信；更难以置信的是，素昧平生的任老师不厌其烦地在邮件中指点我如何修改，耐心和细致不亚于导师在指导学生，严谨认真的工作作风让人油然而生敬意。

北京师范大学和曲阜师范大学两所母校的刘北成老师、张建华老师、郭家宏老师、庞冠群老师、顾銮斋老师、张秋升老师、张兆敏老师等业师对我的培养和教诲一直铭记于心。无论老师们任教于何处，无论我是否还是学生身份，老师们都挂念着我这个学生，关心我的工作和生活，让我一直以身为母校老师们的学生为荣。感谢高岱老师、阎照祥老师、刘成老师、汪诗明老师、刘金源老师、于文杰老师、付成双老师、高国荣老师、张勇安老师、侯深老师、胡颖峰老师等学界前辈，春风化雨般的指导和提携让我钦佩之至。感谢闵凡祥、李化成、魏秀春、邹翔、贾珺、毛达、刘向阳、陈黎黎、王玉山、王广坤、曹瑞臣、施雾、许志强、房小捷、严玉芳、李韶星、吴羚靖、黄耘子、刘黛军、仇振武等学界兄姐弟妹们的鼓励和帮助。同学、好友和昔日同事的深情厚谊在此不具名感谢。

导师梅雪芹教授和父母一直是我的精神后盾。老师似乎拥有神奇技能，总能发现学生的怠惰懒散和些微进步，或批评或鼓励让我缓慢走在正确的道路上。当我因工作和生活中的难题和挫折求教于老师时，老师总是一如既往地用饱含智慧和温暖的话语宽慰我，清理我的悲观想法，而我也总能从老师那里汲取某种正能量，增加面对艰难的勇气，又相信云淡风轻的未来。如果没有老师适时和耐心的点拨和引导，我可能早已在困难面前丢盔弃甲。父母学历不高，不善言谈，但舐犊情深，总是用农民的朴实、勤劳和无限的包容默默支持我，而我也在他们佝偻的背影里坚定努力的起点和人生的意义。

本人能力有限，书中舛谬之处在所难免，均由本人负责，企盼社会各界的批评指正。

毛利霞

2024 年 5 月